山西名医名派经验传承资源库
中医名家临证实录丛书（第二辑）

《傅青主女科》名方解析与发挥

宗惠　刘宏奇　主编

山西出版传媒集团
山西科学技术出版社

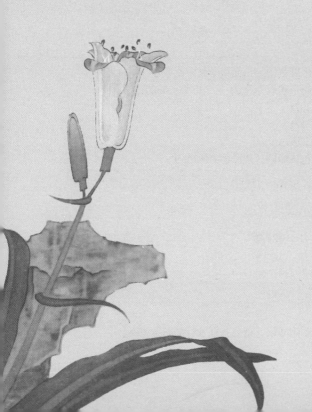

图书在版编目（CIP）数据

《傅青主女科》名方解析与发挥 / 宗惠 , 刘宏奇主编 . — 太原：山西科学技术出版社，2024.3

ISBN 978-7-5377-6339-4

Ⅰ . ①傅… Ⅱ . ①宗… ②刘… Ⅲ . ①《傅青主女科》—研究 Ⅳ . ① R271.1

中国国家版本馆 CIP 数据核字（2023）第 230432 号

《傅青主女科》名方解析与发挥
《FUQINGZHU NVKE》MINGFANG JIEXI YU FAHUI

出 版 人	阎文凯
主　　编	宗 惠　刘宏奇
策 划 编 辑	翟 昕
责 任 编 辑	杨兴华
助 理 编 辑	文世虹
封 面 设 计	杨宇光

出 版 发 行　山西出版传媒集团·山西科学技术出版社
　　　　　　　地址：太原市建设南路 21 号　邮编：030012
编辑部电话　0351-4922078
发行部电话　0351-4922121
经　　销　各地新华书店
印　　刷　山西基因包装印刷科技股份有限公司

开　　本	880mm × 1230mm　1/32
印　　张	13
字　　数	250 千字
版　　次	2024 年 3 月　第 1 版
印　　次	2024 年 3 月　山西第 1 次印刷
书　　号	ISBN 978-7-5377-6339-4
定　　价	68.00 元

编委会名单

主　编　宗　惠　刘宏奇

副主编　郝世凤　赵彦鹏

编　委　陈　艳　杜彩凤　郝世凤

　　　　韩竹林　刘宏奇　李小叶

　　　　兰叶平　沈　华　王彩娟

　　　　徐福利　辛　辉　宗　惠

　　　　赵彦鹏

　　傅山系明末清初著名医学家、思想家、书法家、民族英雄，山西省太原市阳曲县人，是中国医学史上一位医德高尚、医术精湛的医药学家，成就卓越，独树一帜。傅山在内、外、妇、儿诸科均有建树，尤精于妇科，撰《傅青主女科》。该书理法严谨，药简方效，尤切临床实用，对后世影响深远，对当今中医妇科学术体系的形成起到了关键的作用，后人对其有"谈证不落古人窠臼，制方不失古人准绳，用药纯和，无一峻品，辨证详明，一目了然"的极高评价，在中医妇科领域，享有极其重要的地位。我对傅山先生极为崇敬，也愿意为《傅青主女科》的传承尽微薄之力。2015年，我编写了《中医古籍临床名著评注系列·傅青主女科》，该书出版后短短几年，共印刷了四次，也说明了《傅青主女科》在当代中医妇科人心中的地位和价值。

　　山西是傅山故里，《傅青主女科》在山西深入医患人心。在山西民间，应用傅青主方药治疗妇科疾病已有数百年历史，遵傅山医术，以妇科传家济世者众。山西医药研究者也对傅氏医籍进行了深入研究、考据，并在全国形成较大影响，出版了《傅山医学全集》《傅山医学研究集》及"傅山医学研究丛书"等著作。

山西中医药大学对傅山医学的传承和发展极为重视，将傅山医学作为大学学术发展的源流之一，学校设立"傅山学院"培养中医专业本硕连读学生；先后成立由刘宏奇教授担任负责人的"傅青主女科临床研究团队""傅山女科流派传承工作室""傅青主女科流派研究室"，进行《傅青主女科》文献梳理和临床研究。研究团队人员从临床应用实际出发，对《傅青主女科》方药的理论基础和临床应用进行了认真梳理、阐释，并补以验案，形成《〈傅青主女科〉名方解析与发挥》一书，邀我作序。刘宏奇是我的学生，我通过刘宏奇与宗惠相识，两位教授严谨的治学态度，也是我比较赞赏和肯定的。读毕书稿，我认为《〈傅青主女科〉名方解析与发挥》是一本比较好的《傅青主女科》临床应用指导用书，故以为序。

国医大师 肖承悰

2022 年 12 月于北京

中医妇科学是中医临床学科的重要组成部分，在调经、治带、助孕、安胎等方面的理论特色和临床优势都非常突出，为护佑女性生殖健康，促进人类繁衍生息做出了巨大贡献。

中医妇科学是随着中医学理论和实践的发展而逐渐发展成熟的一门学科，在其发展历程中汇聚了历代医家的经验和智慧。正是在绵延不断的传承创新中，才有了今天博大精深的中医妇科学。在历代中医妇科医家中，傅山是一个不能忽略的人物。傅山是明清之际的医学家、思想家、书法家，博学多才，和顾炎武、黄宗羲等人被梁启超称为"清初六大师"，并且以其民族气节著称。傅山的医学著作涉及内、外、妇、儿各科，其中《傅青主女科》是流传最广、对后世影响最大的一部。书中辨证严明而不拘旧论，理法严谨而多有创见，组方精当而用药独特，体现出鲜明的傅氏女科理论特色，因此也成为中医妇科的一部经典之作。

刘宏奇教授是山西中医药大学中医妇科学学科带头

人，宗惠副教授为中医妇科学教研室主任，二人均从事中医妇科学临床、教学、科研工作多年，也研读《傅青主女科》多年，对傅氏方药的临床应用颇有心得。近年来，刘宏奇教授作为山西中医药大学及附属医院"傅青主女科学术流派传承工作室"的负责人，带领团队成员进行了一系列传承傅氏女科的研究工作。这本著作正是他们团队研究成果的一部分，书中既有对傅氏方剂的详细解析，也有典型医案的列举，以指导临床应用，还有团队成员临床应用傅氏方剂的经验分享，体例新颖而内容丰富。对于初学《傅青主女科》的中医妇科医生，或者研究《傅青主女科》的同道而言，这本著作都是很好的参考和借鉴对象。

听闻本书即将付梓，本人欣然作序。《傅青主女科》是傅山先生留给后世医家的宝贵财富，我们期待本书的出版能够积极地促进傅氏理论和方药的传承和发展，让更多的医家和后学者能够拥有这份财富。

全国名中医

2022 年 12 月于太原

傅山先生是著名的学者，博通经史百家，更是著名的医家，尤专于妇科，成就卓然，正验证了他在青年时代所写下的豪迈诗句——"既是为山平不得，我来添尔一峰青"。傅山先生所著的《傅青主女科》是其医学著作中流传最广的一部，该书体例新颖，辨证详明，方药精炼，在理论和实践上对后世的影响都很大，尤其在山西地区影响深远。读懂傅山先生的《傅青主女科》，用好傅山先生的方剂，是很多医家的追求。

《傅青主女科》分为女科上、下两卷，共有77条、80症、83方；产后编上、下卷，上卷有产后总论和产前后方症宜忌，下卷列有43症，并附有补集一章，列有5症。傅山崇尚诸子百家，尤重老庄学说，道家思想贯穿全书。理论上，傅山重视肝、脾、肾和奇经的生理病理，善于以五行生克制化阐释病机；治疗上，重视精、气、血同补和多脏同治，用药法度严明，炮制考究。这些都被后世医家称道并传承，部分傅氏方剂如完带汤、固本止崩汤、养精种玉汤、定经汤等在现代临床应用非常广泛。

傅山先生在书中不只是承袭旧说，对很多病证多有创见，如"于补阴之中行止崩之法"，痛经而经血色黑是因为"热极而火不化"，血寒而肾气闭藏不及致月经后期等，用药也多有奇巧之处，需要读者深入理解原文。条文中除主症外，对其他症状描述较少，也没有对舌、脉的记载，对于初学者来说，准确把握傅氏方剂的适应证候也并非易事。因此，帮助读者理解傅氏方剂、把握其临证要点，正是我们编写本书的初衷。

本书主编刘宏奇教授是山西中医药大学"傅山女科流派传承工作室"负责人，主编宗惠副教授及其他编委都是工作室的核心成员。编写人员都是中医妇科学临床医师及大学教师，多年来以传承和发扬傅氏女科学术思想为己任，致力于《傅青主女科》理论和方药的研究。工作室在傅氏理论的研究和传承，以及傅氏方药的现代临床应用、文献研究和实验研究方面都做了大量的工作，且已取得了一些成果。本书的出版既是对工作室前期工作的总结，也是传承工作的一部分。

本书分为四个部分。第一部分主要介绍傅山先生的生平及学术成就。第二部分介绍了傅山先生在治带、治崩、调经、种子、安胎等方面的理论和方药特色，让读者对傅山先生的学术思想有一个总体的认识。第三部分是对傅氏方剂的解析和发挥，是本书的重点内容。对每一首方剂，我们都明确列出方药和证候，包括主症、兼症和舌脉，对证候和方药进行了细致的剖析，以帮助读者理解傅山先生的辨治思路和用药规律。每首方剂后都列出临床适应证，并结合现代临床应用的文献记载，在原文适应病证的基础上多有发挥，体现了对傅氏理论和方药的发展。所用药物和药物剂量为医家经验，读者在实际应用中注意结合临床，请勿照抄照搬。需要说明的是，因产后篇是否为傅山先生所著目前仍有争议，且其中所列病证现代临床少见，故本书未予列入。另外，因为下卷中难产篇所列病证现代临床多借助西医产科技术处理，因此也未在本书中论及。第四部分是工作室成员对傅氏女科理论的一些认识和近年来在临床应用傅氏方剂的经验和体会，供医家和读者参考。

我们希望本书的出版在传承傅山女科学术思想，推广傅氏方剂在临床的广泛应用，培养中医妇科人才等方面，都能起到促进作用。编写本书的过程也是编者一遍遍重温经典，并对之加深理解的过程。但限于编者的水平有限，书中难免有不妥之处，请读者不吝提出宝贵意见，以便我们进一步提高。

编　者

2022 年 10 月于太原

目 录

第四部分　临证体会及心悟

第一部分

傅山生平及其学术成就

一、傅山生平

傅山，字青主，号松侨老人，别号朱衣道人。生于明·万历三十五年（公元1607年），卒于清·康熙二十三年（公元1684年），享年七十八岁。山西省太原市阳曲县人。傅山先生是我国明清之际著名的学者，他博通经史百家，兼工诗文书画，一生著述颇丰。他批点过《庄子》，注释过《老子》，曾做了大量读书笔记。《霜红龛集》记载了许多关于他研究老庄的体会。他生前留下的大量著作手稿、墨迹，不仅由各地图书馆、博物院等单位收藏，而且被众多私人展览所珍藏，散见于国内外。

1. 傅山从医的原因

（1）社会因素　傅山生活在明末清初，贯穿了中国十七世纪的近八十个春秋。在这个历史时期，中国的社会处于动乱之中，社会的经济、文化和政治思想领域，都发生着重要的变化，阶级矛盾激化，民族矛盾尖锐，社会各种矛盾交织在一起，情况异常复杂。傅山生逢这样的时代，亲身经历了明王朝覆灭的全过程，遭受了战火的洗礼，目睹了明清统治阶级对农民的残酷剥削和压迫，使他对劳动人民寄予了深切的同情。为了战乱中的劳动人民免遭疾病困扰之苦，他不得不在异常艰难的境遇中，以惊人的毅力、坚韧的精神、卓越的智慧，从事社会医疗实践活动。

傅山在明清王朝更替时期，曾参加了一系列反清复明的社会活动，失败归隐后，为了防止反清活动再次受到阻碍，不得不以行医作为掩护。

（2）家庭因素　傅山先祖曾与晋地藩王有过联姻，故而傅家在晋地有一定的社会地位，属书香人家。傅山的祖父傅霖，为明·嘉靖壬戌（1562年）进士，官至山东辽海道参议，明·《嘉靖实录》中载有他的功绩。傅山在其《两汉书姓名韵》中，曾说其祖父批点过《汉书》，还有《慕随堂集》刊行问世。傅山之父傅之谟，是明·万历年间的贡生，博学多才，以教书为业。其母是忻州诸生陈酌之女，被尊称为贞髦君，生三子，傅山为次子，长兄傅庚为诸生，弟傅止。傅山就出生在这样一个读书家庭，从小受到了良好的教育，十五岁通过考试而为秀才。二十岁时，以举子业不足习，遂读经史诸子之言，兼习方外岐黄之书。傅山从小颖悟超人，博学强记。这为他日后从事医疗实践活动奠定了良好的基础。

傅山之妻张静君，为人贤惠，识文达理，他们的感情甚深。在傅山二十六岁时，张静君不幸染病，与世长辞，留下仅五岁的儿子。张静君去世后，傅山心灵上受到很大的创伤，他誓不复娶，此后再没有结婚。自甲申之变后，傅山便在晋中一带行医，并有盛名，且精于妇科。傅山一生光明磊落，坚贞奋进，忠于爱情，既是他美好品行的表现，也是他人生观的很好的证明。

2.傅山行医的事迹

傅山一生践行了"医王救济本旨"。甲午明亡之后，傅山流寓晋中各地，行医生活。傅山曾在诗中说："云林白马贵，花史黑驴闲。石径时遭坠，青鞋暂得完。"描写了他不辞辛苦，为诊治花史的母亲，骑患者家的黑驴往返出诊的情形，生动地描述了傅山流寓行医的情景。他自谦医术平凡，偶然行医，但踵门求医者不断，傅山也不收酬金，只求眼前食足。结果东家送米，西家馈梨，农家对他十分热情。他还不辞辛苦，远途出诊，救治危急。同时，傅山推己及人，把病家的痛苦看成自己的痛苦，以高度的同情心救治患者，其曾在《儿辈卖药城市》中写道："为人储得药，如我病瘥安。"可见傅山的医德是何等高尚。

在傅山所写的杂记中有一篇对肿胀少妇的诊治，他写道："春天发肿不治，掀唇不治，经断不治，肿胀腰膂治。只是下脉未至细数，有一二分可望，处汤、丸方各一试之，莫怪费钱也。若渐渐挨入夏令，脾土少旺，小便先长，始可望生也。且又吃过小壁清濛妙药，生气大受斧斤矣，教人如何收拾，如何收拾！"这段话中傅山对少妇肿胀这一症状不仅做出诊治，更重要的是还判断出预后。可见傅山不但医德高尚，而且医术高超。

周作人曾说："傅青主在中国社会上的名声第一是医生，第二大约是书家吧。"也有人称傅山"字不如诗，诗不如画，画不如医，医不如人"，还有人把傅山尊称为"医圣""仙医"等。这些都说明傅山的诗词、书画艺术成就虽高，但历代人民群众最看重的却是傅山的医道和包括医德在内的人品。有关傅山的精湛医术、高尚医德等医事故事至今在三晋大地广为流传。

二、学术成就

傅山一生著述颇丰，医学著作只是众多著述中的一部分，其代表作有《傅青主女科》《傅青主男科》《霜红龛集》《洞天奥旨》《女科丹经》《幼科丹经》。其中《傅青主女科》论述尤为精辟，其用药甚有特点，几百年来，一直是中医妇科重要的著作之一，是后学者遵循的医学经典，书中所载方剂用之临床每每取效。

《傅青主女科》分为妇科上、下两卷，上卷列带下、血崩、鬼胎、调经、种子，下卷列妊娠、小产、难产、正产、产后，共有77条，80症，83方；产后上、下两卷，论述产后病证43种。它是傅山善于思辨，不袭成言，将医学经典融会贯通的结果，总结了傅山在妇科方面的医学成就，为中医妇科学的发展做出巨大的贡献。其学术成就体现在以下几个方面：

1. 崇尚诸子百家，把道家思想贯穿于全书

傅山所处的明末清初年间，正是阶级矛盾、民族矛盾交织在一起且异常尖锐的时期。这个急剧动荡的时代对傅山学术思想的形成起了很大作用。他反对儒家专制权威，开展对诸子百家的研究，尤其崇尚老庄学说。因此，傅山将其道家思想贯穿于《傅青主女科》全书。

第一，从"有无观"到"气化"的运用。傅山接受了老庄"有生于无"的哲学思想，认为无固定形态、运动、变化不停的"无"和有固定形态、静止不动的"有"是辩证统一的关系，还进一步将"有无"解释为"气"。将有与无的对立统一及运动解释为气化过程，将老庄哲学中的"气一元

论"、精气学说引入《傅青主女科》，使其成为书中气化学说的理论基础。气化学说在《傅青主女科》中占有重要地位。它贯穿妇人气血津液的生成、转化，以及脏腑、经络的功能运动中，对于解释经带胎产的生理、病理变化，确定治则、方药都起了很大作用。

第二，从"天一生水"到从肾论治。傅山将"水为万物之源"的思想引用到《傅青主女科》中，提出了从脾肾论治妇人病的学术思想。傅山提出肾是妇人之本，与经、带、胎、产有着密切的关系。因此，从肾论治妇人病既是《傅青主女科》的学术特点，也是傅山道家哲学思想渗入医学的产物。

第三，从"非彼无我"到五行生克。傅山继承了道家哲学中的朴素辩证法思想，他赞赏庄子的"非彼无我，非我无所取"的看法，明确提出"平阴阳"的观点。并将"非彼无我""平阴阳"的辩证哲学思想应用到《傅青主女科》。他说："妇科一门，最属难治，不难于用方，难于辨症也。"五脏六腑的生克制化是辨证的重要内容，也是《傅青主女科》的核心。傅山以五行生克来认识妇人的生理病理，作为辨治经、带、胎、产的依据。

2. 以脏腑学说为理论基础，重视肾、肝、脾三脏的关系

《傅青主女科》推崇脏腑学说，生理上尤其重视肝、脾、肾的相互关系。傅氏认为，在五脏之中以肝、脾、肾最为重要，妇女以经血为本，"经本于肾，而其流五脏六腑之血皆归之"。肾主藏精，主生殖，肾气的盛衰决定了人的生长壮老和生殖机能的强弱，肾气的作用是肾精的功能和体现，精能化气，血能生精；"肝属木而藏血"，肝主疏泄，为肾之子，乙癸同源，精血互化，从而保证了妇女以血为本的物质基础。然脾主运化而统血，"脾为后天，脾非先天之气不能化，肾非后天之气不能生"，先天充足，后天强健，生化有源，精血旺盛，不唯经、孕、产、乳正常，人体亦健康无病。

因此，傅氏在经孕诸疾中，时刻把握肝、脾、肾三脏，以三脏功能失调为主要病理加以阐述分析。如其认为："白带乃湿盛而火衰，肝郁而气弱，则脾土受伤，湿土之气下陷，是以脾精不守，不能化荣血以为经水，反变成白滑之物。"又说："脾统血，脾虚则不能摄血矣""脾胃之气虚，则胞胎无力，必有崩坠之忧。"以上论述说明脾以运、以统为健，脾病则气血无源，带下、崩漏、堕胎诸疾由之而生。傅氏认为："肝属木，其中有火，舒则通畅，郁则

不扬""肝之性最急，宜顺而不宜逆，顺则气安，逆则气动""肝本藏血，肝怒则不藏，不藏则血难固""大怒则火益动矣，火动而不可止遏，则火势飞扬，不能生气养胎，而反食气伤精矣，精伤则胎无所养，势必下坠而不已""经欲行而肝不应，则抑拂其气而疼生。"这些论述阐明了肝的生理、病理特点，指出肝脏功能失调导致气机逆乱，精血受损，从而导致妇科病的发生。"经水出诸肾，而肝为肾之子……殊不知子母关切，子病而母必有顾复之情"，肝肾为女子之先天，精血不足，精不化气，精气俱虚，则生殖机能障碍，经孕诸疾遂生。总之，傅氏重视肝、脾、肾三脏的生理、病理及它们之间的相互关系，把肝失疏泄不能藏血调血、脾失健运不能生血摄血、肾虚精亏不能化气司生殖作为三脏的主要病机，从虚立论，为治疗上重用滋补奠定了理论基础。

3. 以五行学说为理论框架，重视脏腑间的气化关系

早期的五行理论出于西周，至秦汉被医学广泛应用，主要用来说明脏腑组织的生理病理特点及它们之间的相互关系，从而指导诊断治疗。傅氏在前人五行理论的基础上，重视脏腑之间的气化关系，认为五脏除了具有各自的五行属性外，脏腑之间之所以能够相互协调，不卑不亢，主要是靠五

行生克制化模式来制约的。如果某一脏功能失调，也势必影响他脏。因此，在治疗上除了对所病脏腑的处理外，还可根据五行的生克制化规律来调整各脏之间的偏盛偏衰，泻其有余，补其不足，使之维持在恒动而协调的状态，从而恢复正常的气化功能。如在治年未老经水断一证中，傅氏指出："使水位之下无土气以承之，则水滥灭火，肾气不能化，火位之下无水气以承之，则火炎铄金，肾气无所生，木位之下无金气以承之，则木妄破土，肾气无以成。"这段话说明了月经来潮有赖于肾中精气充足，而肾之精气化生又需要心、肝、脾三脏的气化功能正常，即脾土强健、肝木条达、心火不亢。若肾气本虚，加之三脏气郁，五行气化失制，亢即为害，则影响肾精生成，肾中精气枯竭，故而经水断绝。再如行经后少腹痛，傅氏认为是"肾水一虚则水不能生木，而肝木必克脾土，木土相争则气必逆，故尔作疼"。验之临床，用调肝汤滋肾柔肝治疗肝肾不足之痛经确有良效。基于五行的生克制化规律，傅氏认为对一脏有余或不足的治疗，可以通过调理与其相关的脏腑来完成，"用芍药以平肝，则肝气得舒，肝气舒自不克脾土，脾不受克则脾土自旺，是平肝正所以扶脾耳"，这一论点与"见肝之病，知肝传脾，当先实脾"相辅相成。可见祁尔诚先生在该书序言中说"其居心与仲景同"并非过誉。《傅青主女科》中傅氏以五行理论解释脏腑气化关系的精湛论述比比皆是，旨在启迪后学，当通晓五行之理，勿失造化之机。

4. 发前人所未发，颇多创见

傅氏在前人妇科理论指导下，崇经而不泥经，勇于独创，敢立新说，谈证不落古人窠臼，对每一证的论述，先叙常人之认识，后抒自己之见解，并举一反三，加以论析。有些论点简明扼要，且中肯綮。如对经水过多一证，一般多从血热或气虚论治，而傅氏则认为是血虚不能归经，并指出"血归于经，虽旺而经亦不多，血不归经，虽衰而经亦不少"，为治疗崩漏拓宽了思路。其提出月经"赤红似血而实非血""经原非血也，乃天一之水，出自肾中，是至阴之精而有至阳之气"的见解，并创造性提出"经水出诸肾"的观点，破世俗之误而更高一筹，仔细玩味，不无道理，再因为月经除了属血的一面外还必须要有肾气的参与，倘无肾气施化则经水断不能依期而行止。可见傅氏敢于创新，补先人不足之一斑。

在病因方面，除了内外因的作用外，傅氏还十分强调"房室不节"这一易为人们忽视的致病因素，认为"年老血崩""少妇血崩""交感血出""行房小产""产后血崩"等都是由于"不慎房帏"之过，并告诫人们"血管最娇嫩，断不可以精伤"，合之非道，精伤气耗，动火动血，为害匪浅。这不仅示后学治病时应探微索隐，详察病因以正确治疗，而且对妇女四期保健，防患于未然，也有积极的指导意义。

综上所述，傅青主一生长于临证，创见良多，自成一家。其所著《傅青主女科》，文字朴实，思维活跃。其辨证以肝、脾、肾立论，治疗重精、气、血同补。用药纯和平正，无偏攻偏补之弊。其治崩、调经诸方，均从临床出发，用药精巧，疗效甚佳。傅青主以其渊博的学识、高尚的节操为后学者所敬仰，其对中医妇科学的贡献在中国医学史上留下了浓墨重彩的一笔。

三、遣方用药特点

纵览《傅青主女科》全书，所用药物共103味，载方168首。遣方用药颇具特色，简约而有效，被后人赞曰："谈证不落古人窠臼，制方不失古人准绳。"现对书中傅山遣方用药特色总结如下：

1. 重视多脏同治

傅氏根据脏腑学说、五行学说，进一步阐明肝、脾、肾在妇女生理、病理中的重要作用。肝主血，脾统血，肝脾同治是傅氏遣方用药的特点。例如，《傅青主女科·年老经水复行》中云："然经不宜行而行者，乃肝不藏、脾不统之故也。"其认为安老汤"补益肝脾之气，气足自能生血而摄血"。再如治疗赤带的清肝止淋汤，治疗恶阻的顺肝益气汤，以及治疗嫉妒不孕的开郁种玉汤均为肝脾同治之方。

傅氏认为："经本于肾""胎之成，成于肾脏之精""夫经水出诸肾，而肝为肾之子，肝郁则肾亦郁矣。"故在调经、种子篇中创制了许多肝肾同治的方剂，如调肝汤、定经汤、温经摄血汤、养精种玉汤等。

傅氏认为："万物皆生于土，土气厚而物始生，土气薄而物必死。"尤其安胎时常用培脾、益肾之法，如妊娠少腹疼用安奠二天汤，以"补先、后二天之脾与肾，正所以固胞胎之气与血"。再如以温土毓麟汤治疗胸满少食不孕，以宽带汤治疗少腹急迫不孕，以温胞饮治疗宫寒不孕等，都是脾肾同补的治法。

2. 善于调理气血

傅氏云："凡病起于血气之衰，脾胃之虚，而产后尤甚。"从妇女的生理特点来看，月经为血所化，妊娠需精血养胎，产后以血化为乳汁营养婴儿。故妇女在经、孕、产、乳的过程中都以精血为本，以气为用，多易耗散，常呈不足。基于此，傅氏认为多种妇科病皆由气血不足所致。所以，《傅青主女科》中方方都有补益药，35方中有理血药。说明傅氏不仅在辨证上重视气血，在治疗上也注意培补气血、调理气血，并根据"气血互生""精血同源"的理论采用了精气同补的治法，如治疗妊妇因行房气脱导致血崩不止的固气填精汤。

3. 精于药物炮制

《傅青主女科》中使用炮制的药有56种，所列方剂中都有对药物炮制的要求，并且在继承的基础上有所发展。炮制包括水制、火制、水火同制等。如肉苁蓉水洗去甲；当归、川芎、香附酒洗增强辛散作用；巴戟天酒浸增其温补作用，盐水浸洗直入肾经。又如石膏、乌梅煅灰去核增强收敛作用；生姜炮则减弱发散作用，增强温中作用；煨肉蔻增强温中止泻作用；炒栀子、黄连减少寒凉；炒艾叶、益智仁增加热性。炙即为加辅料炒，醋炒白芍、青皮、郁金入肝经止痛，酒炒菟丝子增强温补作用，蜜制黄芪甘缓益元，姜制厚朴增加温通作用。水火合制，如山茱萸蒸熟，以增加其温补之性；石斛用酒蒸，以减弱其寒凉之性。

4. 巧设药物剂量

《傅青主女科》中诸方配伍精巧，用药独特，药量轻重悬殊，君药剂量一般较大，常常是5钱到2两，用量最大的是完胞饮中的白术，竟用到10两，而佐使药剂量则特别小，经常是几分。这样配伍的方剂，势重力专，可直中病所。《傅青主女科》中的方剂君臣药用量10两以上者2方，2两以上者9方，1两以上者45方，5钱以上者11方，不足5钱者仅1方，佐药不足1钱者30方，1钱以上者12方。在《傅青主女科》中大凡药性平和的补益之品，用量均重，而佐使、引经、调和等药用量均轻。故岳美中曰："统稽《妇科》诸方，凡用补养强壮之药则往往量大，如白术、熟地、山药、黄芪等，极量可至二两。用升提、开破之药往往量小，如升麻不超过四分，陈皮不超过五分等。此等方药皆为人所不敢为，盖傅氏亲自采药卖药，对药物性能了解于胸中，分量轻重自然权衡在手。"

5. 擅用药对

《傅青主女科》最常用的药对是当归配白芍，以补血养血，如治疗经水过多与小产大便干结的加减四物汤及产后恶寒身颤的十全大补汤等。其他出现频率较高的有人参配熟地黄，以培补气血；人参配当归，以补气调经；人参配黄芪，以补脾益肺；人参配白术，以益气健脾；人参配附子，以温阳益气；人参配阿胶，以气血双补；熟地黄配山茱萸，以滋肾涩精；熟地黄配当归，以滋养肝阴；柴胡配白芍，以疏肝解郁；牡丹皮配白芍，以柔肝清虚热；黄芪配当归，以补气养血；升麻配柴胡，以升阳举陷等。《傅青主女科》中的药对不仅有相须相佐，还有相反药性药物的配伍，如山药与芡实一补一涩、车前子与白果一利一涩、升麻与牛膝一升一降、菟丝子与荆芥穗一补一疏、鳖甲与肉桂一寒一热、红花与姜炭一行一涩等，这些药对具有鲜明的傅山特色，巧妙地将温中寓补、补中寓通、通中寓塞的治法融入其中，为当代临床所效仿。

四、方剂现代临床应用现状

傅山论治妇科疾病的理论师古而不泥古，有鲜明的特色，所创制的方剂既遵从经典，又立意新颖，组方精炼，用量讲究，因此备受后世推崇。一代代的医家在传承傅氏理论的同时，总结应用傅氏方剂的经验，留下了不少文献资料。多个版本的高等中医药院校本科教材《中医妇科学》中均选用了10余首傅氏方剂，可以说，高等中医药院校的课堂教学也促进了傅氏理论和方剂的传承和发展。

傅氏方剂在山西地区的应用历史尤为悠久，有非常深厚的民间基础，而且傅氏理论和方剂对山西的妇科地方流派也产生了深远的影响，如山西平遥道虎壁王氏妇科、山西代县冯氏妇科、寿阳韩氏妇科及太谷梁氏妇科。其中，平遥道虎壁王氏妇科是在国内影响力较大的一个妇科流派。王氏妇科起源于宋金元时期，至今已传承八百多年，传承到第29代，在清代因为传承过程中与傅山以及傅氏女科有较深的渊源，受傅山学术思想的影响，将傅氏理论精华融入自身流派的理论体系中，同时也对傅氏方剂的应用积累了比较丰富的经验。王氏妇科学术宗旨以重气血与肝肾脾、善调冲任、重补益调养为主，调经善用四物汤灵活加减，这些特点都和傅氏理论特点及用药特点相一致，体现出了王氏妇科对《傅青主女科》的传承和发展。

除了一些地方妇科流派之外，妇科医家、学者对傅氏理论和方药的实践和研究也从未中断。众多医家从傅氏调经、止崩、治带、安胎、种子理论，以及组方原则、用药特点等方面深入探讨了傅氏女科的理论和方药特色，并应用于临床实践，总结了宝贵的临床经验。我们团队近些年对傅氏方剂现代临床应用的文献运用数据挖掘技术进行了研究，竭力探索傅氏方剂现代临床应用规律及研究现状，以发现其优势及不足，为确定新的研究方向提供了数据支持。

通过文献研究发现，30余年发表的有关傅氏方剂临床应用的文献数量总体上呈缓慢上升的趋势。从作者所在地来分析，南方省份及东部沿海省份发表论文数量较多，如广东省、江苏省、湖北省等，而山西医家发表的文献数量并不在前列，这也侧面反映了山西医家在傅氏理论和方剂的临床应用研究方面还需要深入和加强。

《傅青主女科》女科上、下卷共77条、80症，收录83首方剂；产后编上、下卷共43症；并附补集一章，列有5症。在诸多方剂中，被后世医家临床应用和研究较多的是女科上卷带下、血崩、调经、种子篇中的部分方剂，以及女科下卷妊娠篇中的部分方剂，其他方剂可见散在的记载。

带下篇的完带汤和易黄汤临床应用文献数量最多，早已成为治疗带下病的经典方剂。完带汤临床治疗疾病以带下病为主，也涉及妇科其他疾病如崩漏、经期延长、经行泄泻、闭经、妊娠水肿等，以及其他系统中证候符合完带汤证的疾病。血崩篇中临床应用文献数量最多的是治疗"血崩昏暗"的固本止崩汤和治疗"闪跌血崩"的逐瘀止血汤，主要的适应证是崩漏，临床上也拓展至药物流产后出血、月经过多等以阴道不规则出血为主症的疾病。调经篇中被现代医家临床应用的方剂较多，如两地汤、清经散、定经汤、宣郁通经汤等，可见现代医家对傅氏调经理论和方药的理解和认可度相对高。种子篇中的10首方剂中，临床应用较多的是治疗"身瘦不孕"的养精种玉汤、治疗"下部冰冷不孕"的温胞饮、治疗"嫉妒不孕"的开郁种玉汤，治疗适应证主要围绕排卵障碍性不孕相关的妇科疾病。妊娠篇中现代临床应用和研究最多的是用治"妊娠少腹疼"的安奠二天汤，这与现代医家认为脾肾两虚是胎动不安最常见的病因病机有关。资料显示，除寿胎丸加减之外，安奠二天汤成为临床上常用的安胎方剂之一。

在傅氏方剂的临床应用过程中，不少医家在遵循原方主治病证的基础上，依据"异病同治"的原则，抓住证候的要点，将原方的适应证进行拓展，不仅拓展至妇科的其他疾病，还拓展至内科，甚至外科、耳鼻喉科、男科等疾病，大大拓展了傅氏方剂的临床应用。傅氏方剂组方精当，用量讲究，现代医家在应用当中有的遵从原方药物及剂量，有的则根据自身经验及证候特点进行一定的加减变化，但基本都和原文思想相一致，体现出现代医家对傅氏理论的认同。

通过文献研究，我们发现傅氏方剂的临床应用及临床研究大都集中在上述少部分较为著名的方剂（如教材中收录的一些方剂），对书中其他方剂的重视不足，提示我们还有很大的应用和研究空间。另外，在文献中发现，一些医家对傅氏理论和原文的理解仍有不足，临床应用中理法方药一致性仍有所欠缺，这和《傅青主女科》中一些条文较为艰深、理论较为独特有关。因此，现代妇科医家传承和发扬《傅青主女科》理论和方药依然任重而道远，需要更多的医家在钻研中思考，在实践中体会和总结，在传承中推广和发扬。

▶ 第二部分

理论及方药特色

一、治带理论及方药特色

《傅青主女科》带下篇为全书首篇，足见傅山对其的重视。傅山以五色论治带下，并创制了五首相应的方剂，对后世影响深远。

1. 首提带下病核心病因，湿邪为患

"带下"一词首见于《素问·骨空论》："任脉为病……女子带下瘕聚。"该篇首次将"带下"作为正式病名记录在古医籍文献中。后世《金匮要略》《脉经》《沈氏女科辑要笺正》《素问玄机原病式》等大量医著中均有对带下病的描述及论述，病因均不离六淫七情劳伤，病机为冲任带经络损伤，至李东垣提出以脾虚辨带、朱丹溪以湿痰辨带下。傅青主在前人论述的基础上，首次明确指出"带下俱是湿症"，五色带辨证详明，均与"湿"相关。五色带均从"湿"论治，且临床收效显著。"带下俱是湿症"的观点得到后世医家普遍认同。

2．以肝、脾、肾辨治带下，尤以肝、脾为要

傅氏根据带下颜色的不同将其分为五色带，五色带辨证均以脏腑辨证为主，不离肝、脾、肾三脏，尤以肝、脾为要。

《素问·至真要大论》谓："诸湿肿满，皆属于脾。"脾主运化水湿，脾虚则气不化津，水湿内生。湿性重着，其性趋下，下注下焦，则表现为带下过多。肝木不疏，最易克土，肝郁脾虚，湿土下陷，流注任带，而发为带下病。故带下病的核心病因为湿邪为患，产生湿邪的原因多离不开脾气之虚、肝气之郁。

五带中白带和赤带，傅青主均从肝、脾论治，但各有侧重。肝郁脾虚，脾虚湿盛，表现为白带，治法以补脾气为主，兼疏肝理气。赤带同以肝、脾论治，与白带不同的是，赤带病因夹热，妇人郁怒伤肝，肝气不疏，郁而化热，郁火内炙，中克脾土，脾土失职，湿热蕴结带脉，肝不藏血，渗于带脉，发为赤带，肝郁化热为本，故治疗赤带以清肝火为主，兼扶脾气。

青带从肝经湿热论治，或因外感湿热之邪，或脾虚生湿，湿郁化热，或过食肥甘厚腻，化生湿热之邪，湿热循经下注，表现为带下异常，青为肝之主色，故为青带，治法以治肝为要，清肝利湿，兼疏肝气，因湿热蕴结肝胆，肝气必

郁，气行则水行，郁结之气即解，湿热难留，因此在清解肝经湿热的同时需加疏肝理气之品，以利水湿。

带下辨证以肝、脾为要，黄带、黑带还关乎肾。带脉通任、督，冲、任之本在肾，黄带病机为任脉湿热，任、督之病而带脉始病，肾虚有热损伤任脉而表现为黄带，治疗以"补任脉之虚，而清肾火之炎"；黑带则为火热之极，热灼水湿，熬干为炭色，表现为黑带，黑为肾色，治疗则以泄火为主，佐以健脾利湿。

3. 重视奇经，善用引经药

傅山在《傅青主女科·带下篇》5方中，善用专入奇经的药物，其论黄带为"任脉湿热"，故易黄汤中用芡实、山药来补任脉之虚，黄柏清解任脉热，以加强其健脾理冲任、清热祛湿之功。傅山善用引经药物，易黄汤中用白果作为任脉引经药，助药效直入任脉，疗效更佳。

4. 组方精炼，配伍得当

5方中药物组成较多的是完带汤、利火汤和清肝止淋汤，3方也仅由10味药物组成，易黄汤药物最少，仅由5味药配伍而成，可见傅青主用药之精简，配伍之严谨。从药物组成来看，茯苓、白术、山药3味药在5方中用药频次较高，由此也可见健脾益气以祛湿止带为傅氏治疗带下病的主要治法；其次用药较多的是柴胡、陈皮、白芍，为疏肝柔肝理气之品，肝气得疏，则脾气自旺，脾旺则湿去；再次为黄柏、栀子、车前子之类，清热燥湿止带，证治湿热带下。

《傅青主女科》辨治带下病理法严谨，方药配伍精当，疗效显著，实用性强，因其临床运用价值极高，至今仍被沿用。

二、治崩理论及方药特色

《傅青主女科》中血崩篇列出7个证候，分别按照症状、患者年龄及病因命名为"血崩昏暗""年老血崩""少妇血崩""交感血出""郁结血崩""闪跌血崩""血海太热血崩"。傅山对血崩的病因病机及治法的认识独树一帜，并为血崩创制了7首方剂。

1. 傅山对血崩病因病机的认识

（1）重视房事不节致崩

在血崩篇的7个病证中，有4个病证都明确提出和不节房事有关。"年老血崩"中提到老年妇人本就天癸匮乏，肾气虚衰，经血已断，如房劳不节，则可使肾精过度耗泄，以致肾阴亏虚，阴虚内热，热伏冲任，迫血妄行；"少妇血崩"中论及妇人妊娠三月，因行房事而泄精太过，胎无所养，流产出血，以致元气虚衰；"交感血出"则是由于经期不避房事，精冲血管，损伤冲任胞宫，使子宫藏泄失常，而出现出血症状；"血海太热血崩"由于妇人阴虚，冲脉蕴热，又因房事致血室开放，君相火动，损伤经络，迫血妄行，使肝脾不藏而致血崩。

（2）强调情志不遂致崩

"女子以肝为先天"，肝藏血，主疏泄，若情志不舒，肝气郁结，精血暗耗，气郁化火，扰动血海，冲任不宁以致精血妄行。"郁结血崩"中妇人肝气郁结，郁久易化热，致疏泄太过，而血失所藏，致血崩不止。

（3）提出跌仆闪挫致崩

"闪跌血崩"中论及妇人因高处坠落，闪挫受伤，以致脉管破损而出血，恶血下行。且瘀血内阻日久，新血不生，旧血不化，既可出现血崩淋漓之症，也可出现肌肤失养之症如皮肤甲错、毛发不荣。

2.傅山止崩的治法特色

（1）重视节制房事

在对崩漏病因的认识中，傅山非常重视房事不节这一因素。年老或肾精亏乏的女性如房事太过，或经期行房事，则易致精冲血管或者冲任损伤，而发为崩漏。傅山由此提出在治疗期间及平时要节制房事，这对血崩的治疗与预防有极大的意义，在当时的历史背景下能提出这样的观点是非常难能可贵的。

（2）于补阴之中行止崩之法

傅氏在固本止崩汤一篇中提出："止崩之药不可独用，必须于补阴之中行止崩之法。"强调对于崩漏患者不能一味止血，同时一定要注重养血，防止因出血致阴虚血少，虚火内动，扰动血室而加重出血，此时应养阴清热、补气补血，少佐收敛固涩，方能达到止崩之效。总体上，傅山论治崩漏重视补气生血，反对纯用收敛止血之品。

（3）重视调补脾肾

傅氏重视健脾益气、滋阴补肾，在7种血崩中，有固本止崩汤、加减当归补血汤、固气汤、引精止血汤、清海丸5方，均用白术配熟地黄，脾肾双补，另外，平肝开郁止血汤用白术配生地黄。故可以看出，傅氏在治疗血崩时重视调补脾肾。在7个治血崩的方中，除了逐瘀止血汤，余下6方均用了白术，白术可以健脾益气，可以利腰脐间气，一方面可以使气迅速固守中焦，另一方面可以使补血而不滞血，不至于纯补气以致滞而不行。

3.傅山止崩方剂组方特点

（1）兼顾先天、后天

《傅青主女科·血崩》所载方剂均兼顾扶脾与补肾。脾主统血，且为后天之本，气血生化之源；"经水出诸肾"，肾为先天之本，藏精化血之脏，经水和调与肾精、肾气密切相关。《景岳全书》载："故调经之要，贵在补脾胃以资血之源，养肾气以安血之室。"脾肾功能强健则冲任得调，经血得安。

（2）少用收涩及寒凉

《傅青主女科·血崩》所载方剂，均未出现大队收涩止血、性味寒凉的药物。药性多平和，注重健脾益气，温补肝肾，补血止血，以期增强脾主统血、气主摄血之效。血崩篇中方剂出现了35味药物，总以补益气血药物用量较大且使用频率较高。傅山治崩之方药灵活，但其避免使用大量炭类、凉血止血药物，恐有留瘀伤正之虞，总体上体现了傅山重视固护女性气血的用药特点。

（3）巧用止血药

傅山治崩在补益气血、调补肝脾肾的基础上，对止血药的运用尤其独特。在傅氏治崩方剂中，巧用黑姜、荆芥穗及桑叶止血。在固本止崩汤中傅山以黑姜"引血归经"，并提出黑姜"补中又有收敛之妙"，在引精止血汤中又可"止血管之口"。傅山认为荆芥穗有引血归经及通血脉之功，在引精止血汤中用荆芥穗"引败血出于血管之内"，与黑姜配伍止血，在平肝开郁止血汤中用炒黑的荆芥通经脉并引血归经。傅山还善用桑叶止血，治崩方剂中有两首应用了桑叶。桑叶疏散风热、清肺润燥、平抑肝阳、清肝明目，兼具凉血止血之效，傅山在"年老血崩"之加减当归补血汤中云："加入桑叶者，所以滋肾之阴，又有收敛之妙耳。"在清海丸中重用干桑叶一两，与滋肾养阴凉血之品配伍，可使"子宫清凉，而血海自固"。

三、调经理论及方药特色

《傅青主女科》中将血崩单列一篇，而在调经一篇中论述了以月经周期异常为主的病证、痛经，及伴随经期出现的一系列病证的治疗，共14条，并创制了15首调经方剂。

1. 傅山对月经病病因病机的认识

（1）脏腑辨证为主，尤重肾、肝、脾

《素问·上古天真论》云："女子七岁，肾气盛，齿更发长；二七而天癸至，任脉通，太冲脉盛，月事以时下，故有子……七七，任脉虚，太冲脉衰少，天癸竭，地道不通，故形坏而无子也。"《黄帝内经》认为肾中精气充盈产生天癸，天癸促发月经来潮；反之亦然。傅氏指出"经水出诸肾"，突出肾在月经产生中的主导作用。《傅青主女科》曰："经原非血也，乃天一之水，出自肾中……而实非血，所以谓之天癸""夫经本于肾，而其流五脏六腑之血皆归之，故经来而诸经之血尽来附益。"傅山认为："子病而母必有顾复之情，肝郁而肾不无缱绻之谊。"肝主疏泄，调畅全身气血运行；肝藏血，调节血量，保证月经的排泄。肾水化生经水的过程也需要脾土运化、心火温煦等共同作用完成，五脏相辅相成，经水自通。在《傅青主女科·年未老经水断》一篇中傅山以五行生克制化的关系阐释了经水正常来潮和五脏功能的关系，突出体现了傅山调经重视五脏六腑，尤其重视肾、肝、脾的特点。

（2）八纲辨证为辅，尤重虚实寒热

傅山辨治月经病首先明确脏腑病位，其次以八纲辨证论虚实寒热。在《傅青主女科·经水先期》中论及清经散证及两地汤证时，傅山提出"先期而来多者，火热而水有余也；先期而来少者，火热而水不足也"之说，明确提出了以经量多寡鉴别实热证和虚热证，为后世医家提供了有益的借鉴。在痛经的5个方证中，傅山以虚实为纲，明确提出以痛经发生的时间辨虚实，痛在经前则为实，痛在经后则为虚。年老经水复行者，状似为实证，实为肝脾气血之虚证；经水过多者，非血热有余，而为血虚不归经；此二者真假虚实，则当明辨。正所谓"大实有羸状"。傅山对月经病寒热的辨证也有其独特的认识，如经水未来腹先痛，经血紫黑有血块，似是寒极而然，傅山则认为是"热极而火不化"；经前脐下作疼者，似是血热之极，而傅山认为实为"下焦寒湿相争"。

2.傅山对月经病治则的认识

（1）调经以补肾为核心治法

傅山认为"经本于肾"，因此在调经的治法中最重视补肾调肾法。纵观傅山治肾，常用的补肾之法有滋水泄火、引火归原、滋水疏肝、温肾健脾、益肾通络、滋水养血等。滋水泄火法是治疗肾火旺盛致经水先期，治疗巧在"只专补水，水既足而火自消矣"，再少佐清肾经之药，方如清经散、两地汤等；温肾健脾法主治脾气虚致经前泄水证，通过先天温后天，不损天然气血而治疗经前泄水，方用健固汤；心肝脾肾气郁之证用益肾通络法，通过补肾之精气而开经络之郁，以益经汤治疗年未老经水断证。《傅青主女科·调经篇》中14首对应组方都含有补肾益精之品，明确补肾调肾是调经的第一要法。

（2）治疗痛经重在疏肝

《傅青主女科》5个痛经证候中，傅山强调肝肾病机，尤其是肝的病机，认为肝气不疏是引发痛经的主要机制。如妇人肝血素虚，行经之际又受风寒，郁闭肝气；或肝郁化火，郁火内扰致血海不宁，血行不畅；或肝火直冲，肝气逆动，血随气升，肝不藏血，失于濡养，发生疼痛。正因为傅山认为痛经的发生多责之于肝肾，又以肝为主，所以在调治痛经时其重视疏肝养肝，兼顾补肾和扶脾。傅山治痛经5方中有4方以调肝为主，治疗肝气不疏所致之痛经，用加味四物汤补肝血，解肝郁；治疗肝郁化火所致痛经者，用宣郁通经汤泻肝火，疏肝郁；治疗肝郁气逆所致之痛经，用顺经汤平肝补肾，调和气血；治疗肾虚肝郁所致之痛经用调肝汤疏肝气，补肾水。

（3）调治月经病善于多脏同治

傅山治月经病，重补肾而不独着眼于肾。其以五脏立论，对肝脾等其他脏腑也进行调理，或肝肾同治，或脾肾同治，或五脏同调。如月经先后不定期为肝郁肾虚相因致病，以定经汤补肾疏肝，肝肾同调，以使"肝肾之气舒而精通，肝肾之精旺而水利"；行经后少腹疼痛为肾虚而水不涵木，肝木克伐脾土所致，以调肝汤益肾柔肝，使"水足而肝气益安，肝气安而逆气自顺"。针对经前泄水，傅山则采用暖土固肠、扶阳温肾的健固汤，脾肾同补，温阳化湿。在"年未老经水断"中，傅山重视多脏同治，方中11味药五脏同调，"散心肝脾之郁，而大补其肾水，仍大补其心肝脾之气，则精溢而经水自通矣"。

3. 傅山调经方剂的用药特点

（1）重用补益，用药纯和

傅山辨治月经病以脏腑为基础，多从虚立论，倡用补法，即使祛邪，也是在补中寓攻，体现傅山"不损天然之气血，便是调经之大法"的思想。傅山调经方剂用药纯和，无一峻品，始终以顾护正气、培补正本为主。在调经方剂中，补虚药累计使用频率最高，包括补气药、补阳药、补血药、补阴药，如白术、人参、山药、黄芪、巴戟天、菟丝子、续断、白芍、当归、熟地黄、阿胶、麦冬、沙参。傅山所选扶正之药，均药性平和，无大温、大燥之品，且用量较重，少则五钱，重则一两，如治疗月经先期而量少的两地汤中用生地黄、玄参各一两专补水；治疗月经先后不定期的定经汤中用当归、白芍、菟丝子各一两，重在滋肾养肝；治疗年老经水复行的安老汤中用人参、黄芪、熟地黄各一两，以补益肝脾之气，并大补肾水。即使疏肝解郁，傅山也往往重养肝血，轻疏肝气，如加减四物汤、定经汤等，均重用当归、白芍、熟地黄等，而柴胡用量极轻，意在以补代疏。

（2）调治冲任，巧用引经之药

傅山精通本草，熟知药物性味归经关键之妙。傅山认为冲、任、督、带脉功能异常与妇科疾病的发生密切相关，因此其用药注重引经直达相关脏腑经络，以增强疗效。肝疏泄失司，月经不调，则选柴胡、荆芥、香附等引经药，且用量较轻，如定经汤中少配柴胡、荆芥引药入肝，用其疏肝开郁之功。经前腹疼吐血之顺经汤，方中黑芥穗引血归经；经水过多之加减四物汤，用荆芥穗炭引血归经。加味四物汤及温脐化湿汤中重用白术以利腰脐之气，温脐化湿汤中还用巴戟天、白果通利任脉，用白扁豆、山药和莲子护卫冲脉。可见，傅山对月经病冲任二脉病机的认识也体现在组方用药方面，引经药和调治奇经药物的应用是傅山调治月经病组方的突出特点之一，这也是对中医妇科药物治疗学的丰富。

◢ 四、种子理论及方药特色

不孕症为临床常见病，也是妇科疑难病证，证型复杂，而傅山抓住主证，用寥寥数语将不孕分成10种证型，分别是"身瘦不孕""胸满不思食不孕""下部冰冷不孕""胸满少食不孕""少腹急迫不孕""嫉妒不孕""肥胖不孕""骨蒸夜热不孕""腰酸腹胀不孕""便涩腹胀足浮肿不孕"。傅山对不孕症的剖析一目了然,特点突出,其中不少方剂被后世医家广泛应用。

1. 傅山对不孕症病因病机的认识

（1）首辨虚实,虚多实少

不孕症病因复杂,肾虚、肝郁、痰湿、血瘀等均可导致不孕的发生,且常见虚实夹杂证。不同于现代医家对寒凝血瘀、湿热蕴结等病因病机的重视,傅山认为不孕以虚证为主。种子篇10证中,有5条为虚证,分别是肾阴虚、肝亏血少之身瘦不孕,心肾阳虚之下部冰冷不孕,脾肾气虚之胸满少食不孕,心肾火衰、脾肾虚寒之胸满少食不孕,肾阴虚内热之骨蒸夜热不孕;4条为本虚标实,分别是脾胃气虚致带脉拘急之少腹急迫不孕,脾虚湿阻之肥胖不孕,任督气虚、癥瘕积聚之腰酸腹胀不孕,肾阳虚致胞宫湿阻之便涩腹胀足浮肿不孕;仅肝气郁结之嫉妒不孕1条为实证不孕。种子篇10证中,阴、阳、气、血虚均有体现,其中又以肾、脾两脏虚证为多。肾为先天之本,脾为后天之本,肾气衰则脾失健运,难以腐熟水谷精微以资先天,胞宫失于濡养,则难以受孕。

（2）次辨脏腑,尤重脾肾

肾藏精,主生殖。肾气充盛与否是能否"有子"的关

键。肾为先天之本，脾为后天之本、气血生化之源，在人体
水液代谢中亦有重要的调节作用。傅氏推崇脏腑学说，种子
首重先、后二天，以肾、脾两脏虚弱为多，其中尤以肾虚者
多。《傅青主女科·种子》篇中有6条论及肾，重视肾中阴
阳失调对种子的影响，提出先辨肾之阴阳而后立法定方。傅
氏认为不孕的发生与中焦脾胃功能失调有关，《傅青主女
科·种子》篇中有4条论及脾，重视调理先后天，脾健则精
自生，毓麟之期可待。根据五行理论，肝郁则乘脾，故傅
氏种子又强调肝的作用，"女子以肝为先天"，若肝气不
疏，则气机阻滞，气血失调，胞宫蓄溢失常，自然无法摄精
成孕。

（3）重视奇经，每涉胞宫

傅氏重"腰脐理论"，认为腰脐与任督带脉、胞胎、脾
肾密切相关，为先后天之桥梁，关联全身气机，与女性经、
带、胎、产密不可分。《傅青主女科》云："凡种子治法，
不出带脉胞胎二经。"傅氏治疗不孕症善用奇经立论，认为
任、督、带三脉与种子关系密切，任、督脉虚，带脉拘急或
气塞，均可影响气机之条达，导致不孕，例如带脉无力之胸
满少食不孕、带脉拘急之少腹急迫不孕、任脉不通以致带脉
气塞之嫉妒不孕、任督脉虚之腰酸腹胀不孕。且傅氏种子每
每论述不孕之病位——胞宫的重要作用，认为身体气血阴阳

失常，脏腑功能失调均可导致胞宫受损而难以有子。

2. 傅山对不孕症治法的认识

（1）温补心肾，暖宫散寒以种子

心为君火在上，肾为相火在下，胞宫居中，上系于心而下系于肾。傅山在"下部冰冷不孕"中提到胞宫之寒凉是由于心肾二火衰微，胞宫积寒，冲任不固，受施无权，难以摄精成孕，治当温补心肾之火，暖宫散寒，方用温胞饮。又谓"便涩腹胀足浮肿不孕"系肾阳虚衰，命门火衰，膀胱气化不利致水湿渗入胞宫而不孕，"必须壮肾气以分消胞胎之湿，益肾火以达化膀胱之水"而治之。膀胱气化正常，胞宫无水湿之患，则易于受孕。

（2）滋阴养血，益肾填精以种子

傅氏认为"经本于肾"，且肝藏血，肾藏精，肝肾生理功能正常，血海蓄溢有常，月经如期，才能摄精成孕。傅氏在"身瘦不孕"中认为，女子肝肾血虚精亏，虚火妄动，则不能受孕，治用"滋水涵木"之法，以益肾填精为主，非专门补血，精满则血足，血足则子宫易于容物受孕。肾主骨，生髓，"骨蒸夜热不孕"系肾经之热导致骨髓生热，无法成胎，治当"壮水之主，以制阳光"，补肾中之精，凉骨中之热，而有利于受孕。

（3）健脾化湿，温阳益气以种子

傅山认为"凡病起于血气之衰，脾胃之虚"，指出脾胃之阴阳和调、气血充盛在不孕症的治疗中有重要的作用。脾胃虚损，运化失司，则水湿不化，痰涎内生，凝滞胞宫，以致不能受孕，正如《傅青主女科·种子》"肥胖不孕"中所述，肥胖之湿，乃脾土之内病，若"徒泄水化痰，而不急补脾胃之气，则阳气不旺，湿痰不去"。若脾之阳气充足，易于摄精，湿邪散去，自然可以受孕。

（4）宽带解郁，调补奇经以种子

奇经八脉外连十二经脉，内系胞宫。傅氏治疗不孕症善从奇经立论，主张带脉宜弛不宜急，宜通不宜塞，"少腹急迫不孕"用宽带汤肝脾心肾同调，"脾胃两补，而又利其腰脐之气，自然带脉宽舒"，而能受孕。任主胞宫，为阴脉之海，督脉主司生殖，为阳脉之海，"腰酸腹胀不孕"系任、督二脉虚损，导致癥瘕之病起而难受孕，治当先去癥瘕，再大补任、督之气，则"提挈天地，把握阴阳"，机体平衡，阴阳协调，自然不难受孕。

3. 傅山种子10方组方用药特点

（1）用药平和，以补为主

傅山先生认为不孕以虚证居多，故种子善用补益之品。《傅青主女科·种子》中多用补脾气、益阴血、滋肾阴、壮肾阳等药，且常是方中君药，常被使用的药物是白术、人参、巴戟天，可固护正气、温补命门，命门火旺则自然易于受孕，体现傅氏治不孕尤重先、后二天。白术为健脾补气第一要药，在《傅青主女科·种子》中出现频率最高。人参甘温质润，大补元气，与白术配伍更能增强固护正气之功，使脾不虚，湿不滞。巴戟天可温补肾阳，命门火旺自然不难受孕。

（2）扶正固本，巧用收涩

傅氏种子10方中有7方使用了以下5味收涩药：山茱萸、芡实、五味子、覆盆子、莲子，使用频率仅次于补益药。山茱萸益肾固精，固肾封藏；芡实固养脾肾；五味子敛肺气而滋肾水，亦可养心安神；覆盆子温肾涩精，濡养胞宫；莲子补中养神、健脾止带固精。上5味多归肾、脾、肝、心经，在补益的同时又有收敛之用，以补肾固精、健脾益气为主。补益扶正药中配伍固涩之品，可资助先天之源，濡养胞宫；亦可固后天之本，健脾益气。

⚑ 五、安胎理论及方药特色

《傅青主女科·妊娠》包括11个病证，傅山认为妊娠病病因与气血亏虚、肝脾肾功能失常密切相关，创立了"重视肝脾肾"　"重视气血"的安胎理论。治疗上执古方而善变通，组方严谨，注重五行生克的应用，创制的方剂受历代妇科医家推崇，被广泛应用于临床，经久不衰。

1. 傅山对妊娠病病机的认识

肝脾肾功能失调、气血不足是妊娠病产生的重要病机。傅青主在妊娠病病机认识上，非常重视肝、脾、肾及诸脏之间的关系，认为肝、脾、肾的功能失常及其生克制化影响，是导致胎元不固的关键病机。

（1）气血不足对妊娠病的影响

傅山认为胎动不安之病因以虚者为主，热者次之，瘀者多为虚瘀兼夹。傅山云："胎非血不荫，非气不生。"气血作为胎儿生长必不可少的物质基础，故傅山认为母体气血的充盛直接关系胎儿的生长，安胎重视补益母体气血。全篇疾病均以"妊娠"二字命名，如妊娠少腹疼、妊娠口干咽疼等，甚至连子鸣、子悬等病也冠以妊娠之名，一反当时流行的"子病"观念，意在提示胎动不安的发生主要与母体气血失调有关。关于虚实夹杂之妊娠跌损和妊娠中恶，傅山仍强调气血亏虚为本，痰、瘀为标。其在"妊娠跌损"中云："凡人内无他症，胎元坚固，即或跌扑闪挫，依然无恙。惟内之气血素亏，故略有闪挫，胎便不安。"

（2）肾、肝、脾功能失调对妊娠病的影响

傅氏开篇即谈道："妇人受妊，本于肾气之旺也，肾旺是以摄精。"又说："胞胎系于肾而连于心，肾气固则交于心，其气通于胞胎，此胞胎之所以欲坠而不得""夫胎也者，本精与血之相结而成，逐月养胎……均不离肾水之养，故肾水足而胎安，肾水亏而胎动。"

肾藏精，主生殖，为先天之本，是妇人妊娠的先决条件，天癸及经水均出于肾。怀孕的过程也不离肾之协调，胎儿之形成源于肾之精血，胞胎之滋养需要肾水之养，胞胎固摄全凭肾气，胎儿之发育需要肾阳温煦。肾气系胎，肾精养胎，肾阳温煦胎元，故肾脏是维持正常妊娠的关键因素，"肾水足而胎安，肾水亏而胎动"。

脾为后天之本，气血生化之源，脾健则气血生化有源，气足以载胎，血充以养胎。故《傅青主女科》中有言："脾为后天，脾非先天之气不能化，肾非后天之气不能生……是补后天之脾，正所以补先天之肾，补先后二天之脾与肾，正所以固胞胎之气与血。"胎儿的生长及发育，依赖于母体之血以养之、母体之气以载之。故傅山在安胎时非常重视脾肾两脏。妇人先天禀赋不足，或者因饮食太过而损伤，或是纵欲太甚，都易导致脾肾不足。

肝为肾之子，肝藏血，主疏泄，妇人孕后血下聚养胎，阴血不足，若肝血不足，胎失濡养，亦可致胎动不安。"夫养胎半系于肾水，然非肝血相助，则肾水实有独力难支之势。故保胎必滋肾水，而肝血断不可不顾……而肝之血必旺，自然灌溉胞胎，合肾水而并协养胎之力。"所以，肝既可养胎，又有助脾肾安胎之功。例如妊娠恶阻，傅山提出此系肝血旺，肾水概以滋养胎儿，故无暇滋养肝脏，肝气郁急，引起肝火妄动而导致恶心、呕吐，呕吐又致脾气虚而不能帅血，使气逆加重，进而形成恶阻。故肾、肝、脾三脏是《傅青主女科》安胎调治的重要脏腑。

（3）脏腑生克关系对妊娠病的影响

傅青主对于妊娠病病机的认识重视脏腑间的生克关系。如《傅青主女科·妊娠口干咽疼》，傅山认为是由水火不济，水亏火旺而致。肾水亏虚引起肾经之火妄动，火炎于上则胎动不安。唯肾水不能遽生，肺金为肾水之母，故治疗"必须滋补肺金，金润则能生水，而水有逢源之乐矣"。《傅青主女科·妊娠吐泻腹疼》中，傅山认为是脾胃虚弱，胞胎无力而引发疼痛，而在治疗上，他主张补火援生脾土，并认为"胞胎系于肾而连于心"，肾气充足，上交于心，心为脾之母，治当"补其心肾之火，使之生土"。《傅青主女科·妊娠子鸣》中，他认为病机为肺气虚，脾为肺之母，故治疗当大补脾肺之气，培土生金，"使母之气与子气和合，则子之意安而啼亦息矣"。

2.傅山对安胎治法的认识

妊娠病的治疗原则，大多治病与安胎并举。傅山安胎之法以养气血、补脾肾为主。正如傅青主所说："妊娠一门总以补气、养血、安胎为主。"主张以扶正为主，辅以祛邪之药，达到养胎不留邪、祛邪不伤胎之效。

傅氏在《傅青主女科》中提道："胎成于气，亦摄于气，气旺则胎牢，气衰则胎堕。"在妊娠浮肿及妊娠子鸣的治疗中，傅山提出主要以气虚为主。妊娠浮肿乃脾肺气虚，脾统血，肺主气，脾虚血少，血少则不能运血于肢体，气馁则不可运气于皮肤，气虚下陷不举，为湿所乘，而成浮肿，用补中益气汤加减，补肺脾之气以生血养胎，配合少量祛湿药物以消肿；妊娠子鸣是由于元气虚所致，用扶气止啼汤大补元气以达安胎之效。而在妊娠小便下血（病名胎漏）的治疗上，他认为出血主因气虚不能摄血，致血无所依而躁动，导致血溢脉外，故提出"补其气之不足，而泄其火之有余，则血不必止而自无不止矣"，用助气补漏汤益气摄血，补其气之不足，泄其火之有余，血自然归经而漏止胎安。

在妊娠跌损的治疗中，傅山大胆运用活血化瘀的方法，同时配伍补气血的药物，以达到补血祛瘀而安胎之效，正如《黄帝内经》所言之"有故无殒，亦无殒也"。救损安胎汤妙在祛瘀而不伤胎，补气血而不滞邪，瘀散则胎安。在妊娠中恶的治疗方面，傅山认为是气虚痰阻所致，故而用消恶安胎汤补气生血、补血化痰以达安胎之功。

3.傅山女科安胎用药特色

《傅青主女科·妊娠》篇中延续了傅山在用药方面师古不泥古，制方严谨，用药精简，注重炮制的特点，同时又有安胎的独特见解。

《傅青主女科》中安胎以补益为主，重补益而轻攻伐。《傅青主女科》安胎方中使用频率最高的为当归，其次为人参、白术、白芍、熟地黄、茯苓、甘草、黄芪等。傅山认为安胎重于补益，即使因热而胎不安，亦不能考虑攻伐，认为此热多为虚热，提出应在补益的基础上兼顾滋阴血、清虚热，以达安胎之效。例如息焚安胎汤、润燥安胎汤中均用生地黄养阴，青蒿、知母、山茱萸、麦冬等滋阴清热。

《傅青主女科·妊娠》篇中大胆运用了益母草、苏木、乳香、没药、附子等妊娠禁忌用药。妊娠篇中在润燥安胎汤和助气补漏汤中都用到了益母草，但其用量均较轻。《本草正》中提道："益母草，性滑而利，善调女人胎产诸证，故有'益母'之号。"故傅山在补益药中酌情加入少量益母草，可达活血化瘀安胎之效。救损安胎汤中苏木、乳香、没药不仅配伍大量补益药，以达到祛瘀而不伤胎之效，而且服药"不必三剂也"。傅山在援土固胎汤中用附子，意在"补其心肾之火，使其生土"，同时提道："妊娠忌桂附，是恐伤胎，岂可多用。小热之品，计之以钱，大热之品，计之以分。"这些都充分遵循了"有故无殒，亦无殒也""衰其大半而止"的治疗原则。近年来现代医学研究发现，血栓前状态在复发性流产、胎儿生长受限、妊娠期高血压疾病等多种妊娠病的发生中起到了关键作用，活血化瘀中药在安胎中的应用越来越受到重视，《傅青主女科》中妊娠禁忌药物的使用也为现今活血化瘀药物在安胎中的应用提供了宝贵经验。

第三部分

名方解析及应用

☑ 一、治带方

完带汤

【原方组成】土炒白术一两，炒山药一两，人参二钱，酒炒白芍五钱，酒炒车前子三钱，制苍术三钱，甘草一钱，陈皮五分，黑芥穗五分，柴胡六分。

【功效】健脾疏肝，燥湿止带。

【主治】白带下，症见带下量多，色白质稀，如涕如唾，经久不愈，甚至气味臭秽，伴面色萎黄，四肢倦怠，脘闷不舒，纳少便溏，舌淡胖，苔白，脉缓或濡弱。

【原文摘要】

夫带下俱是湿症。而以"带"名者，因带脉不能约束而有此病，故以名之……或行房而放纵，或饮酒而癫狂，虽无疼痛之苦，而有暗耗之害，则气不能化经水，而反变为带病矣。故病带者，惟尼僧、寡妇、出嫁之女多有之，而在室女则少也。况加以脾气之虚，肝气之郁，湿气之侵，热气之逼，安得不成带下之病哉！故妇人有终年累月下流白物，如涕如唾，不能禁止，甚则臭秽者，所谓白带也。夫白带乃湿盛而火衰，肝郁而气弱，则脾土受伤，湿土之气下陷，是以脾精不守，不能化荣血以为经水，反变成白滑之物，由阴门直下，欲自禁而不可得也。治法宜大补脾胃之气，稍佐以舒肝之品，使风木不闭塞于地中，则地气自升腾于天上，脾气健而湿气消，自无白带之患矣。方用完带汤。

此方脾、胃、肝三经同治之法，寓补于散之中，寄消于升之内，开提肝木之气，则肝血不燥，何至下克脾土；补益脾土之元，则脾气不湿，何难分消水气。至于补脾而兼以补胃者，由里以及表也。脾非胃气之强，则脾之弱不能旺，是补胃正所以补脾耳。

【方证解析】

傅山重视带下病的诊治，将带下篇列为《傅青主女科》的首篇，以五色论带下，并创制了五首治带方。傅山在篇首明确了带下病的病因主要是"湿"，病机在于湿邪伤及带脉，带脉不能约束而发，同时指出造成湿邪损伤带脉的原因有脾气虚、肝气郁、湿邪侵及热邪扰等。

完带汤是五方之首，主治五色带中的"白带"。傅山认为白带的病机是肝郁而克犯脾土，脾虚运化失司，水谷精微不能上输化为气血，反而内生湿邪，下注任带，体现了傅山以五行生克认识带下病病机的理论特点。临床上，素体脾虚不健，或饮食所伤，或劳倦过度，或忧思气结，都可以损伤脾气，而致运化失司，水湿内生，流注下焦，损伤任带，而发为白带下的病证，且因脾虚非一日可复，故白带症状常常经久不愈。带下色白，质稀无臭，伴见全身脾虚症状及舌淡苔白，脉濡缓为完带汤证的辨证要点。

【方药解析】

1.健脾升阳　本方主治脾虚证带下过多，以大补脾胃、运化水湿为主要治法。方中重用土炒白术、炒山药大补脾胃，配伍人参以加强健脾益气之功，配陈皮醒脾，使补而不滞；方中稍佐柴胡、黑芥穗两味辛温升散之品，柴胡长于疏理肝气，黑芥穗功擅祛风胜湿，以二者升散之力助土炒白术、炒山药、人参升发脾阳，此为"寓补于散""寄消于升"。

2.抑木扶土　本方不仅仅着眼于健脾，还兼顾疏肝，是脾、胃、肝同治之方。肝郁而脾虚是本方原文所阐述的病机，也是临床上常见的证候，方中柴胡、炒白芍配伍，合方中土炒白术、甘草，寓逍遥散疏肝健脾之意，但重用炒白芍而轻用柴胡，意在柔肝以平肝，防止过用柴胡而劫肝阴。

3.祛湿束带　完带汤标本同治，健脾疏肝为针对病机的治本之法，利湿祛湿则是针对湿邪下注的治标之法。方中重用土炒白术健脾祛湿，标本同治，配伍制苍术燥湿健脾、酒炒车前子利尿渗湿，使脾气健运，水湿得化，带脉终得约束而带下自止。

全方补泻升降配伍精当，共奏健脾益气、升阳除湿之功，为治脾虚带下的经典方剂。

【方歌】完带汤中山药陈，苍术车前黑芥参。

白术白芍柴胡草，脾虚白带用之神。

【应用及发挥】

1.适应证　完带汤原方主治为脾虚湿盛的白带下之症，临床上多用于非炎性带下病，但阴道炎、宫颈炎、盆腔炎性疾病符合完带汤证辨证要点时也可应用。近年来，完带汤单用或与西药同时使用治疗符合脾虚证特点的外阴阴道假丝酵母菌病或细菌性阴道病，取得了较为满意的疗效。而带下色黄质稠，气味臭秽伴外阴瘙痒，证属湿热者不属于本方适应证，临证需要正确把握。

除了脾虚证带下病，现代医家抓住本方着眼于脾虚、肝郁、湿注的特点，应用本方治疗经行泄泻、子肿、乳汁自出、经期延长、闭经、崩漏等各种妇科疾病，并且拓展其应用范围至一些内科、外科疾病，其中以肠易激综合征、慢性腹泻、慢性结肠炎为主的消化系统疾病，以及隐匿性肾小球肾炎、慢性前列腺炎、阴囊湿疹、乳糜尿等的泌尿生殖系统疾病较为常见。

2.随症加减 如带下质稀清冷，绵绵不绝，可加鹿角霜9g；如大便溏薄，可加白扁豆12g、茯苓12g；倦怠乏力明显，可重用土炒白术、人参（党参），或加黄芪15~30g；肢体浮肿，可加茯苓12g、泽泻12g；兼见腰困明显者，加续断12g、菟丝子12g。

3.典型案例

（1）带下

陈某，女，59岁，因HPV51型感染于2018年10月初诊。平素白带量多，颜色时黄时白，偶有阴痒。精神状态一般，肢体倦怠，情绪急躁易怒，饮食偏好肥甘厚腻，寐差，入睡困难，易惊醒，大便溏。舌淡胖，苔黄腻，脉濡。妇科检查：阴道内见中等量淡黄色分泌物，有腥味，余未见异常。白带：清洁度Ⅱ~Ⅲ级。

中医诊断：带下病（脾虚肝郁）。

西医诊断：人乳头瘤病毒（HPV）感染。

治法：疏肝健脾，祛湿止带。

方药：炒白术、炒山药、党参、炒白芍各12g，车前子、炒苍术各10g，陈皮6g，黑芥穗3g，柴胡3g，炙甘草6g，灵芝、乌梅、贯众、杜仲、白果、鸡冠花、凤尾草各10g。14剂，水煎服，日1剂。配合保妇康栓阴道上药、消炎止带外洗液清洗外阴。

二诊：2018年11月，患者白带量较前减少，无异常气味，无外阴瘙痒，精神状态较前改善，睡眠同前，大便正常。原方加酸枣仁15g，14剂，继续保妇康栓阴道上药、消炎止带外洗液清洗外阴。

三诊：2018年12月，自述白带量较前明显减少，睡眠较前稍改善。一诊方去杜仲、贯众、乌梅、白果，再服14剂，复查HPV（－）。2019年3月复查HPV（－）。

（2）经行泄泻

马某，女，36岁，已婚，农民。结婚6年，4年前曾自然流产1次，至今未孕。经水每月超前而行，每次经行伴大便增多，少则3次，多则5～6次，质烂奇臭。现经行4天，量多如冲，色红，夹血块，经行腹痛且胀，两乳胀痛，大便溏薄，每日5次，伴腰酸神疲，苔薄，脉动细小弦。

中医诊断：经行泄泻（肝旺克脾，脾失健运）。

治法：健脾抑肝，佐加温阳。

方药：完带汤加减。党参15g，白术15g，怀山药15g，白芍15g，柴胡9g，茯苓9g，车前子9g，覆盆子12g，菟丝子9g，当归9g，附子4g，桂枝6g。服药5剂后经水止，腹泻亦愈，为防下次经行泄泻，嘱经前5天即服上药至经行，以后经行果未再泄泻。

（3）月经后期、不孕

刘某，女，30岁，因"同居未避孕未孕1年"于2015年3月2日初诊。月经3~4月一潮，7天干净，量中，有少许血块，轻微痛经，经前偶有少许乳胀，经行小腹胀；平素带下量中等，色白，无异味，无阴痒，平素怕冷。2014年开始未避孕，至今未孕，配偶查精液常规未见异常，2014年先后5次枸橼酸氯米芬排卵，3次卵泡发育不良，2次卵泡发育良好并排卵仍未受孕。Pmp（前次月经）：2014年11月25日。Lmp（上次月经）：2015年1月1日（地屈孕酮撤退性出血）。辅助检查：输卵管造影：双侧输卵管尚通畅。B超：双侧卵巢多囊改变。性激素：卵泡刺激素（FSH）6.43IU/L，黄体生成素（LH）9.24IU／L，睾酮（T）2.94nmol／L，现症见：多毛，下颌部痤疮明显，白带量多，色白，尿道口疼痛，纳眠可，二便调，舌淡胖，苔薄白，脉弦细。

中医诊断：月经后期、不孕症（肝郁脾虚）。

西医诊断：多囊卵巢综合征、不孕症。

治法：疏肝健脾祛湿。

方药：车前子15g，白术25g，白芍10g，柴胡5g，荆芥炭5g，茯苓15g，苍术10g，党参15g，怀山药25g，陈皮5g，炒黄柏10g，芡实15g。7剂，水煎服，日1剂。

二诊：2015年3月23日。Lmp：2015年3月5日。7天干

净，量、色、质同既往月经，经前少许乳胀，近3天白带呈豆腐渣样，无异味，无阴痒，无尿频、尿急、尿痛，大便正常，纳眠可。舌淡胖，苔薄白，脉弦细。一诊方去炒黄柏、芡实，加黄芪25g、法半夏10g。7剂，水煎服，日1剂。

三诊：2015年5月11日。Lmp：2015年5月10日。量较既往月经稍增多，色、质同既往月经，白带不多，无异味，无阴痒，无口干口苦，纳眠可，二便调。舌淡胖，苔薄白，脉弦细。二诊方去法半夏，加茺蔚子15g，7剂，水煎服，日1剂。

2015年6月19日自测尿妊娠试验阳性。6月24日查人绒毛膜促性腺激素（HCG）14152IU/L，孕激素（PRG）77.96nmol/L。7月20日经阴道B超示：宫内孕，单活胎，如孕8周。

（4）头痛

王某，女，已婚，工人。患者经常头痛、头重、目眩，形体消瘦，面色萎黄，每当头痛剧时带下增多，色白如涕，神疲乏力，胸闷不舒，曾在内科就诊，进服平肝祛风药，如牡蛎、石决明、白蒺藜等，无效后又进服红花、川芎、蝎蜈片等活血祛风之剂，仍未奏效。患者因白带增多而来妇科就诊，苦诉头痛。经妇科检查未见明显异常，苔薄，脉细。

中医诊断：头痛（脾虚湿盛，湿浊上蒙）。

治法：健脾、燥湿、止带。

方药：党参15g，炒白术30g，怀山药30g，柴胡3g，炒薏苡仁12g，炒荆芥3g，泽泻9g，炒白芍15g，苍术9g，椿根皮15g，赤白石脂各9g，白芷9g。服5剂后带下明显减少，头痛未发。次月再服，带下止，头痛未作。

易黄汤

【原方组成】炒山药一两，炒芡实一两，盐水炒黄柏二钱，酒炒车前子一钱，白果十枚（碎）。

【功效】清热利湿，固肾止带。

【主治】黄带下，症见带下量多，色黄质稠，如黄茶浓汁，甚至气味臭秽，可伴有口渴、口黏、便黏、尿黄，舌质红，苔黄腻，脉濡数。

【原文摘要】

妇人有带下而色黄者，宛如黄茶浓汁，其气腥秽，所谓黄带是也。夫黄带乃任脉之湿热也。任脉本不能容水，湿气安得而入，而化为黄带乎……惟有热邪存于下焦之间，则津液不能化精，而反化湿也。夫湿者，土之气，实水之侵；热者，火之气，实木之生。水色本黑，火色本红，今湿与热合，欲化红而不能，欲返黑而不得，煎熬成汁，因变为黄色矣。此乃不从水火之化，而从湿化也。所以世之人有以黄带为脾之湿热，单去治脾而不得痊者，是不知真水、真火合成丹邪、元邪，绕于任脉、胞胎之间，而化此黪色也，单治脾何能痊乎？法宜补任脉之虚，而清肾火之炎，则庶几矣。方用易黄汤。

此不特治黄带方也，凡有带病者，均可治之。而治带之黄者，功更奇也。盖山药、芡实专补任脉之虚，又能利水，加白果引入任脉之中，更为便捷，所以奏功之速也。至于用黄柏清肾中之火也，肾与任脉相通以相济，解肾中之火，即解任脉之热矣。

【方证解析】

傅山认为黄带的病机是任脉之湿热。任脉为"阴脉之海"，使所司精、血、津液充沛。肾与任脉相通，肾气盛、任脉通畅，阴经气血充盈，故肾与任脉相通相济。任脉虚，必肾阴虚，肾虚有热，伤及任脉，气不化湿，津液反化为湿，循经下注阴部，发为黄带下。湿热熏蒸，则带下量多，色黄，甚至气味臭秽；热邪流注任脉，灼伤津液，而口渴、口黏、便黏、尿黄。综上，带下量多、色黄味臭、舌质红、苔黄腻、脉濡数为易黄汤的辨证要点。

【方药解析】

傅山认为："夫黄带乃任脉之湿热也。"病因湿热，病位于肾，殃及任脉。故以"补中寓涩，涩中寓清，涩补为主，清利为辅"为准绳，标本兼治。

1.补中寓涩，涩中寓清　方中重用炒山药、炒芡实滋阴固肾为补，炒芡实、白果收涩止带为涩，三药合用以祛湿邪。盐水炒黄柏清热燥湿，酒炒车前子清热利湿，二药共清下焦湿热之邪，给邪以出路。炒山药、炒芡实生津收涩，不燥不腻不敛邪，利湿亦能清热。方中5味药体现了3种功效：补（炒山药、炒芡实）、涩（炒芡实、白果）、清（盐水炒黄柏、酒炒车前子），即为易黄汤的特点。

2.涩补为主，清利为辅　任脉通于肾，补任脉即补肾。方中炒芡实入脾、肾二经，其功效全在补肾祛湿，能祛邪水而补真水；炒山药健脾又补阴精。此方重用炒山药、炒芡实二味至平之药，大补肾脾，填补任脉之虚，佐白果涩带固精，又能引诸药入任脉之中，体现其涩补为主的特点；少配盐水炒黄柏解肾中之火，即清任脉之热也；酒炒车前子分清别浊，清利水湿，合用清利湿热，去除病证。全方平补脾肾为主，清热止带为辅，标本兼顾，而使黄带自清。

本方通过平补肾阴而充任脉之虚，清肾火而利湿热，则湿去热清而黄带可除，是治疗肾虚湿热的经典方。

【方歌】易黄山药与芡实，黄柏白果车前子。

　　　　固肾清热利湿邪，带下黄稠此方医。

【应用及发挥】

1.适应证 傅山谓："此不特治黄带方也，凡有带病者，均可治之，而治带之黄者，功更奇也。"故本方亦可视作治带下的通用方，临床适应证范围较广。现代医家将之用于治疗滴虫性阴道炎、老年性阴道炎、细菌性阴道炎、混合性阴道炎等多种病原体引起的阴道炎，符合其辨证要点的盆腔炎、外阴炎等生殖道炎症也可应用。

除妇科疾病外，本方还被拓展用于一些内外科疾病，其中以尿道炎、膀胱炎、前列腺炎、肠炎等泌尿道和消化道疾病为多。

2.随症加减 湿邪重，加土茯苓、薏苡仁、炒苍术、猪苓等；热邪重，量多黄臭，加苦参、败酱草、蒲公英等以加强清热利湿之力；黄带量多清稀，加生龙骨、生牡蛎、海螵蛸；伴外阴瘙痒，加蛇床子、地肤子、白鲜皮祛风止痒；腰部酸困明显者，可加菟丝子、续断、狗脊等补肾之品；口苦心烦者，可加柴胡、黄芩、龙胆草等清泻肝经湿热之药。

3.典型案例

（1）带下病

患者，女，35岁。近半年来带下量多，色白，质稀薄，有异味，偶有小腹隐痛，伴腰酸，时有阴痒，食欲稍差，舌苔白腻，脉细濡。妇科检查示：阴道黏膜正常，分泌物量多，乳白色。B超示：子宫附件无异常。白带常规示未见滴虫、霉菌，涂片见线索细胞，氨臭味试验阳性。

中医诊断：带下病（脾肾两虚，湿热互结）。

西医诊断：细菌性阴道病。

治法：健脾利湿，清热止带。

方药：炒山药30g，炒芡实30g，炒黄柏6g，炒车前子3g，白果（碎）10枚，苦参10g，土茯苓20g，牡丹皮10g，柴胡10g。10剂，水煎服，日1剂，早晚分服。剩余药渣加水1000ml加热后熏蒸或坐浴，每晚1次。连续治疗10天后，患者症状和体征消失。

（2）黄带

丁某，女，69岁，因"黄色白带伴阴痒反复发作两年余"于2021年9月11日就诊。外院诊断为"老年性阴道炎"，长期阴道纳药，停药则阴道瘙痒，白带色黄，量不多，小便时有灼热感，纳可，口干欲饮，寐安，偶有腰酸耳鸣，大便不畅，质黏，面部色斑明显。有乳腺癌病史，术后10年未复发。舌淡红，苔薄黄腻，脉沉细滑。

中医诊断：黄带（脾肾不足，湿热下注）。

西医诊断：老年性阴道炎。

治法：补益脾肾，清热利湿止痒。

方药：山药30g，菟丝子30g，芡实15g，土茯苓15g，车前子12g，地肤子12g，白鲜皮12g，川续断12g，杜仲12g，黄柏9g，白僵蚕9g，白果（碎）6g，苦参6g。14剂，水煎服，日1剂。

外洗方药：土茯苓、百部、贯众、蛇床子、白鲜皮各15g，地肤子、苦参各12g，黄柏9g，冰片6g。14剂。日1剂，水煎外洗患处。

二诊：2021年9月25日。患者瘙痒症状好转，阴道纳药频率减少，只有在觉得极其不舒服时才使用，上两周阴道纳药共3次，大便转实，故继续用初诊方巩固治疗。经3个月治疗，患者已经停止阴道纳药，阴痒症状已除，面部色斑明显减轻。

（3）淋证

王某，女，38岁，1991年7月20日因"反复发作尿频、尿痛半年，加重1周"就诊。患者于1991年1月16日无明显诱因出现尿频、尿急、尿痛、发热。曾查尿常规：脓细胞（+++），红细胞（+），蛋白（-），中段尿培养见大肠杆菌。腹部平片（-）。B超示：双肾、输尿管、膀胱未见异常。诊断：尿路感染。间断服西药诺氟沙星、呋喃妥因，以及中药，未显效。刻下症：尿道涩痛，少腹胀满时痛，伴带下色黄，腰瘦腿软，纳少乏力，小便黄，大便干，苔腻微黄，脉来濡数。查体温37.7℃。尿常规：蛋白（+），脓细胞（++），红细胞（+）。血常规：白细胞11.2×10^9/L，中性粒细胞71%，淋巴细胞29%。B超示：双肾、输尿管、膀胱未见异常。

中医诊断：热淋（脾肾两虚，膀胱湿热）。

西医诊断：尿路感染。

治法：健脾益肾，清热通淋。

方药：山药10g，黄柏10g，芡实10g，甘草梢5g，白果（碎）10g，生大黄（后下）8g，石韦10g，萹蓄15g，生地黄15g，车前子（包）10g。服药3剂后体温正常，尿频、尿痛好转，小便通利，仍守原方。服药12剂后诸症消失，查血尿常规均正常。随访3年，未见复发。

（4）不孕症

患者，女，28岁，已婚，2005年6月5日初诊。婚后4年未孕，月经规律。纳呆，食后腹胀，心悸乏力，腰背酸痛，带下淋漓，质稀色白，无臭味，面色萎黄，四肢发胀，舌淡苔白，脉沉细缓。治拟先温中化湿，兼补冲任，而后益肾养血、调补冲任。

西医诊断：不孕症。

治法：温中化湿，调补冲任。

方药：炒山药30g，炒芡实30g，炒白术30g，党参15g，苍术12g，茯苓皮10g，大腹皮10g，车前子20g，白果（碎）

6g，陈皮9g。5剂，水煎服，日1剂。

二诊：纳谷香，带下减少，余症亦愈，来诊时正值经期，量少色暗，神疲肢软，腰酸腹坠，舌淡苔薄白，脉沉细。继健脾益气，佐以温肾养血之品。一诊方加仙茅10g、淫羊藿10g、杜仲12g、狗脊12g、当归10g、熟地黄10g、酒白芍12g。10剂，水煎服，日1剂。

三诊：二诊方服10剂后，诸症消失，故未来就诊。现停经两个月，疲乏嗜睡，头晕欲呕，脉双尺滑利，尿检已孕。

（5）慢性结肠炎

王某，男，35岁，1994年2月24日就诊。患者近10年来，一直溏泻，日2～3次不等，间夹有不化物，食油荤物甚。屡服中药健脾止泻之剂及抗生素乏效。面黄体倦，四肢怕凉。舌淡苔白而舌根黄腻，脉沉细。大便镜检：黄稀便，白细胞及脂肪球（++），余未见异常。

中医诊断：泄泻（命门火衰，脾土失温）。

西医诊断：慢性结肠炎。

治法：温肾健脾，升清化湿，固涩止泻。

方药：易黄汤合四神丸加减。芡实、山药各30g，薏苡仁、山楂各24g，车前子、巴戟天、茯苓、葛根、诃子各12g，补骨脂、肉豆蔻各9g，升麻、吴茱萸、羌活各6g。

一诊方服用半月，大便渐至正常。后以一诊方为散剂，每日3次，每次9g，开水冲服，1月余告愈。

利火汤

【原方组成】大黄三钱，土炒白术五钱，茯苓三钱，酒炒车前子三钱，王不留行三钱，黄连三钱，炒栀子三钱，知母二钱，煅石膏五钱，刘寄奴三钱。

【功效】泄火解毒，除湿止带。

【主治】黑带下，症见带下色黑，甚则如黑豆汁，气味腥臭，伴有小腹疼痛。舌苔黄腻，脉弦滑有力。

【原文摘要】

妇人有带下而色黑者，甚则如黑豆汁，其气亦腥，所谓黑带也。夫黑带者，火热之极也。或疑火色本红，何以成黑？谓为下寒之极或有之。殊不知火极似水，乃假象也。其症必腹中疼痛，小便时如刀刺，阴门必发肿，面色必发红，日久必黄瘦，饮食必兼人，口中必热渴，饮以凉水，少觉宽快，此胃火太旺，与命门、膀胱、三焦之火合而煎熬，所以熬干而变为炭色，断是火热之极之变，而非少有寒气也。此等之症，不至发狂者，全赖肾水与肺金无病，其生生不息之气，润心济胃以救之耳。所以但成黑带之症，是火结于下而不炎于上也。治法惟以泄火为主，火热退而湿自除矣。方用利火汤。

一剂小便痛止而通利，二剂黑带变为白，三剂白亦少减，再三剂全愈矣。或谓此方过于迅利，殊不知火盛之时，用不得依违之法，譬如救火之焚，而少为迁缓，则火势延燃，不尽不止。今用黄连、石膏、栀子、知母，一派寒凉之品，入于大黄之中，则迅速扫除。而又得王不留行与刘寄奴之利湿甚急，则湿与热俱无停住之机。佐白术以辅土，茯苓以渗湿，车前以利水，则火退水进，便成既济之卦矣。

【方证解析】

傅山认为："夫黑带者，火热之极也。"即黑带的主要病机为火热极盛，损伤任脉及带脉，兼夹湿邪，秽浊之物下流而成黑带。火热之邪源于胃火、命门、膀胱及三焦火，合而煎熬，日久熬干为炭色而成。其间兼夹湿邪，且热邪重于湿邪，故见水之色为黑色。火热灼盛，多兼见腹中疼痛，小便时如刀刺；热盛则肿，阴门必发肿。其中，饮食过度，热渴、凉饮，为胃热；阴肿，为命门火盛；腹中疼痛，小便时如刀刺，为膀胱火盛；面赤、胃热、命门与膀胱火盛，即三焦火盛。

综上，本证为火热亢盛，结于带脉以下，煎熬津液成炭色而致。带下色黑，甚则如黑豆汁，气味腥臭，伴见小腹疼痛等症状及舌苔黄腻，脉弦滑有力，为利火汤证的辨证要点。

【方药解析】

傅山先生认为"夫带下俱是湿症"，湿邪损伤带脉的原因有脾气虚、肝气郁、湿邪侵及热邪扰等。本方为"泄火除湿"的经典方，其泄火峻猛之特点尤为突出，火热退而湿自除，且在泄火之余不忘固护脾土。

方中煅石膏泻胃火，知母泻命门之火，煅石膏、知母滋阴清热，清血中之热；黄连清热燥湿，偏于清中焦湿热，炒栀子清热利湿，可清三焦湿热，四药均乃苦寒泄热之品；大黄荡清热毒，力量较峻猛，使邪从大便出；王不留行入肝、肾经，刘寄奴入心、脾、肺、膀胱经，二者活血通经、利尿通淋之力峻急，湿与热俱无停滞之机；茯苓、酒炒车前子助利湿通淋，使邪从小便而出；土炒白术健脾利湿，以防苦寒之药攻伐太过，损伤脾土。本方苦寒峻利，用之当慎，且用之中病即止，不可过用，以防祸不旋踵。诸药共达清热利湿、泄火止带之效。

【方歌】利火大黄石膏连，白术茯苓炒车前。

　　　　　不留寄奴栀知母，火退水进黑带减。

【应用及发挥】

1.**适应证**　利火汤原方主治为下焦湿热、毒热炽盛的黑带下之证，多为急证、实证、痛证。临床可用于生殖系统急性炎症、恶性肿瘤等，但要注意排除子宫颈、子宫腔的出血性疾病。临床上多用于阴道炎、盆腔炎、盆腔脓肿等急性生殖道感染，准确把握其辨证要点，使用利火汤均可收到满意的临床疗效。

本方也可拓展用于男性内热熏蒸，伤及任、带二脉所致的前列腺炎、睾丸炎、血精、蛋白尿等疾病。

2.随症加减　如热毒明显，高热不退，可加金银花、连翘、败酱草等增强清热解毒之力；腹痛较剧，可加延胡索、川楝子、乳香、没药等活血化瘀止痛之药；盆腔有脓肿形成者，可加薏苡仁、冬瓜仁、桃仁、皂角刺等解毒排脓之品；热毒伤及气阴者，可加黄芪、太子参、生地黄等益气养阴之药。

3.典型案例

（1）黑带

患者，20岁，在校大学生，初诊于2016年3月31日。末次月经时间：2016年3月19日。主诉：反复带下色黑3年，再发5天。患者3年来经常出现带下色黑，月经前后易发，一般持续7～10天，色如黑豆汁，稀薄，量多，有时阴痒，时有腹痛，睡眠不佳，食欲可，喜食辛辣、寒凉刺激食物，小便黄，大便时干，舌略红，舌体胖大，边有齿痕，苔略黄，脉滑。平时月经规律，否认性生活史。患者曾于西医妇科就诊，妇科彩超、白带常规检查均未见异常，故未用药治疗。

中医诊断：黑带（胃热炽盛、湿热下注）。

治法：清胃泄热、利湿止带。

方药：大黄（后下）10g，白术12g，茯苓12g，车前子10g，王不留行9g，黄连9g，黑栀子10g，知母9g，石膏（先煎）15g，刘寄奴10g，延胡索10g，白芷10g，炙甘草6g。5剂，水煎服，日1剂。

二诊：2016年4月5日。黑带消失，色白，量仍多，后腹痛消失，小便调，大便不干，舌淡红，苔白，脉缓略沉。予归脾汤加减口服：白术12g，党参15g，黄芪15g，茯苓12g，远志9g，酸枣仁12g，木香3g，当归10g，生姜3片，大枣5枚。7剂，水煎服，日1剂。服药后白带正常，纳眠正常，二便调，无其他不适。嘱患者平时少吃辛辣、寒凉刺激性食物，调畅情绪，规律作息。

三诊：服用中成药归脾丸（浓缩丸），每日3次，每次8粒，连服1个月以巩固疗效。随访1年未再发作。

（2）淋证

冯某，女，32岁，1996年4月12日初诊。尿急、尿频、尿痛反复发作已两月余，加重5天。曾服用抗生素等药无效。伴腰痛及下坠感，大便干，腹胀，口苦咽干。苔黄，脉沉涩。查尿常规：蛋白（++），红细胞（+++），脓细胞（+++）。

中医诊断：淋证（热证）。

西医诊断：尿路感染。

治法：清热、利湿、通淋。

方药：茯苓、王不留行、栀子各15g，白术、黄连、知母、刘寄奴各10g，大黄（后下）12g，石膏（先煎）、白茅根、车前子（包煎）各30g。日1剂，水煎服。

服药6剂后，尿急、尿频、尿痛好转，大便溏薄。一诊方减大黄为5g，加竹叶10g，继服6剂，药后诸症均消失而愈。

（3）血精

刘某，男，32岁，1995年6月8日初诊。间断血精已两年余，其色时淡时深，伴腰酸乏力，形体消瘦，口渴欲饮。舌质红，苔黄燥，脉弦数。

西医诊断：精囊炎、前列腺炎。

治法：清热利湿，滋阴降火。

方药：大黄（后下）、白术、知母、刘寄奴、炒蒲黄（包煎）各10g，车前子（包煎）、茯苓、栀子、墨旱莲、王不留行各15g，生石膏（先煎）30g。9剂，水煎服，日1剂。

二诊：精色转淡，余症亦减，方已中的，原方续进18剂，诸症悉除，复查前列腺液、精液常规均正常，为巩固疗效，将前药制成丸药续服1月余，随访半年，未见复发。

（4）水肿

李某，男，21岁。1996年2月28日初诊。两眼睑及四肢浮肿、腰痛、尿频、尿少已3天。伴胸闷纳呆，周身乏力，精神倦怠。舌质红、苔薄黄，脉滑数。查尿常规：蛋白（++），颗粒管型2～4个，红细胞少许。

西医诊断：急性肾炎。

治法：泄火、清热、利湿。

方药：栀子、大黄（后下）、白术、黄连、知母各10g，刘寄奴、茯苓、桂枝各15g，车前子（包煎）、王不留行各20g，石膏（先煎）、白茅根各30g。9剂，水煎服，日1剂。

服药9剂后，水肿大减，腰膝酸软、纳食、精神均明显好转，复查尿常规：尿蛋白微量，偶见管型。效不更方，继服　诊方9剂后，浮肿消退，尿检正常，诸症悉解而愈。

清肝止淋汤

【原方组成】醋炒白芍一两，酒洗当归一两，酒炒生地五钱，白面炒阿胶三钱，粉丹皮三钱，黄柏二钱，牛膝二钱，酒炒香附一钱，红枣十个，小黑豆一两。

【功效】养血、清肝、祛湿。

【主治】赤带下，症见带下色红，或带下夹血丝，淋沥不断，伴有头晕目眩，情志不舒，心烦易怒，舌红苔少，脉弦细。

【原文摘要】

妇人有带下而色红者，似血非血，淋沥不断，所谓赤带也。夫赤带亦湿病，湿是土之气，宜见黄白之色，今不见黄白而见赤者，火热故也……不知带脉通于肾，而肾气通于肝。妇人忧思伤脾，又加郁怒伤肝，于是肝经之郁火内炽，下克脾土，脾土不能运化，致湿热之气蕴于带脉之间；而肝不藏血，亦渗于带脉之内，皆由脾气受伤，运化无力，湿热之气，随气下陷，同血俱下，所以似血非血之形象，现于其色也。其实血与湿不能两分，世人以赤带属之心火，误矣。治法须清肝火而扶脾气，则庶几可愈。方用清肝止淋汤。

此方但主补肝之血，全不利脾之湿者，以赤带之为病，火重而湿轻也。夫火之所以旺者，由于血之衰，补血即足以制火。且水与血合而成赤带之症，竟不能辨其是湿非湿，则湿亦尽化而为血矣，所以治血则湿亦除，又何必利湿之多事哉！此方之妙，妙在纯于治血，少加清火之味，故奏功独奇。倘一利其湿，反引火下行，转难遽效矣。或问曰："先生前言助其脾土之气，今但补其肝木之血，何也？"不知用芍药以平肝，则肝气得舒，肝气舒自不克土，脾不受克，则脾土自旺，是平肝正所以扶脾耳，又何必加人参、白术之品，以致累事哉！

【方证解析】

傅山以五行相生相克辨带下病之病机，认为赤带为湿邪与火邪相兼而生，且火邪重而湿邪轻。即赤带为肝经郁热化火，肝热不藏血，横克脾土，脾伤而生湿热，导致血与湿热皆随气下陷，伤及带脉，而发为赤带下的病证。临床上，妇人经、孕、产、乳数伤于血，易致肝血不足，木火偏盛，肝热而不藏血，疏泄失常，加之妇人常情志不调，肝经郁热，横克脾土，脾土受制于肝木而不能运化，血夹湿热下注留滞于带脉，随气下陷，而成赤带下。带下色红，舌红苔少，脉弦细，为清肝止淋汤证的辨证要点。

【方药解析】

傅山先生曰："夫火之所以旺者，由于血之衰，补血即足以制火。"病在血分，肝血亏虚，以补血治病。傅山先生弃常人健脾祛湿利火之法，妙用补血平肝法，以祛湿热。方中酒洗当归、酒炒生地经酒制，增强补血柔肝之力，与白面炒阿胶合用，三药补血养阴制火。方中醋炒白芍柔肝平肝，经醋炒引入阴分，增其敛阴之效；加酒炒香附为血中气药，疏肝解郁，不伤阴，经酒炒燥湿之性入三焦，能降能散，共奏疏肝之功，肝木调达，脾土自旺，脾气升，湿亦除。红枣补血健脾、小黑豆补肾填精，协制利湿热之效。佐少量黄柏、粉丹皮、牛膝苦寒之味清肝火，利湿热。

【方歌】清肝止淋当归芍，生地丹柏大红枣。

黑豆牛膝香附配，亦可方中加阿胶。

【应用及发挥】

1.适应证 清肝止淋汤原方主治为肝血虚所致的赤带下之症。临床上多用于炎性带下病，如阴道炎、子宫内膜炎等符合清肝止淋汤辨证要点的病证，也可用于女子经间期出血、经期延长、崩漏等血虚火旺的月经不调病，还可延伸用于肝郁脾虚的下焦湿热病证。

2.随症加减 带下量多者，加用生龙骨15g、生牡蛎15g、茜草6g收涩止带；倦怠乏力明显，加党参15～30g、黄芪15～30g、菟丝子15g益气生精；如带下绵绵不绝，兼见腰困明显者，加续断12g、菟丝子12g补益肝肾。

3.典型案例

（1）赤带

患者，女，27岁，已婚。1988年7月12日初试生育二胎，月经先期。半年前人工流产两次，遂病带下赤且有白带，偶夹黄，尤以经水前后带下赤更甚，小腹隐痛，腰困膝软较甚。视其面黄无华，精神倦怠。询其心烦胁胀，纳差，寐不安。经净已十日余。舌质嫩红，苔薄白，脉象弦细而沉。

中医诊断：赤带（血虚肝郁化火，脾虚湿盛）。

治法：养血疏肝，健脾化湿，固摄冲任。

方药：清肝止淋汤加减。酒当归15g，酒白芍30g，生熟地黄各20g，阿胶（烊化）10g，黄柏6g，牡丹皮10g，川牛膝6g，酒香附6g，续断15g，黑芥穗6g，生山药20g，小黑豆30g，红枣10枚。3剂，水煎服，日1剂。

二诊：1988年7月17日。一诊方连服3剂，带赤大减，腰困诸症也均有好转。小腹仍有隐痛，一诊方加枸杞子、山茱萸，温经益肾以缓痛，续服3剂，水煎服，日1剂。

三诊：1988年7月24日。药后虽经水将来潮，赤带也似有似无，较治前显著好转。按其脉弦有力，舌红而苔白，遂以养血疏肝清热法以调其经，方用丹栀逍遥散加减：当归15g，酒白芍20g，柴胡3g，白术12g，茯苓10g，牡丹皮9g，焦栀子6g，川续断12g，生地黄15g，酒香附6g，山茱萸10g，甘草3g。3剂，水煎服，日1剂。

四诊：1988年8月3日。药后经行5日而净，经后尚可见到隐隐赤白带下，腰困且腹胀，遂以清肝止淋汤加菟丝子、山茱萸、枸杞子、炒山药各20g，连服6剂，水煎服，日1剂，赤带遂痊。

（2）经期延长

曾某，女，32岁，已婚育（1996年剖宫产一孩），2014年10月29日初诊，主诉：经行10余天方净。平素月经9～12/28～33天，血量中等，第1～4天少量黑褐色出血，后量增多，夹少许血块，经行第1～2天下腹坠胀疼痛，经前1周及经期乳房胀痛。Lmp：2014年9月27日。10天方净。刻见：乳房胀痛，口苦，口不干，纳一般，舌暗红，苔黄厚腻，脉弦滑。

中医诊断：经期延长（肝经湿热）。

治法：养血柔肝，清热燥湿。

方药：当归15g，白芍15g，益母草15g，炒黄柏10g，酒川牛膝10g，生地黄10g，香附10g，牡丹皮10g，红枣3枚，苍术10g，炒薏苡仁30g，刘寄奴10g，阿胶（烊化）5g。5剂，嘱每剂以10粒黑豆入药，水煎服，日1剂。嘱患者经期继续服药，直至服尽5剂以待月经干净后复诊。

二诊：2014年11月12日，服药后于10月30日月经来潮，经行7天，月经量中等，经期腹痛有所减轻，余症皆改善。

（3）崩漏

李某，女，35岁，1990年2月25日初诊。产后月经失调3

年，8个月来出血加重，周期紊乱，量多如注，色鲜红或有血块，伴腹痛头晕，口渴心悸，纳食及二便尚好。B超示：宫腔未见异常。查血小板及凝血功能正常，血红蛋白70~85g/L。舌色淡无苔，脉细数。

中医诊断：崩漏（肝血不足，血热妄行）。

治法：养血、清肝、止血。

方药：清肝止淋汤去牛膝，加地榆、茜草炭、川续断，服4剂后出血明显减轻，继用4剂而血止。予清海丸善后而病愈。

（4）经间期出血

赵某，女，42岁，1995年7月12日初诊。患者5个月前，经间期与人发生口角，后出现阴道出血，量较少，色鲜红，持续1天。以后每逢经间期即出血，且血量渐多，持续2~3天，并伴有少腹坠胀疼痛、腰酸、口渴、急躁易怒、纳呆。此次出血量多，伴随症状加重，月经量多色红，夹杂少量血块，经前乳胀，少腹痛，白带多，无臭味，孕4产2，末次月经1995年6月29日，舌质淡红微暗，苔薄黄，脉弦滑。

中医诊断：经间期出血（肾虚肝郁）。

治法：滋肾清肝，调和冲任。

方药：香附10g，白芍15g，生地黄12g，川续断12g，菟丝子15g，香附10g，阿胶（烊化）9g，怀牛膝12g，牡丹皮15g，黄柏10g，黑豆15g，红枣6枚。4剂，水煎服，日1剂。服药1剂后出血减少，2剂尽而血止，4剂后伴随症状消失。嘱每次经净后服药4剂，注意调节情绪，随访5年未复发。

加减逍遥散

【原方组成】茯苓五钱，酒炒白芍五钱，生甘草五钱，柴胡一钱，茵陈三钱，陈皮一钱，炒栀子三钱。

【功效】疏肝解郁，清热利湿。

【主治】青带下。症见带下色青，甚则如绿豆汁，黏稠不断，气味腥臭。常伴阴痒，口苦咽干，烦躁易怒，舌红苔黄腻，脉弦滑。

【原文摘要】

妇人有带下而色青者，甚则绿如绿豆汁，稠粘不断，其气腥臭，所谓青带也。夫青带乃肝经之湿热。肝属木，木色属青，带下流如绿豆汁，明明是肝木之病矣。但肝木最喜水润，湿亦水之积，似湿非肝木之所恶，何以竟成青带之症？不知水为肝木之所喜，而湿实肝木之所恶，以湿为土之气故也。以所恶者合之所喜，必有违者矣。肝之性既违，则肝之气必逆。气欲上升，而湿欲下降，两相牵掣，以停住于中焦之间，而走于带脉，遂从阴器而出。其色青绿者，正以其乘肝木之气化也。逆轻者，热必轻而色青；逆重者，热必重而色绿。似乎治青易而治绿难，然而均无所难也。解肝木之火，利膀胱之水，则青绿之带病均去矣。方用加减逍遥散。

二剂而色淡，四剂而青绿之带绝，不必过剂矣。夫逍遥散之立法也，乃解肝郁之药耳，何以治青带若斯其神与？盖湿热留于肝经，因肝气之郁也，郁则必逆，逍遥散最能解肝之郁与逆。郁逆之气既解，则湿热难留，而又益之以茵陈之利湿、栀子之清热，肝气得清，而青绿之带又何自来！此方之所以奇而效捷也。倘仅以利湿清热治青带，而置肝气于不问，安有止带之日哉！

【方证解析】

傅山先生认为，带下病的病因主要是"湿"，病机在于湿邪伤及带脉，带脉不能约束而发为带下病。又曰"夫青带乃肝经之湿热"，即青带下的基本病机为肝经湿热。郁在肝，湿在脾，肝木不疏，气机失调，不能制约脾土；或为脾湿传肝，土反侮木，而土壅木郁。土壅木郁则湿停，郁而化热，湿热瘀阻于中焦，走于带脉，带脉失约而发为青带下的病证。青色、绿色与肝同属于木，肝经郁热，气机不畅，伤及任带，二脉失约，致带下量多，带下青绿、腥臭，热轻者带下色青，热重者带下色绿。肝气郁逆，烦躁易怒；热伤津液，伤及胆经，胆汁疏泄失常，热邪蒸腾于上，故口苦咽干；肝经湿热，下注阴部，灼伤阴部，故阴痒。综上，带下青绿、腥臭，伴见肝郁化热等症及舌红苔黄腻，脉弦滑为加减逍遥散证的辨证要点。

【方药解析】

傅山先生重视五行学说在脏腑之间的应用，强调脏腑之间的相互协调，以调脏腑、益任督以治带脉为核心思路来调治带下病。土湿盛必克木，故治则为解肝木之火、利膀胱之水。方用加减逍遥散，即逍遥散去白术、当归防其助湿之弊，加炒栀子、茵陈增清热力度，加陈皮健脾行气。

1.解郁逆而泄湿热 本病系肝经湿热，起于肝气郁逆，酒炒白芍性微寒，酒性辛温通散，经酒炒后可减轻其寒性，能增强其归肝经的治疗意义，增加养肝阴、调肝气之效。方中重用酒炒白芍以平肝逆，又加小剂量柴胡升发肝之清阳之气，使气机通调，两药合用解肝气郁逆，使肝经湿热自去，即"郁逆之气既解，则湿热难留"。

2.利水道而泄湿热 带下病在于湿邪伤及带脉，带脉不能约束而致，而青带下又湿中夹热。方用茯苓甘补淡渗，性平和缓，利三焦水湿，又不伤正气；茵陈苦寒，善清脾胃肝胆湿与热，使之从小便排出，两药合用，给邪以出路。

【方歌】青带色如绿豆汁，加减逍遥专主之。

苓芍草茵栀柴陈，疏解肝郁清热湿。

【应用及发挥】

1.适应证　本方临床用于急性与亚急性盆腔炎、慢性盆腔炎急性发作、急性输卵管炎、卵巢炎、盆腔腹膜炎等病证，症见带下色青绿，稠黏不断，气味腥臭，少腹作痛，伴有口苦，咽干，目眩，胸胁不畅，舌质红苔黄腻，脉弦滑者，效果明显。

2.随症加减　肝郁气滞明显，烦躁易怒者，加用郁金10g、香附10g疏肝解郁；带下色重者，加蒲公英15~30g、败酱草15g、紫花地丁10g、薏苡仁15g清热解毒；小便短赤者，加竹叶10g、车前草30g、赤茯苓10g清热利湿；大便秘结者，加大黄10g、玄明粉6g清热泄下。

二、止崩方

固本止崩汤

【原方组成】九蒸大熟地一两，土炒白术一两，生黄芪三钱，酒洗当归五钱，黑姜二钱，人参三钱。

【功效】补气摄血，固冲止崩。

【主治】妇人血崩昏暗，症见血崩下血甚多，甚至昏厥在地，不知人事，或淋漓不断，色淡红、无血块，身困乏力，不思饮食，舌淡，苔薄白，脉细弱。

【原文摘要】

妇人有一时血崩，两目黑暗，昏晕在地，不省人事者，人莫不谓火盛动血也。然此火非实火，乃虚火耳。世人一见血崩，往往用止涩之品，虽亦能取效于一时，但不用补阴之药，则虚火易于冲击，恐随止随发，以致经年累月不能全愈者有之。是止崩之药，不可独用，必须于补阴之中行止崩之法。方用固本止崩汤。

方妙在全不去止血而惟补血，又不止补血而更补气，非惟补气而更补火。盖血崩而至于黑暗昏晕，则血已尽去，仅存一线之气，以为护持，若不急补其气以生血，而先补其血而遗气，则有形之血，恐不能遽生，而无形之气，必且至尽散，此所以不先补血而先补气也。然单补气则血又不易生，单补血而不补火，则血又必凝滞，而不能随气而速生。况黑姜引血归经，是补中又有收敛之妙，所以同补气补血之药并用之耳。

【方证解析】

傅山治疗崩漏博采众方，广纳先辈学术之精华，并在其基础上有所创新和发展。固本止崩汤是傅山治崩类方剂中被后世应用最多的方剂，其辨治思路采纳了《素问·阴阳别论》中"阴虚阳搏谓之崩"及《丹溪心法》中"崩下由脏腑损伤，冲、任二脉气血俱虚"的观点。傅山认为其发病机理在于阴血亏虚，虚火亢盛，灼伤经络，血不循经，导致经血外溢；同时还存在脏腑虚损，固摄失司，冲任损伤，气血亏虚。因此，在血崩昏暗这样的急症中，傅氏以阴阳为纲论治。人身之气血为阴阳也，气血互生，血随气行，气随血脱，二者互相存系，相互依赖，互不可分。崩漏为血伤之症，无论量多或少必见血去而气耗，气无所附，此乃阴损及阳。气损的同时，其固摄失职，导致气虚不能摄血，血液离经而行，气血致病，互为因果。傅氏认为，血崩之症，阴血损耗，气随血脱，此时，其人仅悬一气，故当急补元气，使之速生，防止血脱之危候。也就是所谓的"补阴之中行止崩之法""止血之味含于补气之中"，从以上两句话可概括其辨证思路为阴虚火旺为本，气随血脱为标，以致气虚不能固摄，遂发为血崩昏暗。血崩下血甚多，头晕眼花，身困乏力，舌淡，苔薄白，脉细弱是其辨证要点。

【方药解析】

1.滋阴固本　虽然血崩昏暗的主要表现是一派气随血脱、气血两虚之象，但傅青主言虚火冲击是其病因，必须于补阴之中行止崩之法，方中重用九蒸大熟地一两以滋阴降火，可固本清源。

2.益气固脱　所谓血崩，出血势急而量大，容易气随血脱而昏晕在地，急需益气固脱。脾胃是气血生化之源，脾可统血，故方中重用土炒白术一两以益气健脾，用人参、生黄芪各三钱以补气摄血。

3.气血双补　方中酒洗当归与九蒸大熟地配伍可补血和血，另当归配伍生黄芪，有当归补血汤之意，不但补气，亦能补血，以达气血双补。

4.固涩止血　血见黑则止，《本草经疏》中谓："姜……若至炒黑，则辛辣变为苦咸，味即下走，黑又止血，辛热之性虽无，辛凉之性尚在，故能去血中之郁热而不寒，止吐血之妄行，行而不滞，较之别药，徒以黑为能、止血为事者，功胜十倍。"方中只用姜炭（黑姜）二钱，即可温经散寒、固涩止崩，又不致温热动血。

纵观全方，以滋阴固本、益气摄血为主，通过补气以生血、摄血而达固崩止晕之效。

【方歌】妇人血崩一时临，不省人事甚昏沉。

只因虚火盛动血，止崩切勿忘滋阴。

固本止崩宜补阴，熟地白术当归参。

黄芪黑姜同煎服，不用止涩功亦深。

【应用及发挥】

1.适应证 固本止崩汤原文中用于治疗气随血脱或脾气虚之崩漏，现代医家抓住本方着眼于脾虚、气虚的特点，应用本方治疗人工流产术后出血、月经过多、药物流产后子宫异常出血等疾病，也能取得较好的临床疗效。

2.随症加减 气虚运血无力易于停留成瘀，常加田七、益母草或失笑散化瘀止血；出血多者，加升麻、岗稔根、海螵蛸、茜草等升阳涩血。

3.典型案例

（1）崩漏

赵某，女，36岁，已婚，1975年7月12日初诊。自述崩漏不止半年余，时轻时重不得愈。伴见头晕眼黑，心悸气短，纳、寐差，浑身无力，卧床不起。视其面色㿠白，两颧泛红，舌质红，苔薄白。询之手足灼热，口干不欲饮，色红无血块。左脉沉细无力，右脉虚芤中空。证属气阴两虚，虚火动血，冲任不固。

中医诊断：崩漏（气阴两虚）。

西医诊断：异常子宫出血。

治法：养阴补气，止血固本。

方药：熟地黄30g，当归10g，生白术20g，黄芪20g，党参20g，黑芥穗10g，三七（冲服）3g，山茱萸30g，炒白芍

15g。3剂，水煎服，日1剂。

二诊：7月16日，上方服3剂，出血停止，精神好转，能下床轻微活动，头晕眼黑略觉减轻。精血亏损，非朝夕所能恢复，前方加减再服：熟地黄30g，生白术30g，生山药20g，党参20g，当归10g，炒白芍15g，山茱萸15g，枸杞15g，菊花10g，菟丝子12g，阿胶（烊化）10g，砂仁3g，黑芥穗9g，麦冬10g，五味子3g。5剂，水煎服，日1剂。

三诊：7月25日，服药5剂，头晕眼黑大为减轻，崩漏彻底停止，寐安纳增，心悸也好转。二诊方续服10余剂，崩漏获痊愈，昏晕也随之而愈。

（2）月经先期

夏某，女，43岁，电厂话务员。患者6年前出现月经提前10余天来潮，甚则每月两次。色淡红，量多，夹血块，经行7～8天干净，本次月经提前12天来潮，量多，已10天未净。伴头晕乏力，纳差，二便调。查体：面色少华，舌淡红，苔薄白，脉细滑。

中医诊断：月经先期（脾虚）。

治法：健脾益气，养血止血。

方药：固本止崩汤加减。西洋参10g，黄芪15g，白术10g，黑姜5g，熟地炭30g，阿胶珠30g，当归5g，川芎5g，白芍10g，甘草3g。4剂而血止。

后仍以健脾益气、养血调经法治疗。后月经来潮，量中等，色红，经行4天干净。随访两个月，月经正常。

（3）上节育环后出血

邵某，女，27岁，2003年5月19日就诊。主诉：上节育环近1年，月经量明显增多，且经期延长，淋漓不断，少则10天，多则半月余。曾多处治疗，效果不佳。现症见：月经量增多，末次月经2003年5月13日，一天用卫生巾5～6片，经色淡红，质薄，至今未见减少来诊。伴见气短神疲，面色㿠白，手足不温，失眠多梦，腰膝酸软，舌质淡，苔薄白，脉沉弱。B超检查示：环位正常，未见子宫肌瘤等器质性病变。

中医诊断：经期延长、月经过多（脾虚）。

西医诊断：上节育环后出血。

治法：健脾益气，固本止血。

方药：固本止崩汤加减治疗。方药：生地黄20g，熟地黄20g，白术10g，黄芪15g，党参10g，白芍15g，山药10g，炒荆芥6g，炒蒲黄15g，焦三仙各10g，续断15g，红枣6枚。3剂，水煎服，日1剂。

二诊：5月22日，自述用药后出血停止，但白带夹血丝，伴随症状明显减轻，精神好转，嘱继服一诊方3剂巩固疗效，下次月经来潮第5天来诊。

三诊：6月20日来诊，自述此次月经量比以往减少但比上节育环以前量增多。面色红润，饮食增加，失眠多梦、腰膝酸软等伴随症状减轻，舌淡，苔薄白，脉细有力。嘱继服一诊方6剂，以巩固治疗。半年后随访，经期、经量恢复正常，未见复发。

加减当归补血汤

【原方组成】酒洗当归一两，生黄芪一两，三七根末三钱，桑叶十四片。

【功效】补血填精止崩。

【主治】年老血崩，症见五心烦热，腰膝酸软，潮热盗汗，同房后可出现血崩，出血量或多或少，出血过多，而见昏厥，不省人事，血色红，有血块，舌淡红，苔薄黄，脉沉细。

【原文摘要】

妇人有年老血崩者，其症亦与前血崩昏暗者同，人以为老妇之虚耳，谁知是不慎房帏之故乎？夫妇人至五十岁之外，天癸匮乏，原宜闭关守寨，不宜出阵战争，苟或适兴，不过草草了事，尚不至肾火大动。倘兴酣浪战，亦如少年之好合，鲜不血室大开，崩决而坠矣。方用加减当归补血汤。

夫补血汤乃气血两补之神剂，三七根乃止血之圣药，加入桑叶者，所以滋肾之阴，又有收敛之妙耳。但老妇阴精既亏，用此方以止其暂时之漏，实有奇功，而不可责其永远之绩者，以补精之味尚少也。服此四剂后，再增入：白术五钱，熟地一两，山药四钱，麦冬三钱，北五味一钱。服百剂，则崩漏之根可尽除矣。

【方证解析】

傅山认为年老血崩的病机是肝肾亏虚，相火偏旺。女子七七，任脉虚，太冲脉衰少，天癸竭，地道不通，故形坏而无子也。此时女子任、冲二脉亏虚，若房事不慎，容易耗精动血，而致肾火大动，血室大开，致肝肾阴血愈发亏虚，更加无法制约肾中真火，热扰冲任，热迫血行，致使妇人血崩，出血症状常常经久不愈。本证以出血量或多或少，色红，有血块，舌淡红，苔薄黄，脉沉细为主症。

【方药解析】

此方中重用酒洗当归、生黄芪气血两补为君，桑叶一味可止血，《本草从新》谓其可"滋燥、凉血、止血"，以经霜尚青绿者为佳。按黄绳武经验，有热象者用到30g以上效果更佳。桑叶收敛且又滋阴，老妇血崩服之可收暂时之效，另加三七根以增强桑叶止血之力。此方以生黄芪、酒洗当归大补气血，桑叶、三七根止血，另桑叶少清其热。全方药少而功专力宏，气血亏损者用之止血如神。

【方歌】年老血崩补血药，当归黄芪各一两。

三七为末用三钱，滋肾再加二钱桑。

【应用及发挥】

1.适应证　本方临床常用于绝经过渡期妇女月经紊乱，大量或长时间出血，气血亏损，肾精不足，阴虚内热。本病类似于西医学围绝经期异常子宫出血，本证在临床上须注意生殖器官肿瘤的存在，必须做好妇科检查，明确诊断，排除不良病变后再行中医中药治疗，以免贻误病情。

2.随症加减　肝肾阴虚，内有虚热者，加生地黄15g、贯众炭9g、炒白芍15g，止血效果更佳；若畏寒肢冷，加入艾叶炭、炮姜炭温经止血；气虚较重者，可加党参9g或太子参9g健脾益气。

3.典型病案

（1）经断复行

刘某，女，57岁。初诊，经闭7年，半月前因劳累过度，加之不慎房帏，而后血下不止，伴头晕眼花，心慌气短，腰酸肢软，面色萎黄，舌质淡苔薄白，脉弦细而沉。

中医诊断：经断复行（气血亏虚，冲任不固）。

西医诊断：绝经后出血。

治法：益气补血，固冲止血。

方药：当归补血汤加减。当归30g，黄芪30g，党参30g，三七末（冲服）9g，桑叶3g，炒白芍炭20g，荆芥穗10g。3剂，水煎服，日2剂。

二诊：上方日2剂，日夜不停治疗，药后出血即渐止，然身疲心慌、头晕等症缠绵不已，此乃年老精血亏损，一时难以恢复。一诊方再加减治疗：熟地黄30g，黄芪30g，党参15g，当归15g，桑叶3g，三七末（冲服）6g，麦冬9g，焦白术15g，炒山药20g，山茱萸15g，五味子6g，砂仁3g。3剂，水煎服，日1剂。

三诊：二诊方服3剂后，自觉精神好转，心慌头晕减轻，出血彻底停止，二诊方减三七末，连服10余剂，诸症遂获痊愈。后以养血归脾丸、六味地黄丸健脾补肾，1年后随访，未再出血。

固气汤

【原方组成】人参一两，土炒白术五钱，九蒸大熟地五钱，酒洗当归三钱，白茯苓二钱，甘草一钱，黑杜仲三钱，蒸山萸肉二钱，去心远志一钱，炒五味子十粒。

【功效】益气养血，填精固元。

【主治】少妇血崩，症见妊娠坠胎后下血量多不止，或见素日月经量多，非时而下，或见淋漓不断，延日不止，面色㿠白，神疲乏力，腰酸肢困，纳气，便溏。舌淡，苔白，脉细弱。

【原文摘要】

有少妇甫娠三月，即便血崩，而胎亦随堕，人以为挫闪受伤而致，谁知是行房不慎之过哉！夫少妇行房，亦事之常耳，何使血崩？盖因元气衰弱，事难两愿，一经行房泄精，则妊娠无所依养，遂致崩而且堕。凡妇人之气衰，即不耐久战，若贪欢久战，则必泄精太甚，气每不能摄夫血矣。况气弱而又娠，再加以久战，内外之气皆动，而血又何能固哉！其崩而堕也，亦无怪其然也。治法自当以补气为主，而少佐以补血之品，斯为得之。方用固气汤。

此方固气而兼补血。已去之血，可以速生；将脱之血，可以尽摄。凡气虚而崩漏者，此方最可通治，非仅治小产之崩。其最妙者，不去止血，而止血之味，含于补气之中也。

【方证解析】

本节所论，虽名为少妇血崩，实为妊娠期出血，按照现代中医妇科学对疾病的分类，此已不属崩漏的范畴，常归为胎漏。傅氏提出妊娠期间房帏不慎是妊娠下血的主要原因，尤其是元气虚弱的妇女，一旦房事损伤肾精，使阴血损耗不能聚而养胎、胎失血养而堕，则容易发生阴道出血。因此，本方诊治的核心病机在于气虚不固。故而，对气虚不固引起的气虚崩漏者也适合用此方调理。本证辨证要点为少妇甫娠，阴道出血，或量多如崩，或量少淋漓，神疲懒言，气短乏力，舌淡，脉沉无力。

【方药解析】

本方名固气，固者，固胎、固血之意；气者，元气之意；固气者，补益坚固元气之谓。方中人参为君药以补气培元、升阳摄血，使气旺能生血摄血，气血充足而荣养其胎，胎元稳固而不致殒堕。土炒白术、九蒸大熟地共为臣药，土炒白术健脾益气而资血之源，九蒸大熟地滋阴养血，土炒白术与九蒸大熟地二药配伍，一补气，一补血，气血同补，且土炒白术可防大熟地滋腻碍胃，九蒸大熟地可制土炒白术温燥之性；酒洗当归为臣药以补血；白茯苓、甘草与人参、土炒白术配伍，为四君子汤，共奏益气健脾之效，以资气血之源。黑杜仲黑以补肾安胎止血；蒸山萸肉滋阴固冲安胎；去心远志可通肾气；炒五味子滋养肾阴而收涩止血，以上四味共为佐药。甘草为使药以调和药性。诸药合用，共奏益气健脾、补肾固胎之效。

【方歌】少妇血崩固气汤，气血精亏用是方。

参苓术草萸五味，杜仲远志归地黄。

【应用及发挥】

1.适应证 固气汤原方主治少妇怀孕早期，因行房不慎而血崩胎堕，以及气虚崩漏。现代临床上常用于异常子宫出血、先兆流产、复发性流产等。

2.随症加减 腰部酸痛者，可加续断10g、菟丝子10g以增强补益肾气的作用；心悸气短者，加黄芪15～30g，以健脾益气；食欲不振者，加鸡内金30g、麦芽10g，以健脾消食。青春期崩漏，概由发育未全，肾气不固，治宜补气固肾，不宜止涩，以免留瘀为患，故不忌当归，方中人参可用党参替代，山萸肉可用到10～15g，或可加续断增强固护冲任之力。

3.典型案例

（1）胎动不安

患者，女，33岁，2010年3月5日初诊。患者停经56天，阴道流血，色淡，腰痛，小腹坠胀，疑是经血来潮，来我院检查，尿妊娠试验阳性。B超提示：子宫增大，宫腔内可探及孕囊，见胎心搏动。患者26岁结婚，婚后第一胎26周，胎死腹中，行人工流产，一年后，再次妊娠，因学习驾照，致不全流产而终止妊娠，其后月经推迟，腰痛，劳累后加重。此次告知是早孕，患者担心又如前流产，要求中医保胎治疗。

中医诊断：胎动不安。

西医诊断：先兆流产。

治法：益气养血，补肾安胎。

方药：固气汤加味。西洋参10g，白术15g，茯苓10g，当归15g，杜仲炭10g，远志10g，山茱萸30g，五味子9g，血余炭（包煎）10g，三七（研末冲服）6g，荆芥穗炭9g，续断15g，狗脊15g，甘草3g。日1剂，水煎2次，取药汁500～600ml，分3次温服。投上方3剂，阴道出血止，腰痛好转，小腹坠痛减轻，嘱继服3剂，诸症消除，上方去止血之品血余炭、三七、荆芥穗炭，服用5剂，患者足月产一女婴。

（2）崩漏

患者，女，18岁，未婚。每月经期延后，40～50天一行，经行量多、经期10天以上，历时两载。经多家医院检查，按"功能失调性子宫出血（功血）"治疗反复多次未愈，于2006年6月就医于我院，刻诊：经行已经15天，仍量多色淡，质稀薄、无血块。患者面色萎黄，面目虚浮，心悸气短，倦怠乏力，纳谷不香，便溏溲清，舌淡红，苔薄白，脉沉细无力。

中医诊断：崩漏（气血两虚）。

治法：健脾益气，引血归经。

方药：固气汤加减。党参30g，焦白术15g，熟地黄15g，当归10g，茯苓6g，杜仲炭9g，山茱萸30g，远志10g，五味子10g，黑芥穗10g，菟丝子30g，甘草3g。服药3剂后经量减少，再进3剂，精神转佳，月经仍未尽。前方加仙鹤草30g、海螵蛸30g，继服3剂血止，以归脾丸善后，随访至今未复发。

引精止血汤

【原方组成】人参五钱，土炒白术一两，去皮茯苓三钱，九蒸熟地一两，蒸山萸肉五钱，黑姜一钱，黄柏五分，芥穗三钱，酒炒车前子三钱。

【功效】益气健脾，补肾止血。

【主治】女子同房后出血，症见神疲乏力，头晕目眩，腰膝酸软，潮热汗出，面色无华，舌淡苔白或舌净少苔，脉虚细等。

【原文摘要】

妇人有一交合则流血不止者，虽不至于血崩之甚，而终年累月不得愈，未免血气两伤，久则恐有血枯经闭之忧。此等之病，成于经水正来之时，贪欢交合，精冲血管也。夫精冲血管，不过一时之伤，精出宜愈，何以久而流红？不知血管最娇嫩，断不可以精伤。凡妇人受孕，必于血管已净之时，方保无虞。倘经水正旺，彼欲涌出而精射之，则欲出之血反退而缩入，既不能受精而成胎，势必至集精而化血。交感之际，淫气触动其旧日之精，则两相感召，旧精欲出，而血亦随之而出。治法须通其胞胎之气，引旧日之集精外出，而益之以补气补精之药，则血管之伤可以补完矣。方用引精止血汤。

此方用参、术以补气，用地、萸以补精，精气既旺，则血管流通；加入茯苓、车前以利水与窍，水利则血管亦利；又加黄柏为引，直入血管之中，而引凤精出于血管之外；芥穗引败血出于血管之内；黑姜以止血管之口。一方之中，实有调停曲折之妙，故能祛旧病而除沉疴。然必须慎房帏三月，破者始不至重伤，而补者始不至重损，否则不过取目前之效耳。其慎之哉，宜寡欲。

【方证解析】

傅山对于血崩篇的治疗，多遵循"急则治其本，缓则治其标"的原则，血崩有虚有实，或虚火内结，或肝肾亏虚，或肝经郁热，或相火偏旺，或外伤血瘀，无论虚实病因，傅山都认为治疗上应注重既病伤本，补虚与祛邪相辅相成。

引精止血汤主治女子同房后出血，或见经期行房者。傅山认为本病源于经期同房，经期血海充盈，经血顺时下注，气血以下为顺，理应活血化瘀、理气调经。但若经期同房，血正排出而遇男子之精，应排之血不排反退，与男精搏结而成瘀血。女子正值胞宫经血下注之时，任脉亏虚，阴血不足，而得男精相助，无法制约肾火，相火偏旺，灼伤脉络。若再与男子同房，受男子之精所冲，损伤的胞宫脉络受损，加之旧精与陈旧的经血相结为瘀血，多方作用下，可有同房后则出血不止，虽量少，但缠绵不愈。同房后出血，舌淡苔白或舌净少苔，脉虚细为引精止血汤证的辨证要点。

【方药解析】

方以补气补精为主，利窍止血为辅，标本兼顾。方中人参、土炒白术、去皮茯苓为四君子汤，用以补气；九蒸熟地、蒸山萸肉滋养阴精，去皮茯苓、酒炒车前子、黄柏少用之以利湿清热，引火从下窍出，黑姜、芥穗理气止血，引血归经。全方补益气血阴精为主，利湿清热、引火归经为辅，细思实有奥义，临床用之得当，其效斐然。其中去皮茯苓、酒炒车前子之渗利，黄柏清下焦之郁热，黑姜之温涩，芥穗之理气，在大剂参、术、萸、地之中有灵动、引经、反佐之意。

【方歌】 妇人交合宫血流，恐有血枯精闭忧。

治法须通胞胎气，补精益气病可瘳。

引精止血熟地黄，参术茯苓萸肉姜。

黄柏荆芥车前子，服药还须慎房帏。

【应用及发挥】

1.适应证　本方所治交感出血为元气精血不足，固摄失司，每逢房事则相火妄动，迫血妄行。本病患者为反复房事所伤，下焦血脉受损，湿热之邪容易上攻，致使余血浊液不能及时排出而致本病反复不愈。临床除用于同房后出血外，还可用于更年期功能失调性子宫出血、人工流产刮宫术后腹疼出血，以及产褥期和人工流产后子宫内膜没有完全修复而进行性生活后引起的阴道不规则流血等病证。

2.随症加减　阴虚火旺明显者，去人参（党参）、土炒白术，加龟甲胶15g、炒知母9g、栀子9g、牡丹皮9g；小腹胀痛甚者，加橘核仁12g、醋香附9g。

3.典型案例

（1）交感出血

邓某，女，25岁，2009年3月10日初诊。自诉新婚后月经来潮，延日不止，已1月余，经妇科检查及B超诊断均无异常，曾服多种中西药效不佳，近两天血下暗红，时断时止，渐成崩漏之势，少腹不适伴腰酸，面色无华，舌淡红，脉细弱。

中医诊断：崩漏（肝肾双亏）。

治法：补肾益气，养血止血。

方药：加减四物汤。当归15g，川芎5g，炒白芍10g，熟地黄30g，芥穗炭5g，山茱萸12g，川续断6g，焦白术15g，生黄芪18g，升麻6g，海螵蛸10g，甘草5g。3剂，水煎服，日1剂。

二诊：患者仍出血不止，精神委顿，舌淡苔白，脉俱虚，余思辨证用药是否有误，其婚前月经正常，无经乱崩漏病史，而婚后出血不止，定与房室不慎有关。

中医诊断：崩漏（肝肾亏虚，相火偏旺）。

方药：引精止血汤。红参15g，焦白术30g，茯苓9g，熟地黄30g，山茱萸15g，炮姜炭3g，黄柏2g，芥穗炭9g，车前子（包煎）9g。5剂，水煎服，日1剂。

三诊：服药后出血停止，效不更方，况《傅青主女科》云："十剂不再发。"故以原方再服5剂，以防复发。患者婚后出血不止，经用傅氏引精止血汤而愈。

（2）交感出血（人工流产后同房出血）

李某，女，21岁，2015年5月23日就诊。3月初因避孕失败而行人工流产术，术后出血5天停止，半月后行房事，阴道出血不止，淡红色，量时多时少，已1月余，经妇科检查及B超诊断均无异常，曾服多种中西药，效不佳。现症见：面色无华，怠倦乏力，气短，纳差，畏寒，少腹隐痛伴腰酸，舌淡胖而嫩，苔白，脉细弱。

中医诊断：崩漏（气血双亏，精冲血管）。

治法：益气健脾，养血止血。

方药：引精止血汤加黄芪。党参、白术、熟地黄各30g，山茱萸15g，茯苓、芥穗炭各9g，黑姜6g，黄柏1.5g，车前子（包煎）10g，黄芪30g。5剂，水煎服，日1剂。

5剂后阴道出血停止，以原方再服5剂，以防复发。因伴有气血两亏及瘀血凝滞之象，故服加味桃红四物汤善后。6月20日随访，病愈药止，未再复发。

按：此患者乃人工流产损伤胞宫、胞脉，耗伤肾气精血，导致了气血亏虚，气不摄血，加之行房不慎，易引起阴道毛细血管损伤出血，又因子宫内膜在修复期时对精液特别敏感，从而出血不止。

（3）血精

王某，男，46岁，1989年8月27日初诊。近月来房帏排精红白相兼，并感会阴部坠胀刺痛，房事后小腹胀痛，似有气攻冲而牵及腰部，头晕，口苦，喜冷饮，胸闷脘胀，食则加剧，舌质红，苔薄黄腻，脉细弦滑数。

中医诊断：血精（相火妄动，精伤络损，血瘀气滞）。

治法：补精益阴，泄火行气。

方药：引精止血汤加减。生地黄、龟甲胶、牡丹皮各15g，熟地黄、山茱萸各12g，炒黄柏9g，黑芥穗、橘核仁各

10g，黑姜炭、焦山栀、肥知母、醋香附各6g。5剂，水煎服，日1剂。

二诊：9月3日，药后会阴疼痛减轻，但食后脘闷不适，再拟原方去焦山栀，加神曲12g，5剂。

三诊：9月8日，症状已基本消失，房帏时精液如常。复拟益肾养肝之剂20剂以资调理。

平肝开郁止血汤

【原方组成】醋炒白芍一两，土炒白术一两，酒洗当归一两，丹皮三钱，三七根末三钱，酒炒生地三钱，甘草二钱，黑芥穗二钱，柴胡一钱。

【功效】养血柔肝，疏肝解郁，凉血止血。

【主治】血虚肝郁，郁热内迫之崩中漏下证。症见经血大下或淋漓不尽，经色鲜红或深红，质黏稠有血块。或小腹胀痛，月经先后不定；或心烦急躁，胸胁胀满，口干口苦，呕吐，吞酸；或情志郁结，睡眠不实，头晕耳鸣；或尿赤便干。舌红，苔少色黄，脉弦细或虚数。

【原文摘要】

妇人有怀抱甚郁，口干舌渴，呕吐吞酸，而血下崩者，人皆以火治之，时而效，时而不效，其故何也？是不识为肝气之郁结也。夫肝主藏血，气结而血亦结，何以反至崩漏？

盖肝之性急，气结则其急更甚，更急则血不能藏，故崩不免也。治法宜以开郁为主，若徒开其郁，而不知平肝，则肝气大开，肝火更炽，而血亦不能止矣。方用平肝开郁止血汤。

方中妙在白芍之平肝，柴胡之开郁；白术利腰脐，则血无积住之虞；荆芥通经络，则血有归还之乐。丹皮又清骨髓之热，生地复清脏腑之炎。当归、三七于补血之中以行止血之法，自然郁结散而血崩止矣。此方入贯众炭三钱更妙。

【方证解析】

"妇人以肝为先天"，肝属木脏，性刚而急，主藏血而司疏泄，喜条达而恶抑郁。若情志抑郁，最易伤肝。肝郁则木不条达，疏泄失常；郁久则易化火，灼伤脉络，使血离经外溢，不循常道而致血崩。张洁古云："……肝为血府，伤则不藏血，而为崩中漏下。"该方以血虚肝郁，郁热内迫为病机，以经血大下或淋漓不尽，心烦急躁，胸胁胀满，或情志郁结，舌红苔少，脉弦细或虚数为辨证要点。

【方药解析】

此方化裁于逍遥散，而其功效更著。方用酒洗当归、醋炒白芍各一两养血柔肝，解郁疏肝；土炒白术一两健脾摄血，又有防肝病伤脾之意；丹皮、酒炒生地凉血活血，平肝之郁热；三七根末为止血之圣药；黑芥穗理气止血，引血归经；柴胡顺肝气，又解归、芍、地之壅滞。全方养血柔肝以治虚郁之本，凉血止血以治下血之标，标本兼顾，气血同调，药量轻重悬殊，错落有致，虽脱胎于逍遥散，然其平肝解郁止血之功彰显矣。一般酒洗当归改用黑当归，三七末另吞，并需配合心理疏导，疗效明显。

【方歌】郁结血崩病在肝，舌干口渴呕吞酸。

治宜平肝兼开郁，对症投药病可安。

平肝开郁止血汤，归芍术丹生地黄。

三七柴草黑芥穗，贯众炒炭效更彰。

【应用及发挥】

1.适应证　本方主要用治异常子宫出血及子宫内膜炎所致出血属于肝郁气滞者。

2.随症加减　肝郁表现明显者，可酌加金铃子散、香附；若肝火炽盛，症见经血色深红、质稠、尿黄、大便干结、舌红苔黄者，在牡丹皮、生地黄的基础上酌加炒栀子、龙胆草、夏枯草等增强清泻肝火之功；若兼见肝经湿热症状，苔黄腻、带下黄稠者，宜加败酱草、黄柏清热燥湿止血；若肝阴虚明显者，可酌加阿胶、龙眼肉增强养血之效；而兼见少气懒言神疲者，可加太子参、黄芪以益气。

3.典型案例

患者，女，32岁，已婚，2003年11月21日初诊。主诉：

阴道不规则出血3月余。患者以往月经规则，近3月来，因家事烦恼，下岗在家而郁郁寡欢，时欲哭，善太息，时胸胁隐痛，经期前后不定，经血非时而下，量时多时少，偶有血块，色红，质稠。现症：仍有少量阴道出血，色红，有小血块，面色萎黄，夜寐不安，纳差，口干欲饮，大小便尚可，舌尖红，少苔，脉弦细数。已做B超排除宫腔内器质性病变。

中医诊断：崩漏（肝郁血热）。

治法：平肝解郁，凉血止血。

方药：平肝开郁止血汤加减。白芍30g，柴胡9g，三七粉（冲）3g，当归6g，白术12g，黑芥穗5g，牡丹皮10g，生地黄15g，贯众炭15g，郁金12g，墨旱莲30g，地榆炭9g。连服7剂后血止，继以育阴解郁为主法，在原方基础上去止血药，加川楝子、合欢皮、麦冬、玄参、香附巩固疗效，未再复发。

逐瘀止血汤

【原方组成】酒炒生地一两，大黄三钱，赤芍三钱，丹皮一钱，当归尾五钱，炒枳壳五钱，醋炙龟板三钱，泡炒桃仁十粒。

【功效】活血化瘀止痛。

【**主治**】跌仆闪挫外伤所致之血崩。症见瘀血所致经血淋漓不断或骤然暴下，色紫黑，有血块，少腹疼痛拒按，块下痛减。亦可症见肌肤甲错、心烦胸闷、口干欲漱水等。舌质暗红，有瘀紫斑，脉沉涩或弦紧。

【**原文摘要**】

妇人有升高坠落，或闪挫受伤，以致恶血下流，有如血崩之状者，若以崩治，非徒无益而又害之也。盖此症之状，必手按之而疼痛，久之则面色萎黄，形容枯槁，乃是瘀血作祟，并非血崩可比。倘不知解瘀而用补涩，则瘀血内攻，疼无止时，反致新血不得生，旧血无由化，死不能悟，岂不可伤哉！治法须行血以去瘀，活血以止疼，则血自止而愈矣。方用逐瘀止血汤。

此方之妙，妙于活血之中，佐以下滞之品，故逐瘀如扫，而止血如神。或疑跌闪升坠，是由外而伤内，虽不比内伤之重，而既已血崩，则内之所伤，亦不为轻，何以只治其瘀而不顾气也？殊不知跌闪升坠，非由内伤以及外伤者可比。盖本实不拨，去其标病可耳，故曰急则治其标。

凡跌打损伤致唾血、呕血，皆宜如此治法。若血聚胃中，宜加川厚朴一钱半（姜汁炒）。

【方证解析】

傅氏在闪跌血崩之治中明确指出是因碰撞或闪跌而引起的阴道出血，外伤闪跌，损及血络，导致脉络之血外溢，离经之血便成瘀血。血瘀阻滞胞宫脉络，气机不利，瘀阻伤络，络伤血溢，瘀滞不去则新血不得归经，故淋漓不断。该方不仅可治疗外伤所致之崩漏，凡跌打损伤所致的咳血、呕血及其他部位的内出血属于血瘀者，也可运用。

【方药解析】

方中酒炒生地养阴补血行血，醋炙龟板滋阴潜降止血，丹皮凉血活血，三药滋阴养血、凉血止血；当归尾、泡炒赤芍、桃仁、丹皮活血化瘀，合大黄推陈致新，逐瘀如扫；"气为血之帅，气行血亦行"，炒枳壳行气，加于活血药中，可助行血，加于滋阴药中，可防滋腻碍气，炒枳壳合大黄助行气化滞；大黄、炒枳壳均有通泄逐瘀的作用，原为通泄阳明胃腑，排出糟粕，此则用来通泄胞宫，排出瘀血。且"不通则痛，通则不痛"，本方活血逐瘀，因而有本方"止痛如神"之说。全方滋阴养血，涤荡瘀血，瘀去则血止痛愈。纵观全方，融四物汤、桃核承气汤、大补阴丸、大承气汤于其中，傅氏虽云"盖本实不拨，去其标病可耳，故曰急则治其标"。但方中酒炒生地、醋炙龟板的应用，可窥得其滋阴养血、固本护正的用意，活血逐瘀而不忘顾正。其中醋炙龟甲，除养阴潜降外，亦有止血之功，前人有述。如朱震亨："补阴，主阴血不足，去瘀血，止血痢，续筋骨，治劳倦，四肢无力。"《千金方》："治崩中漏下，赤白不止。"

【方歌】闪跌逐瘀止血汤，归芍丹皮枳大黄。

桃仁龟板与生地，争治其标止崩良。

【应用及发挥】

1.适应证 本方原文适应证为妇人跌仆闪坠引起的血崩之症，现代临床常用于治疗宫内节育器所致之月经失调、青春期异常子宫出血、不全流产、经期延长以及胎盘、胎膜残留。

2.随症加减 若虚中兼瘀，可加人参、阿胶顾护正气；腹痛较剧者，酌加延胡索、香附；夹热者，酌加黄柏、知母。

3.典型案例

（1）宫内节育器所致月经失调

李某，女，31岁，1998年7月7日初诊。患者2月份刮宫后即放置节育环，即见每月月经来潮两次，淋漓不断，有时长达10余天，伴少腹疼痛，将环取出后亦如前。服多剂止血中药俱不见效。用西药维生素K、卡巴克洛等药治疗，虽可取效一时，但停药之后，又复漏下。本次月经来潮已持续10

天，仍未干净，腹痛不止而住本院妇科，荐至中医科就诊。
时见：经下淋漓，色暗而有血块，心烦失眠，口渴，舌暗红，脉弦细涩。

中医诊断：月经失调（瘀血阻络，肝肾受损）。

治法：化瘀止血。

方药：赤芍15g，牡丹皮10g，当归尾10g，枳壳10g，川楝子10g，生地黄15g，墨旱莲20g，三七6g。用药3剂后血止，心烦减轻，夜可安眠，遗留腰困乏力，以六味地黄汤加延胡索、当归继服12剂。此后月经正常，再次放环后亦无不良反应。诸药合用，使瘀去源澄，胞络安宁，再以六味之剂调补肝肾，以收全功。

（2）崩漏

乔某，43岁，工人，初诊（2017年9月25日）因"月经紊乱两年余，阴道不规则出血1月余"至本院门诊就诊。末次月经：2017年8月。阴道出血至今未止。症见：阴道出血量较多，色鲜红，半天浸透3~4片日用卫生巾，夹血块，小腹隐痛，偶腰酸，精神欠佳，易疲倦，面色苍白，唇甲淡白，睑结膜苍白，手足心热伴汗出，舌淡，苔薄白，脉滑数。辅助检查：2017年9月25日血常规，RBC 2.6×10^{12}/L，Hb 70.4g/L。2017年9月14日行肿瘤标志物检查：未见异常。2017年9月13日行腹部彩超示：子宫内膜0.55cm（单层）。

中医诊断：崩漏（血瘀）。

西医诊断：无排卵性异常子宫出血、继发性贫血。

治法：逐瘀止崩。

方药：逐瘀止血汤加减。生蒲黄（包煎）10g，炒五灵脂（包煎）10g，制没药5g，龙血竭5g，熟大黄5g，炮姜15g，三棱10g，莪术10g，酒地黄10g，牡丹皮10g，龟甲10g，枳壳10g，生三七粉（冲服）6g。4剂，日2剂，每两小时服用1次。多糖铁复合物胶囊1片，1次/天。服1剂后阴道出血量增多，血块减少，服2剂后阴道出血量渐少，服完4剂后血止，续予固本调冲治疗。

（3）经期延长

张某，女，32岁，已婚，2016年7月20日初诊。近3月经期延长，每次月经2周左右方止，经色紫黯，有血块。刻下症见：经行1周未止，经量多有血块，伴有小腹疼痛拒按，情绪急躁易怒，舌质紫黯，苔薄白，脉弦涩。

中医诊断：经期延长（气血不和，瘀血阻滞）。

治法：活血祛瘀止血。

方药：逐瘀止血汤加减。生地黄18g，当归15g，牡丹皮9g，赤芍9g，枳壳9g，桃仁10g，酒大黄10g，龟甲（先煎）10g，香附10g。4剂，水煎服，日1剂。

二诊：2016年7月27日，患者自诉上药服用后即经量加大，且伴有大血块，腹痛加重。但服至第3天月经即干净，腹痛消失，至今未见异常。鉴于患者平素情绪急躁易怒，嘱继续口服逍遥丸1周。3个月后随访，患者月经正常，每次5天即干净，无明显不适。

清海丸

【原方组成】九蒸大熟地一斤，蒸山萸十两，炒山药十两，丹皮十两，炒北五味二两，麦冬肉十两，土炒白术一斤，酒炒白芍一斤，龙骨二两，地骨皮十两，干桑叶一斤，玄参一斤，沙参十两，石斛十两。

【功效】补益肝肾，滋阴降火。

【主治】阴虚火旺所致的崩漏，经期延长或者经行量多，症见崩中漏下，经色红量多，腰膝酸软，或伴五心烦热，失眠多梦，或带下黏稠，舌质红、脉沉细数。

【原文摘要】

妇人有每行人道，经水即来，一如血崩。人以为胞胎有伤，触之以动其血也。谁知是子宫血海因太热而不固乎！夫子宫即在胞胎之下，而血海又在胞胎之上。血海者，冲脉也。冲脉太寒而血即亏，冲脉太热而血即沸。血崩之为病，正冲脉之太热也。然既由冲脉之热，则应常崩而无有止时，何以行人道而始来，果与肝木无恙耶？夫脾健则能摄血，肝平则能藏血。人未入房之时，君相二火寂然不动，虽冲脉独热，而血亦不至外驰。及有人道之感，则子宫大开，君相火动，以热招热，同气相求，翕然齐动，以鼓其精房，血海泛滥，有不能止遏之势，肝欲藏之而不能，脾欲摄之而不得，故经水随交感而至，若有声应之捷，是惟火之为病也。治法必须滋阴降火，以清血海而和子宫，则终身之病，可半载而除矣，然必绝欲三月而后可。方用清海丸。

此方补阴而无浮动之虑，缩血而无寒凉之苦。日计不足，月计有余，潜移默夺，子宫清凉，而血海自固。倘不揣其本而齐其末，徒以发灰、白矾、黄连炭、五倍子等药末，以外治其幽隐之处，山恐愈涩而愈流，终必至于败亡也。可不慎与!

凡血崩症，最宜绝欲避房。无奈少年人彼此贪欢，故服药往往不效。若三月后崩止病愈，而房事仍无节制，病必复作，久则成劳。慎之!

【方证解析】

清海丸主治由血海太热，君相火动而导致的血崩。傅山认为主要是由于虚热所致，素体阴虚水亏，房劳伤及肝肾精血，行房之时，君相火动，火热同气相求，而致肝不能藏血，脾不能统血，血海妄动，经血非时而行，而成血崩。海指血海，即冲脉。《灵枢·海论》："冲脉者，十二经之海也。"因冲脉是十二经气血汇聚之地，有调节气血的作用，且冲脉起于胞中，与妇女月经来潮密切相关，经水皆出诸肾，故治疗时滋养肾阴以降肾火，清血海之热，则血崩自止。血崩在治疗时不应操之过急，需缓缓图之，子宫清凉，血海自固。清海丸以经血非时而下，或血崩，或绵延不止，或行房后出现血崩，多经色暗红、黏稠，或鲜红，可以兼见头晕目眩、盗汗、低热颧红、手足心热、口干等作为辨证要点。

【方药解析】

清海丸立方遵循"虚者补之，热者清之"的治疗原则，傅氏曰："此方补阴而无浮动之虑，缩血而无寒凉之苦。"方中以九蒸大熟地滋肾补血，蒸山萸补益肝肾，固经止血，炒山药益肾固涩止血，加玄参、麦冬肉、炒北五味子、沙参滋阴之品，滋肺阴以养肾阴；加地骨皮、丹皮、石斛以退阴火，充分体现了"壮水之主以制阳光"；配土炒白术以益气健脾、固摄止血，酒炒白芍以平肝敛阴，干桑叶补肝肾、清虚热，兼可凉血止血，龙骨重镇潜阳，杜绝虚火上浮。诸药合用，在滋阴降火的同时，补肝、脾、肾三脏之功能，从而使子宫清凉，血海自固，血崩可止。

【方歌】血海太热致血崩，君相二火翕然动。

滋阴降火清海丸，熟地白术芍桑玄。

斛参地骨丹皮药，山萸麦味龙骨全。

【应用及发挥】

1.适应证　本方临床多用于异常子宫出血的患者，以青春期、更年期患者多见，符合清海丸辨证要点的证候。

2.随症加减　出血多者，加仙鹤草10～30mg，大蓟、小蓟、益母草各10g，肾虚头晕目眩、腰酸腿软者，加女贞子、墨旱莲各10g以补肾，阴虚肝热者可加栀子10g，兼下焦湿热，小便灼热，白带黄臭者，加黄芩、黄柏、知母、藕节各10g，以清除湿热。

3.典型案例

（1）崩漏

孙某，女，37岁，已婚，1981年7月12日就诊。生育三胎，素体阴虚，月经偏早，手足灼热，夜间尤甚。近半年来，每行房事即下血淋漓。视其面色㿠白，两颧泛红，舌质红瘦，舌面无苔。症兼头晕耳鸣，咽干心悸，腰膝酸软，睡梦纷纭，纳食尚可。诊其脉沉而数，脉形细弱。

中医诊断：崩漏（阴虚血热，君相火旺，冲任不通）。

西医诊断：异常子宫出血。

治法：滋阴降火，固摄冲任。

方药：熟地黄30g，山茱萸20g，生山药20g，牡丹皮10g，生白术15g，麦冬10g，五味子3g，地骨皮10g，龟甲9g，生龙骨（先煎）15g，桑叶3g，玄参20g，炒白芍15g，沙参20g，石斛10g，黑芥穗10g，三七9g，鸡内金6g。5剂，水煎服，日1剂。

二诊：7月18日，药后出血即止，虚热明显减退，精神为之振作，嘱其戒房事3月，初诊方去三七、黑芥穗，续服5剂。后以上方10剂，共研细末，炼蜜为丸，服后阴虚得复，虚热尽退，月经不再提前，出血未再复发。

（2）崩漏

沈某，女，32岁，工人，1996年6月5日诊。患者1年前人工流产后一直月经不调，月经周期尚正常，月经期10～15天，月经期先量多、色紫，小腹略隐痛，继后量少而紫，经期7日，B超检查为宫底积液，月经尽后白带偏黄。西医诊断为功能性子宫出血。曾用四物汤合失笑散加养阴清湿热之药无效，邀吾诊治。精神萎靡，头晕耳鸣，腰酸乏力，月经8日，色干紫，无血块，量已少，舌尖红，舌质略紫，苔薄黄，脉小涩。

中医诊断：崩漏（血热夹瘀，阴亏湿热）。

治法：活血化瘀，滋阴清热止崩。

先用从治法治之，用笔者经验方：血竭10g，当归10g，延胡索10g，赤芍10g，五灵脂10g，桃仁20g，丹参20g，花蕊石20g，川芎（研末吞）6g，生蒲黄8g。2剂。药后月经排出 4～5个血块，现色红量中，余症同前。继用逆治法治之，用《傅青主女科》清海丸化汤加减：生地黄15g，墨旱莲15g，玄参10g，炒白芍20g，地骨皮20g，炒藕节10g，制女贞子10g，椿根皮20g，炒牡丹皮10g，川石斛10g，丹参20g。服5剂后，月经已无，白带已正常，B超检查宫底积液已无。次月月经期即服上述从治法方药2剂，再服逆治法方药5剂，8月起月经已正常、随访1年未复发。

此案B超检查为宫底积液，为瘀血内积指征，所以中医也要不断学习现代检查指标，来充实辨证论治之内容。

◢ 三、治鬼胎方

荡鬼汤

【原方组成】人参一两，当归一两，大黄一两，雷丸三钱，川牛膝三钱，红花三钱，丹皮三钱，枳壳一钱，厚朴一钱，小桃仁三十粒。

【功效】逐秽破瘀，补气养血。

【主治】妇人鬼胎，症见已婚妇人渐渐腹大，经水不行，腹似怀妊，终年不生，伴见面色黄瘦，肌肤如削，腹大如斗，舌暗，有瘀斑、瘀点，苔白，脉沉细涩。

【原文摘要】

妇人有腹似怀妊，终年不产，甚至二三年不生者，此鬼胎也。其人必面色黄瘦，肌肤消削，腹大如斗。厥所由来，必素与鬼交，或入神庙而兴云雨之思，或游山林而起交感之念，皆能召祟成胎。幸其人不至淫荡，见祟而有惊惶，遇合而生愧恶，则鬼祟不能久恋，一交媾即远去。然淫妖之气已结于腹，遂成鬼胎。其先尚未觉，迨后渐渐腹大，经水不行，内外相色，一如怀胎之状，有似血臌之形，其实是鬼胎而非臌也。治法必须以逐秽为主。然人至怀胎数年不产，即非鬼胎，亦必气血衰微。况此非真妊，则邪气必旺，正不敌邪，其虚弱之状，必有可掬。乌可纯用迅利以祛荡乎！必于补中逐之为的也。方用荡鬼汤。

一剂腹必大鸣，可泻恶物半桶。再服一剂，又泻恶物而愈矣。断不可复用三剂也。盖虽补中用逐，未免迅利，多用恐伤损元气。此方用雷丸以祛秽，又得大黄之扫除，且佐以厚朴、红花、桃仁等味，皆善行善攻之品，何邪之尚能留腹中而不尽逐下也哉！尤妙在用参、归以补气血，则邪去而正不伤。若单用雷丸、大黄以迅下，必有气脱血崩之患矣。倘或知是鬼胎，如室女、寡妇辈，邪气虽盛而真气未漓，可用岐天师亲传红花霹雳散：红花半斤、大黄五两、雷丸三两，水煎服，亦能下鬼胎。然未免太于迅利，过伤气血，不若荡鬼汤之有益无损为愈也。在人临症时斟酌而善用之耳。

【方证解析】

"鬼胎"始见于《诸病源候论·妊娠鬼胎候》，在中医药院校教材《中医妇科学》中，"鬼胎"被列入妊娠病中，与西医学葡萄胎、侵蚀性葡萄胎相参。傅山原文描述的"鬼胎"主要表现为腹部胀大，月经不行，但又非正常妊娠，因此我们推测傅山认识的本病可能和现代医学中的葡萄胎、死胎、巨大卵巢囊肿、畸胎瘤、卵巢癌、子宫肌瘤、腹水等相类似。受限于历史年代和科学水平，古代医家对于这些疾病缺乏认识，因此在病机认识中有很多迷信的成分。但傅山能够认识到本病为正气亏虚，感受邪气所致已经是非常难得的。这类疾病多属于中医妇科"癥瘕"范畴，正虚血瘀是癥瘕病情迁延日久的常见病机，和傅山的认识也是基本吻合的。"腹似怀妊……腹大如斗"，兼见气血虚及血瘀证候者为本方适应人群。

【方药解析】

傅氏认为本病病邪如鬼，积聚腹中，必须以强力涤荡邪气病秽，但患者病邪加身，体本羸弱，若单纯逐邪攻下，势必气血亏虚更甚，故治法必要补中有攻，攻补并进。

雷丸是荡鬼汤中主药之一，功能祛秽消积、攻逐恶血；配合大黄荡涤积滞，使浊阴下达；川牛膝、红花、小桃仁、丹皮活血破瘀；枳壳、厚朴行气以助血运，与活血药皆为善行善攻之品，使腹中邪气得以驱除；同时配伍人参、当归补气养血扶正，使邪去而正不伤，且大黄与人参用量均为一两，体现了本方祛邪与扶正并重的特点。原文中特别指出本方虽补中有攻，但攻逐力量大，不宜久服，临证应用需注意。

现代药理学研究发现，雷丸具有抗炎、抗肿瘤、抗氧化、降糖、增强免疫力的作用，故其可用于治疗部分妇科肿瘤。

【方歌】逐之补之荡鬼汤，一两人参大黄当。

　　　　桃红雷丹膝枳朴，中病即止体不伤。

【应用及发挥】

1.适应证　本方原为已婚妇人鬼胎所设，现代临床可用作下死胎方，也可用于妇科肿瘤、虫积、腹水等。在诊治此类疾病时，须结合现代诊疗技术，明确诊断，选择最佳治疗方法。若为葡萄胎，一经确诊，应及时清除宫腔内容物，防止病情延误。术前可应用本方促进宫腔内容物排出，术后可应用本方加减进行善后，防止恶变。若为妇科肿瘤，则应首先辨别善恶，选择适合的证候及适当的时机应用本方。

2.随症加减 下腹包块明显者，加三棱、莪术；积块较大难消者，加鳖甲、水蛭；疼痛较重者，加延胡索、香附、没药。本方中雷丸祛秽逐邪，有小毒，不宜过量或久服，也可用白花蛇舌草、半枝莲、冬瓜仁代替。

荡邪散

【原方组成】雷丸六钱，桃仁六十粒，当归一两，丹皮一两，甘草四钱。

【功效】破血化滞，荡涤秽浊。

【主治】室女鬼胎，症见未婚女性月经忽断，腹大如妊，日久年深，腹大如斗，神疲体弱，精神恍惚，舌质晦暗，苔浊腻，脉乍大乍小。

【原文摘要】

女子有在家未嫁，月经忽断，腹大如妊，面色乍赤乍白，六脉乍大乍小，人以为血结经闭也，谁知是灵鬼凭身乎！夫人之身正，则诸邪不敢来侵；其身不正，则诸邪自来犯，或精神恍惚而梦里求亲，或眼目昏花而对面相狎，或假托亲属而暗处贪欢，或明言仙人而静地取乐。其始则惊诧为奇遇而不肯告人，其后则羞赧为淫亵而不敢告人。日久年深，腹大如斗，有如怀妊之状，一身之精血仅足以供腹中之邪，则邪日旺而正日衰，势必至经闭而血枯，后虽欲导其经而邪据其腹，则经亦难通，欲生其血而邪食其精，则血实难长。医以为胎而实非真胎，又以为瘕而亦非瘕病，往往因循等待，非因羞愤而亡其生，则成劳瘵而终不起，至死不悟，不重可悲哉！治法似宜补正以祛邪，然邪不先祛，补正亦无益也。必须先祛邪而后补正，斯为得之。方用荡邪散。

一剂必下恶物半桶，再服调正汤治之：白术五钱，苍术五钱，茯苓三钱，陈皮一钱，贝母一钱，薏米五钱。

或疑身怀鬼胎，必大伤其血，所以闭经。今既坠其鬼胎矣，自当大补其血，乃不补血而反补胃气，何故？盖鬼胎中人，其正气大虚可知，气虚则血必不能骤生。欲补血，先补气，是补气而血自然生也。用二术以补胃阳，阳气旺则阴气难犯，尤善后之妙法也。倘重用补阴之品，则以阴招阳，吾恐鬼胎虽下而鬼气未必不再侵，故必以补阳为上策，而血自随气而生也。

【方证解析】

本方证为室女鬼胎，根据原文描述，推测与现代医学的妇科良恶性肿瘤相类似，不包括妊娠相关的死胎、葡萄胎等，范围与已婚妇人鬼胎略有不同。傅山对其病因病机的认识和妇人鬼胎是基本一致的，都是因为正气不足，邪气内侵。二者不同之处在于，室女年轻体壮，气血充盛，正气相对充足，因此病机上更强调邪盛。邪气内侵，瘀阻脉络，积结下腹而成包块，邪气耗伤精血，导致血枯而经闭。以未婚，月经停闭日久，腹大如斗，舌质晦暗，苔浊腻，脉乍大乍小为本证辨证要点。

【方药解析】

傅山在治疗本病证时，强调先祛邪后补益正气，这种治法和治疗妇人鬼胎之祛邪、扶正同时兼顾不同，突出体现了傅山因人制宜的治法特点。

荡邪散中重用雷丸六钱荡秽祛邪、消积除滞；桃仁破血，行腹中之瘀，当归补血活血，两药相配，使得补而不滞，破血而不伤血；丹皮味苦性凉，具有凉血活血的功效，女子瘀血已久，瘀而化热，热蒙心窍，运用丹皮一药化之。甘草益气和中，补虚解毒，可解雷丸之毒，护佑脾胃之气，同时调和诸药。诸药并用，共奏攻逐浊邪、破血消积之效。

荡鬼汤和荡邪散均治疗鬼胎，方中均用雷丸荡邪，桃仁、丹皮活血祛瘀，但荡鬼汤除用雷丸外，还重用大黄，故攻下之力较强；荡邪散中雷丸、桃仁、丹皮用量多于荡鬼汤，虽无攻下之力，但破血散瘀、荡秽除邪之力更盛。荡鬼汤祛邪扶正兼顾，重用人参、当归补益气血，而荡邪散专攻祛邪，而无补益之力。荡鬼汤治在气分、血分，荡邪散治在血分。因此荡鬼汤适合用于正虚邪实之证，而荡邪散适用于正盛邪实之证。

【方歌】荡邪散能祛邪气，当归桃仁与丹皮。

　　　　雷丸甘草共五味，室女鬼胎服之宜。

【应用及发挥】

1.适应证　本方所涉及的疾病与"妇人鬼胎"一条基本相同，此处不再赘述。临证时除选择适合的疾病运用外，更要注意把握证候。本方适用于年龄较小、病程较短，或正气不虚的证候，且本方攻邪力强，不宜久服。

2.随症加减　下腹部包块明显者，加三棱、莪术；包块较大难消者，加鳖甲、水蛭；疼痛较重者，加延胡索、香附、没药、乳香。

四、调经方

清经散

【原方组成】丹皮三钱，地骨皮五钱，酒炒白芍三钱，九蒸大熟地三钱，青蒿二钱，白茯苓一钱，盐水浸炒黄柏五分。

【功效】清热凉血，滋肾养阴。

【主治】肾中水火两旺致月经先期量多。症见月经提前、量多，经色深红或紫红，质黏稠或夹血块，伴心中烦热，口干思饮，面红目赤，小便短黄，大便燥结，舌质红，苔黄，脉滑数或弦数。

【原文摘要】

妇人有先期经来者，其经甚多，人以为血热之极也，谁知是肾中水火太旺乎！夫火太旺则血热，水太旺则血多，此有余之病，非不足之症也。似宜不药，有喜。但过于有余则子宫太热，亦难受孕，更恐有烁干男精之虑。过者损之，谓非既济之道乎！然而火不可任其有余，而水断不可使之不足。治之法但少清其热，不必泄其水也。方用清经散。

此方虽是清火之品，然仍是滋水之味，火泄而水不与俱泄，损而益也。

【方证解析】

清经散为《傅青主女科》调经篇的著名方剂，傅山指出其病机为"先期而来多者，火热而水有余也"，火太旺则为血热，水太旺则经量多。傅山对经水先期之病首分"虚实之异"，分虚实的要点在于经量的多少，火热水有余，经量多；火热水不足，经量少。本证是实热证，以量多或正常为特点，实火旺而阴未伤，实火旺表现为冲任被扰，热迫血行而见月经先期，阴未伤则表现为月经量多或正常。

临床上，素体阳盛，或饮食所伤，或嗜食辛辣，或肝郁化火，均可使血分郁热，热扰血海，冲任失固，迫血妄行，致月经先期、量多。血为热灼，热迫血行，故经色深红或紫红，质黏稠，伴见全身症状及舌质红苔黄，脉滑数或弦数，为清经散证的辨证要点。

【方药解析】

1.清泄血热 此方为清火之品，火泻则血海得以安宁，而经水自调。方中丹皮凉血清热，泻血分伏火，且清泻肝热；盐水浸炒黄柏泻肾中相火；青蒿以清阴分之热；九蒸大熟地、地骨皮清血热、滋肾水，抑阳扶阴，使血不妄行；白茯苓行水泄热，导下焦之热，又可宁心。

2.滋阴养血 此方以清火为主，但少佐滋阴药，使火泻而阴不伤。方中丹皮、地骨皮、青蒿滋阴以生水，加入九蒸大熟地、酒炒白芍以固护阴血，少佐白茯苓渗利助泄热，全方共奏滋阴以养血之功效。

全方以清热凉血养阴为主，采用"少清其热，不泄其水"之策略，正如黄绳武先生在《〈傅青主女科〉评注》中指出，其法在"少少清火不伤水，略略滋肾而火不亢"，可称之为"清火之良方，调经之妙法"。

【方歌】清经散中用白芍，丹皮地骨与青蒿。

茯苓熟地加黄柏，清火滋水经自调。

【应用及发挥】

1.适应证 清经散可用于肾中水火两旺致阳盛血热证，临床上多用于月经先期、月经过多、经间期出血、崩漏、痛经、经行吐衄等月经相关疾病，均显示出了较为满意的疗效。

除了月经病外，本方也被拓展应用至一些其他辨证为阳盛血热证的疾病，如不孕症、宫内放置节育器后经期延长、宫腔粘连等妇科疾病，以及真性红细胞增多症、分裂样精神障碍症、鼻衄等内科疾病。

2.随症加减 若热邪明显，见烦躁、口苦症者，加黄芩、黄连各6g以清热泻火；经期出血量多时，则去黄柏、茯苓，酌加槐花炭10g、地榆炭10g、茜草炭15g以凉血止血；若经行腹痛、经血夹瘀块者，酌加蒲黄10g、三七3g、五灵脂10g、益母草15g以化瘀止血。

3.典型案例

（1）月经过多

王某，女，36岁，2011年10月5日初诊。主诉：月经量多半年。曾行阴道彩超检查提示：子宫及附件未见明显异常。已排除内分泌疾患。曾服用宫血宁胶囊、卡巴克洛、血平胶囊等药物治疗，疗效欠佳。现症见月经周期第6天量仍多，色黯红，质黏稠，有小血块，小腹胀痛，面红，烦热口渴，大便秘结，小溲短黄，舌质红，苔黄，脉滑数。

中医诊断：月经过多（血热）。

治法：清热凉血固经。

方药：清经散加减。牡丹皮18g，地骨皮15g，白芍12g，熟地黄20g，青蒿15g，黄柏15g，茯苓10g，知母15g，沙参20g，麦冬15g。3剂，水煎服，日1剂。服药后患者症状好转，经量减少，于第8天经净。原方继服3剂。后持续调理4个月经周期诸症消失，月经量、色、质均正常。

（2）经间期出血

戚某，女，32岁，2010年4月17日初诊。近半年来每于月经干净后7天左右阴道见有少量出血，持续3～7日干净，月经周期基本正常，伴烦躁易怒，乳房胀痛，面有痤疮，纳寐可，二便调，舌红，苔薄白，脉弦细。有甲亢病史。末次月经2010年4月9日。妇科检查及B超示：子宫附件未见异常。

中医诊断：经间期出血（阳盛实热）。

西医诊断：排卵期出血。

治法：清热养阴，凉血止血调经。

方药：清经散合二至丸加减。生地黄15g，青蒿10g，黄柏10g，茯苓10g，地骨皮15g，牡丹皮10g，白芍10g，栀子10g，女贞子15g，墨旱莲30g，棕榈炭10g，贯众炭15g，仙鹤草30g，芥穗炭10g，柴胡10g，蒲公英30g，败酱草20g。7剂，水煎服，日1剂，并嘱其测量基础体温。

二诊：2010年4月24日就诊，末次月经4月9日，基础体温（BBT）未升，阴道出血未见，心烦减轻，痤疮仍有，舌红苔薄白，脉弦细，根据现在症状，一诊方加白芷10g，6剂，水煎服，服法同上。

三诊：2010年4月30日就诊，末次月经4月9日，BBT上升5天，未见出血，痤疮减轻，舌淡红，苔薄白，脉弦。根据女性月经周期不同阶段的生理变化，二诊方减败酱草、黄柏、棕榈炭、贯众炭、仙鹤草、芥穗炭，加鸡血藤30g、泽兰20g、益母草30g、丹参30g、鹿角霜10g。7剂，水煎服，日1剂。月经后继续遵前法加减服用汤剂1个月，两个月后停药未复发。

（3）崩漏

曹某，女，28岁，教师，1994年7月14日初诊。患者既往月经正常，20岁初潮，28～30天一至，持续3～5天，量中等，色红，质稠，末次月经30天来潮，因经期房事不慎而致经血淋漓不断30余天，量少，色紫黑，有少量血块，时夹白色液体，在本地治疗收效不佳，近两天下血量多，少腹疼痛，周身酸楚，饮食不佳，二便如常。舌质紫暗，苔薄白，脉沉涩。

中医诊断：崩漏（瘀热互结）。

治法：清热凉血，活血止血。

方药：清经失笑散。熟地黄24g，地骨皮12g，青蒿12g，白芍12g，茯苓10g，牡丹皮10g，黄柏10g，川续断12g，黄连6g，生蒲黄（包煎）10g，炒五灵脂（包煎）12g，桃仁10g，红花10g，益母草30g。3剂，水煎服，日1剂。而后血止，少腹痛消失，仅感周身乏力，不思饮食，拟上方去生蒲黄、炒五灵脂、红花、益母草，加桑葚10g、沙蒺藜12g、鸡内金10g、山楂15g，服5剂而愈。

两地汤

【原方组成】酒炒大生地一两，玄参一两，酒炒白芍药五钱，麦冬肉五钱，地骨皮三钱，阿胶三钱。

【功效】滋阴清热。

【主治】肾水不足，虚热内炽，致月经先期、量少。症见月经周期提前，量少，经色红，质黏稠，伴两颧潮红，手足心热，咽干口燥，或心烦不眠，午后潮热、盗汗，舌红苔少，脉细数。

【原文摘要】

又有先期经来只一二点者，人以为血热之极也，谁知肾中火旺而阴水亏乎！夫同是先期之来，何以分虚实之异？

盖妇人之经最难调，苟不分别细微，用药鲜克有效。先期者火气之冲，多寡者水气之验。故先期而来多者，火热而水有余也；先期而来少者，火热而水不足也。倘一见先期之来，俱以为有余之热，但泄火而不补水，或水火两泄之，有不更增其病者乎！治之法不必泄火，只专补水，水既足而火自消矣，亦既济之道也。方用两地汤。

【方证解析】

两地汤为《傅青主女科》调经篇的著名方剂，此方同样是治疗经水先期之要方，但适用于虚热证。傅山认为经水先期以经量多少来辨虚实，本证以月经先期而量少为特点，属虚热证。本证病机为"火热而水不足也"，即肾阴不足，虚火内生，迫血妄行，致经期提前；阴血本虚，冲任不充，故经量少。加之女性体质"阳常有余，阴常不足"，如肾阴、肝血不足，易致虚火内生，扰动冲任，发生月经先期而量少。临床上，素体阴虚，或久病阴亏，或失血伤阴，均可导致本病的发生。经行先期，量少，色红质稠，舌红苔少，脉细数为两地汤证的辨证要点。

【方药解析】

1.滋阴养血 本方主治阴虚血热所致之月经病，以"壮水之主，以制阳光"为主要治法，滋阴为主，降火为辅。全方没有苦寒泄热的药物，重在甘寒养阴以壮水，水足育阴以潜阳，阴平阳秘，水火自平，经行如期。方中酒炒大生地、玄参各一两，大剂量甘寒药以滋阴补肾降火；阿胶为血肉有情之品，善补血生精以壮水；地骨皮退血分之虚热，辅助酒炒大生地清骨中之热，泻肾火；酒炒白芍药养肝血，且收敛浮游之火。肾水亏于下，心火炎于上，扰心神不安，配麦冬肉养阴增液，清心除烦。诸药共奏培本清源之功。

2.金水相生　本方除补肾水外，还兼顾润肺阴以生肾阴，方中用麦冬肉配阿胶养阴润肺生津，能滋水之上源，金水相生，阴阳互根为用，补母及子，补阴以制阳，从而达到"水盛而火自平，阴生而经自调"之目的。全方配伍精当，是傅山用于调经的经典方剂。

【方歌】先期量少两地汤，地骨地黄与玄参。

　　　　麦冬阿胶配白芍，火旺水亏效如神。

【应用及发挥】

1.适应证　两地汤可用于肾水不足致虚热内炽证，临床上多用于月经先期、月经过少、经期延长、经间期出血、崩漏、经行口糜等月经相关疾病，均显示出了较为满意的疗效。

除了月经病外，现代医家抓住本方辨证特点，拓展应用至其他疾病，如围绝经期综合征、复发性自然流产、中老年女性阴道干涩、妇产科术后发热等辨证为阴虚血热证的妇科疾病。同时根据中医"异病同治"原理，凡辨证为阴虚血热证者，皆可加减用之，如心律失常、失眠、精液不液化症、顽固性皮肤病及阴虚血热而致的各类出血性疾病。但阳气虚衰者，临证需谨慎用之，勿犯虚虚实实之戒。

2.随症加减　若虚热偏重，加女贞子、墨旱莲各10g以滋阴清热；如气阴两虚，症见气短乏力等，可酌加党参、白术、升麻、海螵蛸、茜草炭各10g；烦渴较甚者，加知母10g以清热生津止渴；阴虚阳亢，兼见头晕、耳鸣等症者，可酌加刺蒺藜、钩藤、夏枯草各10g，龙骨、牡蛎、石决明各30g，以平肝潜阳。

3.典型案例

（1）月经先期、月经过少

张某，女，39岁，孕1产1，2013年8月13日初诊。月经先期、量少1年。患者平素月经规律，近1年月经提前7～10天，经期规律，量少，色暗红，伴有手足心热，眠差。末次月经2013年8月1日，上次月经2013年7月10日，患者咽干口燥，心烦失眠，两颧潮红，二便可，舌质红，苔少，脉细数。妇科检查未见异常，B超提示未见异常。

中医诊断：月经先期、月经过少（阴虚血热）。

治法：养阴清热调经。

方药：两地汤加减。生地黄15g，地骨皮10g，玄参15g，麦冬30g，白芍20g，女贞子30g，墨旱莲15g，山茱萸20g，黄芩10g，黄柏10g，茯神30g，夜交藤30g。7剂，水煎服，日1剂。

二诊：2013年8月21日，患者自诉睡眠症状得到改善。方药：生地黄15g，地骨皮10g，玄参15g，麦冬30g，白芍20g，茯神30g，夜交藤30g。7剂，水煎服，日1剂。

三诊：2013年8月29日，月经第1天，服桃红四物汤加减。方药：桃仁12g，红花15g，当归15g，川芎15g，鸡血藤15g，广木香6g，香附10g，丹参10g，赤芍20g，川牛膝12g，甘草3g。4剂，水煎服，日1剂。

四诊：2013年9月3日，患者诉现月经已净，此次月经周期为28天，月经量比之前稍增多，遂方药为：生地黄15g，地骨皮10g，玄参15g，麦冬30g，白芍20g，女贞子30g，墨旱莲15g，山茱萸20g。服15剂。下次月经第1～4天服用桃红四物汤加减，经净后服15剂两地汤加减。治疗6个月，后随访3个月，患者月经25～28天一潮，月经量基本恢复正常。

（2）崩漏

患者，女，12岁，学生，2008年6月3日初诊。患者

2007年2月月经初潮，同年5月经期时参加学校运动会，致经量时多时少，淋漓不绝1月余。经某医院检查诊为青春期功能性出血，激素治疗7月余无效。刻诊：阴道不规则出血1年，量或多或少，淋漓不净，色黯红，时而夹瘀块，伴心烦易怒，头昏乏力，失眠健忘，口干咽燥，面色少华，纳食不馨，大便干结。舌质红，苔黄，脉细数。B超：子宫内膜8mm，回声欠均，两侧卵巢大小正常，血红蛋白9g/L。

中医诊断：崩漏（肾阴亏虚、虚火扰动、冲任失固）。

西医诊断：异常子宫出血。

治法：养阴清热，调补冲任。

方药：两地汤合自拟涩宫止血方。生地炭20g，女贞子20g，地骨皮15g，玄参15g，阿胶珠（烊化）15g，炒白芍50g，麦冬10g，五味子10g，焦山栀10g，蒲黄炭（包煎）10g，桑寄生30g，山茱萸30g，海螵蛸30g，马齿苋30g，墨旱莲30g，炒麦芽30g。3剂，服药后漏下已止，余症明显改善。上方去蒲黄炭，炒白芍减至30g，山茱萸减至10g，加红枣6枚，再服5剂巩固。随访10个月未复发。

（3）精液不液化症

患者，男，27岁，2000年4月3日就诊。婚后两年半未育，性生活正常，排除女方不孕因素。精液检查量约1.5ml，两小时不液化，精子计数20×10^9个/L，精子活动率

30%，活动类型3级、4级之和为5%。自述平时腰酸乏力，时有耳鸣，手足心热，有前列腺炎病史。舌质红，苔薄黄，脉细。

中医诊断：不育症（肾阴虚）。

西医诊断：精液不液化症。

治法：滋肾阴，清虚热。

方药：两地汤加减。生地黄15g，熟地黄15g，玄参15g，麦冬10g，地骨皮10g，白薇10g，枸杞子10g，菟丝子15g，山茱萸10g，山药20g，蒲公英15g。水煎服，日1剂，服药35剂后精液量约3.5ml，30分钟完全液化，精子计数35×10^9/L，活动力70%，活动类型3级、4级之和为45%，精浆果糖1.9g/L。其妻于2000年8月怀孕，后生一健康男婴。

（4）经行口糜

陈某，女，32岁，孕1产1，2012年4月10日初诊。反复经行口舌糜烂半年余，自行用药及在外院口腔科间断治疗，症状无明显改善，近两个月症状加重，口舌糜烂发作于经前1周开始至经后4天历时约20天，伴经前咽干口燥，五心烦热，夜寐不安，头痛腰酸，下腹坠胀，尿少色黄，便干结，月经规律，量、色、质如常。观其形体消瘦，舌红，苔薄黄，脉细数。就诊时约为经前5天，上症复作。

诊断：经行口糜（阴虚火旺证）。

治法：滋阴降火，化瘀止痛。

方药：两地汤加减。生地黄10g，玄参10g，白芍10g，麦冬10g，地骨皮10g，牡丹皮10g，泽泻10g，知母10g，黄柏10g，淡竹叶10g，炒蒲黄10g，田七3g。7剂，水煎服，日1剂。症状消失。此后每于经前1周始服上药10天，连续3个月经周期。停药观察3个月，无复发。

定经汤

【原方组成】酒炒菟丝子一两，酒炒白芍一两，酒洗当归一两，九蒸大熟地五钱，炒山药五钱，白茯苓三钱，炒黑芥穗二钱，柴胡五分。

【功效】疏肝解郁，补肾调经。

【主治】经水先后无定期，症见经行或先或后，经量或多或少，色淡暗或夹血块，质稀，伴腰膝酸软，经前或经行乳房胀痛，或心烦易怒，或精神疲惫，舌淡，苔白，脉弦细。

【原文摘要】

妇人有经来断续，或前或后无定期。人以为气血之虚也，谁知是肝气之郁结乎！夫经水出诸肾，而肝为肾之子，肝郁则肾亦郁矣。肾郁而气必不宣，前后之或断或续，正肾之或通或闭耳。或曰：肝气郁而肾气不应，未必至于如此。

殊不知子母关切，子病而母必有顾复之情，肝郁而肾不无缱
绻之谊，肝气之或开或闭，即肾气之或去或留，相因而致，
又何疑焉。治法宜舒肝之郁，即开肾之郁也。肝肾之郁既
开，而经水自有一定之期矣。方用定经汤。

此方舒肝肾之气，非通经之药也；补肝肾之精，非利
水之品也。肝肾之气舒而精通，肝肾之精旺而水利。不治之
治，正妙于治也。

【方证解析】

定经汤为《傅青主女科》调治经水先后无定期之要
方。傅山认为此病的病机多由肝郁肾虚所致，肝主疏泄，郁
怒伤肝，肝郁化火，迫血妄行则月经提前；肝郁气滞，疏泄
不及，冲任气血不畅而致月经错后；肾气不足，则闭藏失
职，冲任功能紊乱，摄纳无权则月经提前；肾阴亏虚，或
精血不足，冲任血虚，可导致月经后期。此方还是傅山运用
"五行理论"阐述脏腑气化关系的体现，经水出诸肾，肾与
肝是母子关系，肝木靠肾水滋养，若肾水亏虚，不能化生肝
木，致肝失疏泄，又致肾气郁闭，肾气开阖失常，郁而不
宣，终致经水先后不定期。月经周期先后不定，经量或多或
少，色淡，或夹血块，舌淡，苔白，脉弦细，为定经汤的辨
证要点。

【方药解析】

1.疏肝之郁 定经汤是逍遥散去白术、甘草，加九蒸大熟地、酒炒菟丝子、炒山药、炒黑芥穗组方，方中酒炒白芍养血敛阴以平肝，酒洗当归补血调经以养肝，柴胡、炒黑芥穗疏肝理气，白茯苓、炒山药健脾和中，以防肝气横逆犯脾胃，诸药共用，使肝气得疏，肝血得藏，冲任之血足，经水自可调匀。

2.开肾之郁 本方不仅疏肝之郁，还开肾之郁，肝、脾、肾三脏调和，使气血通达。《本草新编》载炒山药健脾补肾，补水而又通五脏；炒黑芥穗用于补肾药中，祛肾中之风邪，散气郁又不耗伤正气；九蒸大熟地滋水涵木；白茯苓健脾和中，利肾水，通心肾；酒炒菟丝子入心肾，温阳而交通心肾。酒炒菟丝子、九蒸大熟地、炒山药、白茯苓、炒黑芥穗五药共用可交通心肾而"开肾之郁"。

全方配伍精当，方中重用酒洗当归、酒炒白芍、酒炒菟丝子等质重的阴药，轻用白茯苓、炒黑芥穗、柴胡等质轻的阳药，疏肝肾之气，补肝肾之精血，促使气血调和，冲任相资，为治肝郁肾虚之月经先后不定期的经典方剂。

【方歌】 定经汤用归地芍，菟丝山药与茯苓。

柴胡疏肝加芥穗，肝肾同调经期定。

【应用及发挥】

1.适应证 定经汤主治肝郁肾虚所致月经先后不定期证。临床上多用于月经过少、月经后期、闭经、痛经、经行乳房胀痛、经间期出血等月经相关疾病。近年来，定经汤单用或与西药联合应用于肝郁肾虚证多囊卵巢综合征、早发性卵巢功能不全、无排卵性功血、黄体功能不全等疾病，均显示出了较为满意的疗效。

除了月经病外，现代医家抓住本方辨证特点，拓展应用至其他疾病，包括不孕症、围绝经期综合征、免疫性复发性流产、子宫肌瘤、盆腔炎性疾病等辨证为肝郁肾虚证的妇科疾病。此外，本方也被应用于治疗功能性勃起功能障碍、精液异常、不射精、阳痿等男科疾病。研究表明，定经汤能改善肝郁肾虚型输卵管阻塞性不孕症患者的局部血液循环，松解粘连，纠正输卵管阻塞状态，还可有效地增加子宫内膜厚度，促进胚胎着床，提高妊娠率。

2.随症加减 若月经周期提前，肝郁日久化热，可加牡丹皮10g、栀子10g以清解郁热；偏肾阳虚者，加巴戟天10g、鹿角霜30g、肉桂3g；阴虚火旺者，加炙龟甲15g、炒黄柏6g；若经行不畅，加乌药10g、红花10g。

3.典型案例

（1）月经先后无定期

杨某，女，16岁，学生，2011年3月23日初诊。主诉：月经周期提前或推后8～10天，持续6个月。患者平素月经规律，14岁初潮，量少，色黯红，无血块及经行腹痛、经前乳房胀痛，行经4～5天。半年前因学习压力加大，月经开始不规律，时而提前，时而推后8～14天。末次月经为2011年3月17日，经期4天，量、色、质同前。但易腰酸软，手足心热，夜间尤甚，情绪易激惹，大便2～3日一行。舌质黯红，苔白，脉弦细。

中医诊断：月经先后无定期（肝郁肾虚）。

治法：补肾疏肝，养血调经。

方药：定经汤合寿胎二至丸加减。柴胡9g，炒荆芥9g，菟丝子20g，炒川续断20g，桑寄生15g，枸杞子15g，女贞子15g，墨旱莲15g，怀牛膝15g，枳壳15g，山药15g，火麻仁15g，熟地黄10g。10剂，水煎服，日1剂。

二诊：4月16日，正值月经周期第1天，量较往常稍多，经前乳胀、腰部酸软、手足心热、便秘等症明显缓解，再予7剂而愈。

（2）崩漏

患者，23岁，2017年8月22日初诊。主诉：月经行经时间延长3年。平素月经欠规律，周期30~90天，经期3~15天，量偏多，色先暗红，后鲜红，血块多，经期有腹痛、腰酸、乳胀、头痛。末次月经2017年8月15日，至今未净；上次月经2017年7月11日，3天净。既往无妊娠史，有孕育诉求。平素易上火，有口干口苦，纳可，难入睡，二便可，舌淡红，苔白，脉细。

中医诊断：崩漏（肾虚肝郁）。

治法：补肾调肝。

方药：柴胡10g，当归10g，白芍15g，盐菟丝子15g，盐巴戟天15g，茯苓15g，酒女贞子15g，干石斛10g，麸炒白术15g，石菖蒲10g，制远志10g，酒黄精30g。20剂，水煎服，日1剂。并予膏方、逍遥丸、坤泰胶囊。

二诊：2017年9月20日，末次月经2017年8月15日，15天净。妇科彩超监测未见优势卵泡。初诊方去酒女贞子、酒黄精，加熟地黄15g、合欢花10g，白术改生用。续予膏方、坤泰胶囊。

三诊：2017年10月17日，末次月经10月13日，现月经第4天；前次月经9月21日，6天净。现口苦减轻，睡眠改善。2017年9月20日方去熟地黄、石菖蒲、制远志，加甘草6g、女贞子15g、酒山茱萸15g。嘱服枸橼酸氯米芬片（周期5~9天），续予膏方和助孕丸。2017年11月14日患者确诊妊娠，末次月经2017年10月13日，5天净，予中药安胎。孕期一般情况可，2018年6月4日生产。

（3）经行乳房胀痛

王某，女，32岁，已婚，孕2产1，2011年8月23日初诊。主诉：患者每逢经前乳房胀痛两年。平素月经规律，经行量少，色紫，夹块。末次月经2011年8月1日。经前乳房胀痛，头晕烦躁，腰膝酸楚，便艰。舌略红，苔薄黄，脉细弦。B超示：双侧乳腺腺病。

中医诊断：经行乳房胀痛（肝郁肾虚）。

治法：疏肝解郁，补肾调经。

方药：定经汤加减。柴胡6g，炒荆芥9g，熟地黄10g，菟丝子15g，山药15g，瓜蒌仁15g，牡丹皮10g，泽兰10g，当归10g，茯苓10g，路路通10g，皂角刺10g，制大黄10g。20剂，水煎服，日1剂。

二诊：2011年9月1日，正值月经周期第1天，量较往常稍多，经前乳胀、腰膝酸楚有所缓解。原方再予7剂以巩固疗效。

（4）月经过少

张某，女，31岁，已婚，2016年9月6日初诊。月经量少4月。患者平素月经规律，行经6~7天，月经周期28天，量中等，色鲜红，夹血块，痛经（-）。近4月因起居欠规律出现月经量较前明显减少，约为原1/2，行经天数缩短至3～4天，色暗红，伴寐欠安，入睡困难，大便秘结，3～4日一行。末次月经为2016年8月31日。舌淡红，苔薄白，脉沉细弦。

中医诊断：月经过少（肝郁肾虚，冲任不调）。

治法：补肾疏肝，养血调经。

方药：定经汤加减。柴胡12g，当归10g，白芍20g，熟地黄20g，菟丝子30g，茯苓10g，川芎12g，郁金15g，川楝子15g，香附12g，淫羊藿15g，覆盆子15g，鹿角霜30g，枸杞子15g，酒山茱萸15g，炒枳壳12g，粉甘草10g。7剂，水煎服，日1剂。

二诊：2016年10月6日，末次月经为2016年9月27日，量较前增多，有血块，9月29日查性激素六项示：E_2 31.58pg/mL，FSH 7.18mIU/mL，LH 5.6mIU/mL，P 0.91ng/mL，PRL 10.14ng/mL，T 1.45ng/mL；胰岛素、促甲状腺素及妇科彩超均未见异常。舌淡红，苔薄白，脉沉细。继守前法，连服两个月，月经量恢复正常。

（5）绝经前后诸证

周某，女，47岁，已婚，2013年12月26日初诊。寐差，急躁易怒，月经不调半年。近半年来，月经周期不定，时而错后两月，自2013年10月30日末次月经后，至今未潮，伴寐差、多梦、烦躁易怒、腰膝酸软等症，舌淡红，苔白，脉沉弦。

中医诊断：绝经前后诸证（肝郁肾虚）。

西医诊断：围绝经期综合征。

治法：补肾疏肝，行气活血。

方药：定经汤加减。柴胡10g，当归10g，白芍10g，茯苓10g，菟丝子15g，熟地黄15g，郁金10g，白术10g，桑寄生15g，牛膝10g，丹参30g，益母草30g，香附10g，鸡内金15g，月季花10g，山楂15g。7剂，水煎服，日1剂。

服药7剂，病情平稳，烦躁易怒等症状缓解，后以本方加减调理3月余，诸症均明显减轻。电话随访，自2014年9月18日末次就诊后由于工作忙碌未再服药。后平稳绝经（末次月经：2016年5月），寐差、烦躁、腰酸等症均消失。

温经摄血汤

【原方组成】九蒸大熟地一两，酒炒白芍一两，酒洗川芎五钱，土炒白术五钱，柴胡五分，五味子三分，去粗研肉桂五分，续断一钱。

【功效】温经散寒，养血调经。

【主治】经水后期，症见月经周期延后，量多，经色淡或暗红，夹块，或小腹冷痛，得热痛减，或畏寒肢冷，面色苍白，舌质淡，苔薄白，脉沉紧。

【原文摘要】

妇人有经水后期而来多者，人以为血虚之病也，谁知非血虚乎！盖后期之多少，实有不同，不可执一而论。盖后期而来少，血寒而不足；后期而来多，血寒而有余。夫经本于肾，而其流五脏六腑之血皆归之。故经来而诸经之血尽来附益，以经水行而门启不遑迅阖，诸经之血乘其隙而皆出也。但血既出矣，则成不足。治法宜于补中温散之，不得曰：后期者俱不足也。方用温经摄血汤。

此方大补肝、肾、脾之精与血。加肉桂以祛其寒，柴胡以解其郁，是补中有散，而散不耗气；补中有泄，而泄不损阴。所以补之有益，而温之收功。此调经之妙药也，而摄血之仙丹也。凡经来后期者，俱可用。倘元气不足，加人参一二钱亦可。

【方证解析】

温经摄血汤为《傅青主女科》调治月经后期之要方。傅山认为此病的病机多由"血寒而不足……血寒而有余"。经本于肾，寒客下焦，伤及冲任，冲任气血运行迟滞，胞宫不能按时满盈，则经水后期。傅山认为经量的多寡显示阴血的充盈程度，阴血充盈则经量多，否则经量较少。但本证所言之"有余"并非阴血的绝对充盈，如出血量多日久，机体气血不断耗损，必然会出现血虚症状。本证同时还与肾气的开阖功能失常有关，若肾气之开启延迟，脏腑血液汇聚而满溢延迟，导致月经来潮推后；若肾气之关闭延迟，脏腑血液溢出增加，导致月经量多。临床上，月经周期推后，量多，经色淡或暗红，夹块，小腹冷痛，舌质淡，苔薄白，脉沉紧，为温经摄血汤证的辨证要点。

【方药解析】

本方主治血寒致月经后期量多者，方中重用九蒸大熟地、酒炒白芍、土炒白术以大补肾、肝、脾三脏之精血，辅柴胡、酒洗川芎、肉桂以解郁、行气、散寒。方中九蒸大熟地补肾养血、酒炒白芍滋养肝血、土炒白术健脾生血，配伍续断补肝肾、行经血，四药合用补肾健脾、养肝生血，补而不滞，行而不泄。方中五味子酸甘、滋肾生津、宁心安神，肉桂辛温、温肾散寒、温通经脉，配伍柴胡、酒洗川芎疏肝解郁、活血行气，四药合用入血分，走而不守，温煦胞宫，集活血、理气、祛寒于一体，达到散收结合，阴阳双补。

方中大剂量补阴药中配伍酒洗川芎活血，配伍小剂量柴胡、肉桂，既可防补阴药之滋腻，又可温散理气，利于肾气的开阖。全方配伍精当，体现了"补中有散，散不耗气；补中有泄，泻不损阴"的特点，一面补肾、散寒、疏肝，以助肾气开启，另一面补肾、收敛，以助肾气闭藏摄血，使冲任得养，精血自能满溢，应时而潮，为治血寒致月经后期的经典方剂。

【方歌】温经摄血熟地芍，芎味柴术续断好。

肉桂五分祛寒气，经水后期应时潮。

【应用及发挥】

1.适应证 温经摄血汤主治血寒所致之月经后期。现代医家临床应用本方治疗月经过少、月经过多、闭经等月经病，以及排卵障碍性不孕症。近年来，温经摄血汤单用或与西药联合使用治疗血寒证多囊卵巢综合征、功能性异常子宫出血、早发性卵巢功能不全等疾病，均显示出了较为满意的疗效。

2.随症加减 经量过多者，加煅龙骨15g、煅牡蛎15g、荆芥穗10g以固冲敛血归经；若经行腹痛，可加小茴香6g、延胡索10g、香附10g；血行不畅者，可加益母草15g、橘核10g以理气活血。

3.典型案例

（1）崩漏

王某，女，48岁，1999年10月6日初诊。阴道不规则出血4个月，血量多如注，时淋漓不断，经色时红时黑，夹有血块，少腹隐痛。诊断为异常子宫出血。曾经西药治疗罔效。形瘦，面色少华，头晕乏力，心悸气短，自汗，月经淋漓，查血红蛋白10g/L，B超示子宫双附件无占位性病变。

中医诊断：崩漏（肝肾亏损，冲任不固）。

西医诊断：异常子宫出血。

治法：滋补肝肾，固冲止血。

方药：熟地黄30g，炒白芍30g，五味子6g，续断15g，川芎10g，白术15g，肉桂6g，地榆15g，血余炭10g，益母草15g，当归15g，菟丝子30g。水煎服，日1剂，分两次温服。服6剂后经血止，再以归脾丸调治两周而愈。

（2）不孕症

患者，女，28岁，教师，2004年12月20日初诊。结婚同居4年，始终未孕。16岁初潮月经即不规律，40～90天来潮一次，偶尔使用黄体酮转经，基础体温单相，末次月经2004年12月8日，经来1周干净，经量少，色淡黯，伴血块，痛经较剧。经来时怕冷、无力，经前1周乳房胀痛。体格检查：双侧乳房发育正常，无小叶增生，无泌乳。妇科检查：外阴已婚式，阴道畅，有乳白色分泌物，量不多，无异味。宫颈光滑，无举痛，子宫平位，正常大小，活动度好，双侧附件未触及异常。性激素六项检查正常，外院输卵管造影示：双侧通畅。患者就诊时恰值月经周期第12天，做阴道B超示：子宫大小48mm×44mm×32mm，内膜厚3mm，左侧卵巢

30mm×17mm×16mm，右侧卵巢25mm×22mm×12mm，双侧卵巢均未发现有发育卵泡。

中医诊断：不孕症（血寒凝滞）。

西医诊断：不孕症。

治法：温经暖宫，疏肝理气，调补冲任。

方药：温经摄血汤。酒洗川芎15g，土炒白术15g，熟地黄30g，酒炒白芍30g，五味子1g，肉桂1.5g，柴胡1.5g，续断3g。早晚空腹服，连服20天，并嘱其思想放松，解除顾虑，保持良好的心态，每周两次性生活配合治疗。

二诊：2005年3月31日，服药至今已113天，月经未来潮，晨起恶心，食欲减退，双侧乳房发胀，乳晕加宽加深，尿妊娠试验阳性，又做B超确定，子宫增大如孕80天状，宫腔内妊娠，囊内可见胎儿形体，原始心管搏动好。孕期经过顺利，于2005年9月15日足月顺娩一男性婴儿，体重3500g。

助仙丹

【原方组成】白茯苓五钱，陈皮五钱，土炒白术三钱，酒炒白芍三钱，炒山药三钱，酒炒菟丝子二钱，炒黑杜仲一钱，甘草一钱。

【功效】健脾益肾，滋补精血。

【主治】症见月经数月一行，量多或少，色淡，质稀，伴神疲气短，倦怠乏力，纳呆便溏，或腰膝酸软，头晕耳鸣，或夜尿频多，舌质淡，苔薄白，脉沉缓或沉弱。

【原文摘要】

妇人有数月一行经者，每以为常，亦无或先或后之异，亦无或多或少之殊。人莫不以为异，而不知非异也。盖无病之人，气血两不亏损耳。夫气血既不亏损，何以数月而一行经也？妇人之中，亦有天生仙骨者，经水必一季一行。盖以季为数，而不以月为盈虚也。真气内藏，则坎中之真阳不损，倘加以炼形之法，一年之内，便易飞腾。无如世人不知，见经水不应月来，误认为病，妄用药饵，本无病而治之成病，是治反不如其不治也。山闻异人之教，特为阐扬，使世人见此等行经，不必妄行治疗，万勿疑为气血之不足，而轻一试也。虽然天生仙骨之妇人，世固不少；而嗜欲损天之人，亦复甚多，又不可不立一疗救之方以辅之，方名助仙丹。

此方平补之中，实有妙理。健脾益肾而不滞，解郁清痰而不泄，不损天然之气血，便是调经之大法，何得用他药以冀通经哉！

【方证解析】

月经数月一行属于中医妇科"月经后期"或"闭经"的范畴，但傅山认为月经数月一行并非都是病理现象，有的妇女因为体质特殊而月经三月一行，并无气血亏损，这种认识和《脉经》中对一种特殊的月经生理现象"季经"的描述是一致的，无须治疗。但因嗜欲过度，耗伤精血，冲任不充，血海不能按时满盈，导致月经推后者，则须辨证治疗。临床上，先天肾精亏虚，或后天脾胃生化乏源，精不能充盈血海；或脾虚不运而生痰浊，痰浊郁遏心肾，水火不交，相火不能依节而动，均可导致气血失调，天癸匮乏，以致月经数月一行。

本方证以月经数月一行，量多或少，色淡质稀，舌质淡，苔薄白，脉沉缓或沉弱，为辨证要点。

【方药解析】

1.健脾益肾 本方主治脾肾亏虚所致之月经数月一行。方中炒黑杜仲入肾经，补中强志，益肾填精，酒炒菟丝子入心、肝、肾三经，益气强阴，安心定魂，二药合用补肾益精，壮根源、固冲任；炒山药健脾补肾，通五脏，土炒白术益气健脾，二药配伍可资助气血生化之源；白茯苓宁心益志，祛湿补中；甘草益中气，调和诸药。诸药共用，平补脾肾，脾健则化生有源，肾强则精血由生，达到健脾益肾而不滞的目的。

2.解郁清痰 本方不仅仅着眼于健脾益肾，还兼顾于平补之中解郁清痰，不损天然之气血。方中酒炒白芍平肝解郁，以疏木德；白茯苓入五脏，宁心益志，祛痰安神，配陈皮理气醒阳，以畅气机，排湿祛痰，交通心肾。诸药合用，起到解郁祛痰而不泄的目的。

全方配伍精当，平补脾肾，祛痰解郁，交通心肾，为治脾肾亏虚所致之月经数月一行之经典方剂。

【方歌】助仙丹用陈茯苓，菟丝山药白芍术。

　　　　　杜仲甘草合成方，妙法通经气血足。

【应用及发挥】

1.**适应证**　助仙丹主治脾肾亏虚所致之月经数月一行。临床上闭经、月经后期、不孕症、多囊卵巢综合征等辨证符合脾肾亏虚证特点的相关疾病，均可运用本方治疗。

2.**随症加减**　肝气郁滞者，可加柴胡10g、醋香附10g以疏肝解郁；小腹疼痛拒按者，可加益母草15g、乌药10g以活血化瘀调经；脾虚纳差者，可加鸡内金30g、谷芽10g、麦芽10g以健脾助运。

安老汤

【原方组成】人参一两，生黄芪一两，九蒸大熟地一两，土炒白术五钱，酒洗当归五钱，蒸山萸五钱，蛤粉炒阿胶一两，黑芥穗一钱，甘草一钱，酒炒香附五分，木耳炭一钱。

【功效】益脾补肝，育阴止漏。

【主治】年老经水复行，症见绝经后阴道出血，血量时多时少，淋漓不尽，色紫暗，夹有血块，或色红，伴见头晕目眩，或胸闷太息，或纳少乏力，面色萎黄，舌质淡，苔薄白，脉沉弱无力。

【原文摘要】

妇人有年五十外或六七十岁忽然行经者，或下紫血块，或如红血淋。人或谓老妇行经，是还少之象，谁知是血崩之渐乎！夫妇人至七七之外，天癸已竭，又不服济阴补阳之药，如何能精满化经，一如少妇。然经不宜行而行者，乃肝不藏、脾不统之故也。非精过泄而动命门之火，即气郁甚而发龙雷之炎，二火交发，而血乃奔矣，有似行经而实非经也。此等之症，非大补肝脾之气血，而血安能骤止？方用安老汤。

此方补益肝脾之气，气足自能生血而摄血。尤妙大补肾水，水足而肝气自舒，肝舒而脾自得养，肝藏之而脾统之，又安有泄漏者？又何虑其血崩哉！

【方证解析】

《素问·上古天真论》曰："（女子）七七，任脉虚，太冲脉衰少，天癸竭，地道不通。"妇人年过五十，月经本已停闭而又忽至，显然不是正常的生理现象。傅山认为这是肝不藏血、脾不统血所致的出血之症。

肝藏血，是指肝有贮藏血液、调节血量和防止出血的功能。若肝气虚弱，收摄无力；或因肝阴不足，不能凝敛血液于肝脏，反为虚火内扰，均可引起出血。《丹溪心法》即言："吐衄崩漏，肝家不能收摄荣气，使诸血失道妄行。"脾主统血，是指脾有统摄血液在脉道当中运行，防止血液逸出脉外的功能。若脾气亏虚，统血无权，也可导致血溢脉外，临床可见各种慢性出血性疾病，包括以异常出血为主要表现的月经紊乱。年老经断复行与肾水不足也有着密切的联系。妇人年五十外或六七十岁，肾水先亏于下，若因精泄太过，进一步耗损肾水，水愈竭而火愈旺，虚火妄动可致出血。或因肝郁化火，引动龙雷之火，迫血妄行亦可致出血。又因肝体阴而用阳，主疏泄，所以肝失疏泄，常伴见胸闷、太息等气郁之症。再者，因脾有运化之功，脾气亏虚，脾失健运，则可见纳少便溏、倦怠乏力、少气懒言等症。本证以绝经后阴道出血，淋漓不尽，色暗而有血块或色红，伴肾虚、肝郁或脾虚之症为辨证要点。

【方药解析】

1.重补肝脾以摄血　傅山认为，本方之妙重在补肝脾之气。一则气能摄血，气足则血循行于脉道之中而不外溢；再则气能生血，气足则血自能生。故方中人参、生黄芪同用，且药量均为一两，旨在重补无形之气，加土炒白术以增强补脾气之功。

2.大补肾水以疏肝　傅山认为经断复行乃命门、龙雷二火交发，《血证论·脏腑病机论》曰："肾水充足则火之藏于水中者，韬光匿彩，龙雷不升。"故方中九蒸大熟地、蛤粉炒阿胶、酒洗当归、蒸山萸补益肝肾，滋阴养血，用量颇大，重补先天肾水以涵养肝木。同时，方中少佐以酒炒香附疏肝解郁，使补而不腻。

3.稍佐炭类以塞流　出血之症，尤其年老之人，犹恐进一步伤血、耗血，故在方中加入黑芥穗、木耳炭等炒黑之品以塞流止血。

安老汤全方扶正为重，药量悬殊，主次分明，共奏滋肾养血、疏肝解郁、健脾益气之功，使水足、肝疏、脾健，则肝能藏、脾能统，而无出血之虑。

【方歌】年老行经安老汤，参芪地术胶萸当。

芥穗香附木耳草，肝脾得和血崩康。

【应用及发挥】

1.适应证　安老汤原方主治为女子年老经水复行，即绝经后出血。导致女性停经1年以上又出现阴道出血的原因可分为良性和恶性两类。良性病因包括子宫内膜炎、子宫黏膜下肌瘤、卵巢良性肿瘤、宫颈炎、老年性阴道炎等疾病；恶性病因多为子宫内膜癌、宫颈癌、卵巢恶性肿瘤等。临床应首先除外恶性疾病，必要时需要进行诊断性刮宫，或阴道镜、腹腔镜下取活体组织送病理检查以明确疾病诊断。安老汤主要适用于良性病因所引起的绝经后出血，若符合安老汤的辨证要点即可加减应用。

2.随症加减　出血紫红，伴有口干、口苦者，加牡丹皮12g、栀子12g、黄芩炭6g清热凉血止血；出血色黯，夹有血块者，加炒蒲黄6g、五灵脂12g、泽兰12g，使瘀血去而新血易生；伴有腹痛者，加琥珀9g、延胡索12g行气止痛；出血量多者，加海螵蛸30g、白茅根30g，或棕榈炭10g、仙鹤草30g，以加大止血的力度。

3.典型案例

（1）经断复行

杜某，女，80岁，1997年12月20日初诊。阴道流血1天，量多质稠。西医妇科检查示：子宫附件无器质性病变。B超检查示：老年子宫萎缩。化验血、尿常规均正常，血压在正常范围内。西医治疗1天未效而来诊。症见：阴道流血量多，质稠，无血块，小腹微坠痛，腰酸痛，神倦乏力，头晕心慌，纳差。腹部触诊未及包块。询其月经已闭27年，素有冠心病，舌质淡红，苔薄白，脉沉细无力。

中医诊断：经断复行（肝肾阴虚，冲任失摄）。

治法：补益肝肾，益气固摄。

方药：人参10g，生黄芪30g，熟地黄20g，山茱萸10g，阿胶（烊化）10g，荆芥炭3g，当归10g，焦白术10g，香附3g，木耳炭10g，白芍20g，三七粉（冲服）6g，甘草3g。水煎服，日1剂。

服2剂阴道流血明显减少，小腹无坠痛，仍腰酸痛。上方加川续断10g，继服3剂，血止，腰酸大减，再进3剂，诸症均除。两个月后阴道又有少量流血，色淡质稀，仍进12月20日方6剂，流血止，嘱连服人参归脾丸1个月以善其后。随访至今未复发。

（2）绝经前后诸证

赵某，女，50岁，工人，2000年3月10日初诊。主诉：月经淋漓不断20余日。患者本次月经于2000年2月20日出血不止，量多、色深、有血块，曾经西医诊治，应用激素，效果不佳，故来我院就诊。患者以往月经正常，近半年来经期提前8~15天，量多、色深、兼有黑块，甚则血下如注，有时淋漓不断，伴头晕目眩，神倦乏力，二便正常，舌淡，苔薄白，脉弦细。B超示：无器质性病变。妇科检查示：外阴已婚经产式，阴道壁无异常，子宫前倾位，略偏大，活动度良好，无压痛，双侧附件（－）。

中医诊断：绝经前后诸证（冲任虚衰，天癸将竭）。

西医诊断：围绝经期综合征。

治法：补肝肾，益脾气，摄血生血。

方药：党参30g，生黄芪30g，熟地黄30g，土炒白术15g，当归15g，山茱萸15g，阿胶15g，地榆炭30g，茜草9g，黑芥穗3g，香附3g，甘草3g，木耳炭3g。3剂，水煎服，日1剂。

进1剂血量减少，3剂服尽血净而神爽，余脉症同前，上方去木耳炭、黑芥穗、茜草，地榆炭减至20g，5剂，水煎服，日1剂。

头晕目眩减轻，烦躁易怒已除，仅有时心悸气短，苔薄白，脉弦细，初诊方去地榆炭，加丹参20g，日1剂。服6剂时，月经又来潮，量较上次少，色淡，仍伴头晕乏力、心悸气短，二诊方去丹参，地榆炭用至40g，服2剂后经净，继服前方，隔日1剂，6剂后诸症悉除。

（3）崩漏

段某，女，42岁，兽医。20余日前劳累后即感腹痛。翌日，阴道下血，淋漓不断，西医曾用醋酸甲羟孕酮、避孕1号、刮宫术等，血仍不止。遂来求治于余。诊见：阴道下血，量中等，色淡，有血块或絮状物，出血量随情绪激动而增，伴心悸、神倦、头晕、纳少，少腹时坠痛，得按痛减，腰膝酸软，二便正常，形体较肥胖，眼睑、唇色欠华，舌胖大，有齿痕，质淡红，边、尖有瘀斑，苔白腻，脉沉滑而细。

中医诊断：崩漏（脾肾两虚，夹瘀夹湿）。

治法：补气摄血，化瘀除湿。

方药：安老汤加减。阿胶（烊化）、人参各10g，黄芪、熟地黄各30g，白术、当归、山茱萸各15g，荆芥炭、木耳炭、甘草、香附、田三七（冲服）、熟大黄各3g。水煎服。4剂后，出血大减，少腹痛失，纳增。前法既效，续进4剂，血止，诸恙悉平。为巩固疗效，再服原方2剂，遂收全功。

（4）宫颈鳞癌术后

郑某，女，60岁，2013年12月20日初诊。主诉：宫颈鳞癌术后近1年。现病史：数年前曾体检疑为宫颈鳞癌，HPV（+），建议锥切，未做。后体检，相关指标尚可。2013年初，取宫颈活检，病理提示宫颈鳞癌，行手术治疗，术后化疗4个疗程。刻下症：乏力，气短，面色萎黄，足趾发麻，舌淡红，薄黄苔，脉沉迟。

西医诊断：宫颈鳞癌术后。

中医证候：脾虚气亏，血虚失养，冲任瘀毒。

治法：补养气血，健脾养肝，通络散结。

方药：安老汤化裁。党参20g，生黄芪15g，熟地黄

10g，白术15g，当归10g，山茱萸10g，炙甘草5g，益母草
10g，石见穿10g，野菊花5g，蒲公英20g，白花蛇舌草20g，
老鹳草15g，秦艽10g，伸筋草10g，络石藤15g。14剂，水煎
服，日1剂。

二诊：2014年1月3日，体力明显增加，气短消失，趾
麻减轻，已可室外快走散步，淡红舌，薄白苔，脉弦细，较
前有力。一诊方熟地黄改为20g，以增加养血之力。14剂，
水煎服，日1剂。

三诊：2014年1月17日，近期精神、体力均上升，偶尔
大便稀薄，心率较前稍快，以往60次/min，目前78次/min。
趾麻减轻。每日已室外运动3000m以上。淡紫舌，薄白苔，
脉沉细。方药：安老汤合四物汤加减。党参20g，生黄芪
15g，当归10g，莲子20g，白芍20g，炙甘草5g，茯苓20g，
炒薏苡仁30g，枸杞子10g，山茱萸15g，五味子10g，南五加
皮5g，益母草10g，白花蛇舌草30g，石榴皮15g。14剂，水
煎服，日1剂。

加味四物汤

【原方组成】九蒸大熟地一两，酒炒白芍五钱，酒洗当
归五钱，酒洗川芎三钱，土炒白术五钱，粉丹皮三钱，酒炒
元胡一钱，甘草一钱，柴胡一钱。

【功效】疏肝解郁，养血止痛。

【主治】经水忽来忽断，时疼时止，症见月经不畅，时行时止，经量或多或少，经色淡或有血块，少腹隐隐作痛，时疼时止，寒热往来，胸胁作痛，心悸胸闷。舌淡，苔白，脉弦缓。

【原文摘要】

妇人有经水忽来忽断，时疼时止，寒热往来者，人以为血之凝也，谁知是肝气不舒乎！夫肝属木而藏血，最恶风寒。妇人当行经之际，腠理大开，适逢风之吹、寒之袭，则肝气为之闭塞，而经水之道路亦随之而俱闭，由是腠理经络，各皆不宣，而寒热之作，由是而起。其气行于阳分则生热，其气行于阴分则生寒，然此犹感之轻者也。倘外感之风寒更甚，则内应之热气益深，往往有热入血室，而变为如狂之症，一似遇鬼之状者，若但往来寒热，是风寒未甚而热未深耳。治法宜补肝中之血，通其郁而散其风，则病随手而效。所谓治风先治血，血和风自灭，此其一也。方用加味四物汤。

此方用四物以滋脾胃之阴血，用柴胡、白芍、丹皮以宣肝经之风郁，用甘草、白术、元胡以利腰脐而和腹疼，入于表里之间，通乎经络之内，用之得宜，自奏功如响也。加荆芥穗（炒黑）一钱，尤妙。

【方证解析】

傅山依据腹痛与月经来潮的先后关系及其伴随症状的不同列出了痛经的五个证候，并创立了治痛经五方，其中四方从肝论治。傅山认为痛经以肝郁为标、肝肾阴亏为本，亦有脾阳不足致虚寒之痛经。故傅氏认为痛经辨证应从肝、脾、肾三脏入手。

加味四物汤为痛经方中第一首方剂，其主治肝郁血虚之痛经。傅氏认为此方所治痛经之病机以风寒为标、肝郁为本。肝主疏泄，喜条达，又肝藏血，体阴而用阳，最恶风寒，妇人行经之时，腠理疏松，风寒侵袭，血分受邪，则肝气不疏，经水闭塞，不通则痛，遂发为痛经。此为傅山重视脏腑辨证之体现。邪气侵犯阳分生热邪，侵犯阴分生寒邪，如寒热往来，表明风寒之邪较轻；若风寒剧盛，内里化热，则有热入血室之变，发为狂证。因此，临证应用此方时，应注意邪气之轻重、病位之深浅，如邪重位深则不宜用此方。临床上，素体脾虚不健，气血生化无源，或素体肝血亏虚，经期感受风寒之邪而致肝气郁结，均可导致本证的发生。经行腹痛，时疼时止，伴见经行不畅，或寒热往来，舌淡苔白，脉弦缓为加味四物汤证的辨证要点。

【方药解析】

四物汤是补血、养血的经典方剂，在妇科临床广为使用。本方最早载于唐代蔺道人所著的《仙授理伤续断秘方》一书，至北宋《太平惠民和剂局方》将其收录并用于妇人诸疾，陈自明的《妇人大全良方》将其奉为"妇科通用方"，使四物汤得以广为流传，并出现了大量四物汤加减化裁方。傅山亦谓四物乃"补血之神品"，常常作为基础方进行加减化裁。

1.养血柔肝 四物汤为补血调经之常用要方，方中重用九蒸大熟地养血补肝，酒洗当归补血养肝、和血调经，酒炒白芍养血和阴，酒洗川芎和血行气。四药相合，能补血调经，补而不滞，稍佐以粉丹皮、酒炒元胡、柴胡等加强行气止痛之效，气血同治，从而达到疏肝行气解郁、养血柔肝止痛之效。此为补肝中之血，通其郁而散其风，正所谓"治风先治血，血行风自灭"。

2.抑木扶土 此方所治之证虽以肝郁为主，但傅山选四物汤以滋脾胃之阴血，使脾统血有权，肝有所藏，藏统协调，肝气自然条达。同时加入土炒白术，且用量较大，意在增加健脾之力，与酒炒元胡、甘草合用以"利腰脐"；酒炒柴胡、酒炒白芍配伍，合方中土炒白术、甘草寓逍遥散疏肝健脾之意，但重用酒炒白芍而轻用柴胡，意在柔肝以平肝，防止过用柴胡而劫肝阴，从而补脾疏肝以治本，同时辅以利腰脐止痛以治标。土墩木实，肝之阴血充足，阴阳调和，则其郁得通，其风亦可散。

【方歌】加味四物炒元胡，丹皮宣肝加柴胡。

白术甘草利腰脐，经行肝郁痛经除。

【应用及发挥】

1.适应证 加味四物汤原方主治肝郁血虚之痛经病证。临床上符合此证型的原发性及继发性痛经均可应用。除了肝郁血虚之痛经外，现代医家抓住本方养血、疏肝之特点，将其应用于绝经前后诸证及月经不调有肝郁血虚之表现者。

2.随症加减 伴见血行不畅者，加怀牛膝9g引血下行；伴见经血量少者，加鸡血藤15g养血通络；伴见经行吐泻者，加干姜6g、白扁豆12g温阳健脾，止呕止泻；伴见腰痛者，加桑寄生10g补肝肾，止腰痛；腹痛明显者，加用香附10g、乌药9g、川楝子10g调经行气止痛。

宣郁通经汤

【原方组成】酒炒白芍五钱，酒洗当归五钱，丹皮五钱，炒山栀子三钱，炒研白芥子二钱，柴胡一钱，酒炒香附一钱，醋炒川郁金一钱，酒炒黄芩一钱，生甘草一钱。

【功效】疏肝解郁，理气止痛。

【**主治**】经水未来腹先疼，症见经水来潮之前，小腹胀痛，拒按，经量少或行而不畅，经血多紫黯有血块，伴头晕，心烦口苦，胸胁胀满，舌红苔黄或腻，脉弦数。

【**原文摘要**】

妇人有经前腹疼数日，而后经水行者，其经来多是紫黑块，人以为寒极而然也，谁知是热极而火不化乎！夫肝属木，其中有火，舒则通畅，郁则不扬，经欲行而肝不应，则抑拂其气而疼生。然经满则不能内藏，而肝中之郁火焚烧，内逼经出，则其火亦因之而怒泄。其紫黑者，水火两战之象也；其成块者，火煎成形之状也。经失其为经者，正郁火内夺其权耳。治法似宜大泄肝中之火，然泄肝之火，而不解肝之郁，则热之标可去，而热之本未除也，其何能益？方用宣郁通经汤。

此方补肝之血而解肝之郁，利肝之气而降肝之火，所以奏功之速。

【**方证解析**】

宣郁通经汤主治肝郁化火所致"经水未来腹先疼"之"痛经"。傅山认为此方治疗经前腹痛之病机，并非寒证所致，而是肝气郁结，郁而化火之证，火热灼津，血行不畅，不通则痛，而发为痛经。临床上，性素抑郁，或情志所伤，均可致肝气不疏，郁久化火而发病。小腹胀痛，拒按，经量少或行而不畅，经血多紫黯有血块，伴头晕口苦、胸胁胀满等症状，舌红苔黄或腻，脉弦数为宣郁通经汤的辨证要点。

【方药解析】

1.**补肝血而解肝郁** 该方既补肝之血，又解肝之郁。肝藏血，主疏泄，肝血足则疏泄自如，其郁自解。方中酒洗当归、酒炒白芍为主药，养血和血，柔肝止痛；酒炒白芍、生甘草酸甘敛阴，缓急止痛；柴胡、酒炒香附、醋炒川郁金疏肝解郁、行气止痛。全方气血同治，从而达到疏肝行气解郁、养血柔肝止痛之效。

2.**泄肝火而利肝气** 本方治疗痛经，以大泄肝中之火、利肝气之郁为大法。方中山栀子、丹皮、酒炒黄芩以疏泄肝中郁火；配合柴胡、酒炒香附、醋炒川郁金加强疏肝解郁之效；泻肝火而防寒凉，故选用辛温之炒研白芥子，化瘀散滞，疏通气血，制约山栀子、酒炒黄芩之寒性。

故此方集补肝血、泄肝火、解肝郁、利肝气之效，标本兼治，起效甚速。

【方歌】宣郁痛经草白芥，柴附郁金调肝气。

丹栀黄芩泄肝火，养血柔肝归芍齐。

【应用及发挥】

1.适应证 宣郁痛经汤原方治疗肝郁化火"经水未来腹先疼"之痛经。临床主要应用于原发性痛经及继发性痛经。近年来，众多医家将其应用于子宫内膜异位症之痛经，取得了良好的疗效。

除以上病证外，现代医家谨遵其可解肝之郁、利肝之气、降肝之火的特点，应用本方治疗癥瘕、不孕症、绝经前后诸证、经前期综合征、月经后期、月经过少、闭经、带下病、胎漏等各种妇科病证，同时拓展应用于内、外科，用治头痛、胃痛、不寐、便秘、痤疮、乳癖、乳泣、乳衄、反复顽固性上呼吸道感染、面部神经性皮炎等症。

2.随症加减 伴月经量少者，可加泽兰、川牛膝、赤芍、益母草；伴入睡难、易醒、多梦者，可加龙骨、牡蛎、酸枣仁、茯神；伴有痤疮者，可加土茯苓、蒲公英；伴消化不良、食欲不佳者，可酌情加佛手、鸡内金；乳房胀痛伴结节者，可加橘核、夏枯草；伴腹痛剧烈者，可加延胡索、川楝子。

3.典型案例

（1）痛经（肝郁）

于某，女，28岁，1990年5月19日初诊。痛经、月经不调两年，1988年12月8日某医院确诊为子宫内膜异位症。患者每次月经周期提前，约3周一次。行经1周，经血量多，色紫黑、黏稠，有血块，血行不畅。经前小腹部剧痛胀满，腰部酸痛，会阴坠痛，疼痛不因血行而缓解。平素腰痛，白带多，经前双乳胀疼，苔薄白，脉弦细。

中医诊断：痛经（肝郁）。

西医诊断：子宫内膜异位症。

治法：疏肝解郁，理气止痛。

方药：当归10g，白芍12g，香附12g，乌药10g，牡丹皮10g，郁金10g，柴胡6g，川续断12g，青皮10g，橘叶12g，黄芩10g，栀子10g。

经1个月治疗，月经基本正常，痛经减轻，但血量仍多，有血块，苔薄白，脉弦细略数，仍依前方加减治疗。

8月12日复诊：患者本次月经提前两天，血色、量均正常，有少量血块，腹疼消失。随诊1年无复发。

（2）痛经（肝郁血热）

患者，女，19岁，未婚，于2008年4月15日就诊。诉经行腹痛始于初潮，伴有经前面部痤疮，烦躁易怒，口干喜饮。月经规律，6天/30天，量中等，第一天下腹痛，经前乳胀（＋），末次月经：2008年3月22日。舌红，苔薄黄，脉弦数。

中医诊断：痛经（肝郁血热）。

治法：清泻肝热，化瘀通经，行气止痛。

方药：白芍10g，当归10g，牡丹皮10g，栀子10g，白芥子10g，柴胡10g，香附15g，郁金10g，黄芩10g，炙甘草6g，延胡索10g，川楝子10g，九香虫20g，土鳖虫20g，土茯苓30g，蒲公英30g。7剂，水煎服，日1剂。

二诊：2008年5月15日。自述2008年4月22日月经如期而至，经来腹痛大减，痤疮好转，舌红，苔薄白，脉弦。每次经前继服前方7剂，连续3个月经周期，6个月后未再发作。

（3）带下病

患者，女，22岁，学生，2005年10月21日初诊。两年来，月经间期出现色红之白带，淋漓不断7~8天，伴腹痛、腹胀、食欲差，若食多，则易消化不良，经血中有黑血块。曾用消炎止血药，效不佳。患者平素心重，每遇学习压力大或心情不愉快时症状加重。舌尖略红，苔薄黄，脉弦滑。

中医诊断：赤带（肝郁化火）。

治法：疏肝清热，利湿止带。

方药：当归30g，白芍30g，香附9g，郁金9g，牡丹皮9g，栀子9g，黄柏9g，白芥子9g，柴胡6g，甘草3g。3剂，水煎服，日1剂。

二诊：2005年10月24日，赤带量少，色淡，腹痛减轻。

守方继服5剂。

三诊：2005年10月29日，赤带愈，腹不痛，饮食精神转佳，4天后月经来潮，血块明显减少。两个月后随访，未再有赤带出现。

（4）不孕症

闫某，女，29岁，2012年2月初诊。患者结婚4年，婚后第1年怀孕7周行人工流产。之后两年不孕，自人工流产术后月经量多，色暗，经期少腹两侧痛，少量血块。平素带下发黄，时有阴痒。查舌暗苔薄黄，脉弦数。曾查输卵管造影示双侧均通而不畅。末次月经为18天前。妇科检查：宫颈轻度糜烂，宫体正常大小，双侧附件区增厚并伴轻压痛。

中医诊断：不孕症（湿热瘀阻）。

西医诊断：继发性不孕。

治法：疏肝解郁，清热利湿。

方药：柴胡10g，香附12g，郁金10g，白芍15g，黄芩10g，牡丹皮10g，白芥子10g，当归12g，栀子10g，甘草6g，生地黄15g，丹参20g，川楝子10g，延胡索15g，没药15g，五灵脂10g，蒲黄（包煎）10g，败酱草20g，红藤20g，白花蛇舌草15g。水煎服，日1剂。

服上药9剂月经来潮，腹痛减轻，有少量血块，色暗红，舌苔较前稍有改善。经后原方去活血药，加路路通

20g、王不留行20g以通输卵管，继续调理。如此3个月后，临床症状消失。并于半年后怀孕。

（5）不寐

邓某，女，55岁，2010年5月12日初诊。失眠两年，入睡困难，梦多易醒，每天仅睡2～4小时，伴胸脘痞闷，急躁易怒，便干尿黄，口干口苦。诊见体胖面红，舌质红，苔黄，脉弦滑。

中医诊断：不寐（肝郁化火，兼夹痰浊，上扰心神）。

西医诊断：失眠。

治法：清肝泻火，疏肝解郁，佐以化痰。

方药：黄芩、牡丹皮、栀子各15g，白芍、当归各12g，柴胡、香附、郁金、生甘草各10g，白芥子6g，法半夏30g，薏苡仁30g。5剂，水煎服，日1剂。

二诊：2010年5月17日，失眠减轻，每天可睡4～6小时，余症减轻。见舌质淡红，苔薄黄，脉弦。提示肝经郁热减轻。上方去黄芩，加陈皮10g理气化痰。6剂，水煎服，日1剂。

三诊：2010年5月23日，每天可睡5～6小时。二诊方5剂，水煎服，日1剂。

四诊：2010年5月28日，每天可睡6～8小时，余症消失。嘱调节情绪，适当锻炼，忌肥甘厚味，控制体重，以巩固疗效。

（6）粉刺

逯某，女，23岁，2007年7月9日初诊。颜面粉刺时轻时重6个月余，加重数日。患者于6个月前因工作不顺遂逐渐出现颜面粉刺，时轻时重。曾就诊于多家诊所及皮肤专科门诊，多施以痤疮膏之类外用药，中药亦多属清利湿热兼托表之剂，效不著。数日前患者症状加重且伴少腹隐痛。刻诊：精神抑郁，颜面粉刺呈不均匀分布，红白相间，小如黄米，大如小豆，经期将至，少腹隐痛，舌质淡红，苔薄略黄，脉弦。经前期腹痛6月余，经行时有血块。查尿常规及子宫附件B超均未见异常。

中医诊断：颜面粉刺、痛经。

西医诊断：痤疮。

治法：疏肝理气，行气止痛佐托表。

方药：白芍10g，当归10g，牡丹皮6g，白芥子10g，醋柴胡10g，香附10g，郁金10g，栀子6g，黄芩6g，甘草6g，浮萍10g。3剂，水煎服，日1剂。

二诊：2007年7月12日，精神好转，痤疮、少腹痛较前明显减轻。正值月经来潮，经行伴血块，舌质黯红，少苔，脉弦涩。治以行气活血为主，故以上方去白芍、黄芩，加赤芍10g、桃仁10g、红花10g，以增强活血化瘀之功，予4剂，服法同前。

三诊：2007年7月16日，少腹痛消失，颜面粉刺殆尽。月经已净，舌质淡红，少苔，脉细数。经后当以固冲任为主。方以宣郁通经汤去柴胡、香附、黄芩，加阿胶（烊化）10g、山药10g、山茱萸10g，服法同前。并嘱患者每次月经周期按上述三诊方药服药，连服3个月。1年后追访粉刺及痛经未复发。

调肝汤

【原方组成】炒山药五钱，白面炒阿胶三钱，酒洗当归三钱，酒炒白芍三钱，蒸熟山萸肉三钱，盐水浸巴戟天一钱，甘草一钱。

【功效】补益肾水，平调肝气。

【主治】行经后少腹疼痛，症见行经之后下腹疼痛，绵绵不休，喜温喜按，腰膝酸软，可伴有带下色白量多等，舌淡苔白，脉弱。

【原文摘要】

妇人有少腹疼于行经之后者，人以为气血之虚也，谁知是肾气之涸乎！夫经水者，乃天一之真水也，满则溢而虚则闭，亦其常耳，何以虚能作疼哉？盖肾水一虚则水不能生木，而肝木必克脾土，木土相争，则气必逆，故尔作疼。治法必须以舒肝气为主，而益之以补肾之味，则水足而肝气益安，肝气安而逆气自顺，又何疼痛之有哉？方用调肝汤。

此方平调肝气，既能转逆气，又善止郁疼。经后之症，以此方调理最佳，不特治经后腹疼之症也。

【方证解析】

调肝汤用于治疗肾虚肝郁之痛经。傅山先生认为此类痛经的病机为肾虚为本，肝郁为标。肝肾同源，母子一脉，肾水亏虚，水不涵木，则肝郁木旺，克于脾土，土木相争，其气必逆，发为疼痛。临床中先天肾精不足或后天房劳多产，均可致肾精不足，水不涵木，则肝郁木旺，或素情志不遂致肝郁形成。女性经过行经期、经后期、经间期、经前期四个不同时期的生理节律而形成月经周期，根据月经周期气血特点，行经期往往血海由满而溢，血室正开，子宫泻而不藏，而经后期子宫、胞脉相对空虚，阴血不足。从《傅青主女科》原文来看，傅山先生实际上是重在补养肝肾的阴血，肝体阴而用阳，增强肝体的作用，则无肝气横逆之患，故调肝汤用于经后腹痛，表现为妇人行经后出现少腹疼痛，多发为隐痛，绵绵不休，喜按，伴月经量少色淡、腰酸腰痛、失眠健忘等症，以经后腰膝酸软、小腹隐痛、脉细弱为调肝汤的辨证要点。

【方药解析】

本方为治疗经后肾虚肝郁之腹痛而设，辨证其因肾气之涸，水不生木，木土相争而致气逆作疼。方中炒山药、蒸熟山萸肉补肾中之精，共为君药，盐水浸巴戟天为臣药，尤有深意，一则于阴中助阳，有利于阴血恢复和提高；二则补阳则阳动，而阳动则气亦动，利于肝气之流动，达到肝气顺逆合度，疏泄正常，自无疼痛之患。佐以酒洗当归养血止痛，酒炒白芍柔肝止痛，白面炒阿胶以生肾水，配伍使药甘草缓急止痛，调和诸药。全方益肾补血，腹痛自止，乃以补助通。此外，方中用补益肾精之品，意在实母以生子，肾水足则肝气得补，肝气顺则气逆自消，肾精足，胞宫得以濡养，则疼痛亦不存在，此为傅山先生在治疗中注重五行生克的体现。

【方歌】调肝汤中用阿胶，当归白芍配甘草。

　　　　药萸巴戟补肝肾，肾虚肝郁痛经消。

【应用及发挥】

1. **适应证**　本方适用于肾虚肝郁型原发性及继发性痛经。可用于治疗肾阴不足、肝失所养、冲任失调、血海空虚而致之经血循行不畅，或素体虚弱、肝肾不足及房劳多产致精亏血少、冲任失于濡养、血海空虚引起的痛经。对于月经过少、月经后期、阴痒、产后腰痛等属虚证者亦可加减应用。现代医家亦将其扩展应用于肾性贫血、乳癖等内外科疾病。

2. 随症加减 肝郁而乳络不畅，胸胁胀痛者，加香附、郁金、柴胡各10g；肾虚甚而不能滋养腰脊，痛及腰骶者，加续断、桑寄生、杜仲各10g；肾阴虚而火旺，颧红潮热者，酌加地骨皮12g、生地黄10g；心肾不交，失眠者，加酸枣仁15g、五味子10g、夜交藤15g。

3.典型案例

（1）痛经

任某，女，17岁，中学生，1999年8月22日初诊。14岁月经初潮，经期4～6天，周期尚准，经量一般，色紫暗，有血块，小腹疼痛剧烈，不能正常学习，伴头晕，唇青肢冷，不能食，甚则呕吐。直至经行第三天之后，上述症状始得缓解。现经行第四天，经量已少，但小腹仍胀痛，得温则舒，口淡不食，大便两天一次，小便正常。平时带下量多，色白质稀。苔薄白，舌质淡，脉虚细，面色萎黄。

中医诊断：痛经（脾肾阳虚，寒凝血滞）。

西医诊断：原发性痛经。

治法：温经散寒，养血调经。

方药：制附子（先煎）、巴戟天、当归、川芎各10g，白芍、熟地黄各15g，山茱萸、党参、山药各12g，益母草10g，艾叶、吴茱萸、炙甘草各6g。3剂，水煎服，日1剂。

二诊：1999年8月28日。服药后，腹痛止，现经净，仍畏寒肢冷，带下量多，身倦乏力，纳食一般，大便两天一次，舌淡苔薄白，脉细。

治法：温补脾肾为主。

方药：山茱萸12g，山药15g，阿胶（烊化）、当归、巴戟天、淫羊藿各10g，白芍12g，党参15g，白术12g，炙甘草6g。12剂，水煎服，日1剂。

三诊：1999年9月16日。畏寒怕冷、乏力减轻。现值月经前。

治法：温肾补脾，活血调经，理气止痛。

方药：山茱萸12g，山药15g，白芍20g，当归、巴戟天、淫羊藿、川芎各10g，炙甘草、川牛膝各6g，泽兰、延胡索各10g，肉桂6g，益母草12g。8剂，水煎服，日1剂，服至月经干净。

如此遵前法又连续治疗两个月经周期，经来腹痛止，诸症消失。半年后随访未再复发。

（2）产后腰痛

谢某，女，26岁，1986年6月6日初诊。患者14岁时月经初潮，期、量、色、质均正常。孕2产1流1，于1986年

6月1日行人工流产术。术后5天即出现腰部疼痛，伴足跟痛、头眩、手足心热、面红颧赤，脉弦细数。

中医诊断：产后腰痛（肝肾阴虚）。

治法：滋阴补肾，养血柔肝。

方药：山药15g，阿胶（烊化）15g，当归20g，白芍15g，山茱萸15g，巴戟天10g，甘草10g，熟地黄15g，川楝子15g。水煎服，日1剂，早晚分服。服药7剂后，诸症好转。继服10剂，病瘥。

（3）阴痒

庞某，女，43岁，农民，已婚。患者孕4产2，平日急躁易怒，偶尔头晕目眩，耳鸣口干，自从2004年11月以后，自感症状加重，且阴户有灼热痒痛感，曾先后在诊所口服消炎药，并外用洁尔阴等洗剂，其痒痛仍未缓解，特来我处就诊。刻诊：患者自感烘热汗出，口干耳鸣，腰脊酸楚，阴部灼热痒痛，下腹坠胀，舌略红，苔少，脉细数。妇科检查：外阴皮肤萎缩干涩，发红，有抓痕，白带较多，呈淡黄色；阴道黏膜充血，伴散在点状出血灶。

中医诊断：阴痒（肝肾亏损）。

治法：滋补肝肾，利湿止带。

方药：山茱萸9g，山药15g，甘草3g，巴戟天3g，阿胶9g，当归9g，白芍9g，知母9g，黄柏9g，黄芩9g。水煎服，日1剂。服6剂后，症状明显好转，上方继服5剂，后嘱服六味地黄丸以巩固疗效。

（4）经间期出血

贾某，女，38岁，因"反复经间期出血3年"于2006年12月7日初诊。该妇近3年月经尚规律，无痛经，反复发作经间期出血，每于经净后1周见少量阴道出血，持续5～7天，甚者淋漓至下次经潮。曾服用中西药物，当时症状消失，两三月后又作，非常痛苦。刻下：经净8天，基础体温（BBT）上升1天，阴道再次出血两天，量少，色鲜红，少腹隐痛，腰膝酸楚，头昏乏力，胸闷烦躁。舌质偏红，苔薄白，脉细弦。

中医诊断：经间期出血（肝肾阴虚）。

治法：滋养肝肾，调肝平气。

方药：山药15g，炒阿胶15g，当归15g，白芍15g，山茱萸15g，盐巴戟5g，甘草5g。水煎服，日1剂。服药方法：每次经净3天后开始服用至基础体温上升两天，连服3月，患者诸症消失，随访1年未复发。

顺经汤

【原方组成】酒洗当归五钱，九蒸大熟地五钱，酒炒白芍二钱，丹皮五钱，白茯苓三钱，沙参三钱，黑芥穗三钱。

【功效】补益肝肾，平肝降逆。

【主治】经前腹疼吐血，症见妇人于经前一二日出现小腹疼痛，拒按，伴有吐衄，量多，色红，并可伴有急躁易怒、头晕目眩、口苦咽干、胸胁胀痛等症状。舌红，苔少，脉弦数。

【原文摘要】

妇人有经未行之前一二日，忽然腹疼而吐血，人以为火热之极也，谁知是肝气之逆乎！夫肝之性最急，宜顺而不宜逆，顺则气安，逆则气动。血随气为行止，气安则血安，气动则血动，亦勿怪其然也。或谓经逆在肾不在肝，何以随血妄行，竟至从口上出也，是肝不藏血之故乎？抑肾不纳气而然乎？殊不知少阴之火，急如奔马，得肝火直冲而上，其势最捷，反经而为血，亦至便也，正不必肝不藏血，始成吐血之症。但此等吐血与各经之吐血有不同者，盖各经之吐血，由内伤而成；经逆而吐血，乃内溢而激之使然也。其症有绝异，而其气逆则一也。治法似宜平肝以顺气，而不必益精以补肾矣。虽然经逆而吐血，虽不大损夫血，而反复颠倒，未免太伤肾气，必须于补肾之中，用顺气之法，始为得当。方用顺经汤。

此方于补肾调经之中，而用引血归经之品，是和血之法实寓顺气之法也。肝不逆而肾气自顺，肾气既顺，又何经逆之有哉？

【方证解析】

顺经汤主治经前下腹疼痛，伴有吐衄之症。傅山认为此症多源于肝气之逆。肝性喜条达而恶抑郁，肝气以降为顺，肝气郁结，下降不顺而上逆，血随气逆，发为吐衄，肝郁气逆，经水运行不畅，发为痛经。傅山又指出，虽少量吐衄不会造成失血过重，但长此以往、反复如此亦会耗伤肾之精气，故治疗之法当"于补肾中行顺气之法"。临床上，肾阴不足，水不涵木，则肝失所养而见肝失条达，或素性抑郁而发为肝郁气逆之经行腹痛。经行吐衄、经前腹痛，伴有肝郁气逆之全身症状及舌红、苔少、脉弦数为顺经汤辨证要点。

【方药解析】

方中酒炒白芍、酒洗当归、九蒸大熟地补益肝肾、滋阴养血，养肝之体；丹皮凉血泻火；沙参益阴润肺；白茯苓健脾；黑芥穗疏肝顺气，且入血分，引血归经。全方使阴液足而虚火清，肺燥除则吐衄自止。且本方于补肾之中加入引经之品，血随气而行止，气安则血安，意在"于补肝肾调经之中，寓顺气之法"，以"和"为法，旨在使肝气条达，肝气顺则肾气自顺，逆经自愈。

【方歌】顺经汤治经前痛，当归熟地丹芍藏。

沙参茯苓黑荆芥，经行吐衄效先尝。

【应用及发挥】

1.适应证 顺经汤原方治疗经前下腹疼痛，伴有吐衄之症。临床上证属阴虚血热、肝郁气逆之痛经者可用本方治疗。后世医家多用其治疗经行吐衄、咳血、月经过少等症。除此之外，有部分医家将其应用于阴虚咳血、球结膜出血等病证。

2.随症加减 肝郁经络不畅，兼有胸闷、胁胀者，加香附、川楝子；肝郁化火，兼有心烦易怒、口苦咽干者，加栀子、黄芩；日久肾气亏虚，兼有腰困者，加山药、山茱萸、菟丝子；肝肾不足，经行不畅，兼有月经量少者，加入牛膝；血随气逆甚，吐衄出血量多者，可加入女贞子、墨旱莲。

3.典型案例

（1）经行吐衄

陈某，女，19岁，2010年1月13日初诊。患者经行吐血半年余。12岁月经初潮，期、量、色均正常。就诊前半年开始无诱因出现月经来潮时口鼻出血，月经干净两天后出血方止。经服中西药治疗无效，就诊时正值月经来潮第2天，流鼻涕时伴见少量血液外流，咳痰时亦见痰中带少量血丝，头晕耳鸣，手足心热，潮热干咳，咽干口渴，月经量少，色红，舌红少苔，脉细数无力。查血常规：WBC 5.6×10^9/L，RBC 4.9×10^{12}/L。胸正侧位片示：心肺未见异常。

中医诊断：经行吐衄（阴虚肺燥）。

治法：滋阴润肺，降火止血。

方药：当归15g，熟地黄20g，沙参20g，白芍15g，茯苓15g，黑芥穗10g，牡丹皮10g，知母10g，麦冬15g，墨旱莲10g，甘草5g。5剂，水煎服，日1剂。

二诊时，吐衄已止，月经已净。嘱其坚持，经前5～7天继服原方5剂，连续治疗3个月经周期。随访半年，未再复发。

（2）经行咳血

王某，女，19岁，1980年3月5日初诊。16岁月经初潮，3年来，每次月经来潮前3日即咳嗽，痰中带血，经来即止，伴五心烦热，头晕目眩，胸胁闷胀，四肢酸楚，经行少腹胀痛，经色暗红，量少，有血块，经后诸症消失。诊见形体瘦弱，颧红唇干，舌淡红，边尖紫黯、有瘀点，脉弦细数。

中医诊断：经行咳血（肝火上逆，损伤肺阴，络热血溢）。

治法：清肝泄热降逆，滋阴润肺止血。

方药：当归10g，白芍20g，生地黄15g，沙参10g，百合25g，黑荆芥10g，墨旱莲15g，白及10g，黄芩10g，蛤粉10g，牡丹皮10g，牛膝10g。水煎服，日1剂。

服药6剂后，于4月15日月经来潮时未再咳血，烦热大减，腹痛亦轻，月经中血块减少，脉弦数。前方减白及、蛤粉，加川芎10g、延胡索15g，继服6剂，诸症悉愈，追访一年未再复发。

温脐化湿汤

【原方组成】土炒白术一两，白茯苓三钱，炒山药五钱，盐水浸巴戟肉五钱，炒扁豆三钱，白果（捣碎）十枚，不去心建莲子三十枚。

【功效】利湿散寒，通调冲任。

【主治】经水将来脐下先疼痛，症见经行前小腹冷痛，拒按，得热痛减，伴有形寒肢冷，小便清长，经量少，色紫黯，有血块，带下量多，色白质稀。舌暗苔白，脉沉紧。

【原文摘要】

妇人有经水将来三五日前，而脐下作疼，状如刀刺者，或寒热交作，所下如黑豆汁，人莫不以为血热之极，谁知是下焦寒湿相争之故乎！夫寒湿乃邪气也，妇人有冲任之脉，居于下焦，冲为血海，任主胞胎，为血室，均喜正气相通，最恶邪气相犯。经水由二经而外出，而寒湿满二经而内乱，两相争而作疼痛，邪愈盛而正气日衰。寒气生浊，而下如豆汁之黑者，见北方寒水之象也。治法利其湿而温其寒，使冲任无邪气之乱，脐下自无疼痛之疾矣。方用温脐化湿汤。

此方君白术以利腰脐之气，用巴戟、白果以通任脉，扁豆、山药、莲子以卫冲脉，所以寒湿扫除而经水自调，可受妊矣。倘疑腹疼为热疾，妄用寒凉，则冲任虚冷，血海变为冰海，血室反成冰室，无论难于生育，而疼痛之止，又安有日哉？

【方证解析】

温脐化湿汤主治经前三五日下腹疼痛之症。傅山认为此症貌似血热之极，实则为下焦寒湿相争所致。冲、任二脉均居于下焦，冲为血海，任主胞胎，为血室，经水由此二经调节。正气相通则冲、任二脉条达，如遇寒湿之邪侵犯，冲任内乱，正邪交争则不通则痛，发为痛经。患者经前、经期感受寒湿之邪，见经行下腹冷痛为主，因受寒邪，得温则减，每于经期前受到致病因素之干扰，导致冲任气血运行不畅，胞宫经血流通受阻，发为痛经，寒湿凝滞，伴有身痛、腰痛、畏寒等全身症状。临床上以经前下腹冷痛，经量少、色黯红，舌暗苔白，脉沉紧为温脐化湿汤的主要辨证要点。

【方药解析】

温脐化湿汤以健脾利湿为主，方中重用土炒白术健脾利湿为君药，以利腰脐之气；白茯苓健脾利水；炒山药、建莲子、炒扁豆健脾利湿。全方健脾而利湿，以补化湿，湿邪自除；又注重温通冲任之功，方中炒山药、建莲子、炒扁豆健脾利湿，亦可卫冲脉；盐水浸巴戟肉、白果温通任脉之气，利湿散寒。诸药相合，通调冲任，利湿散寒，以补助通，使脐下疼痛自止，经水自调。诸药合用，温通经脉，健脾化湿，冲、任气机通畅，经前脐下作痛自除也。

【方歌】温脐化湿重白术，莲药苓豆助湿去。

巴戟白果温冲任，下焦寒湿痛经愈。

【应用及发挥】

1.适应证　温脐化湿汤原方主治妇人有经水将来三五日前而脐下作疼之症。临床上证属寒湿凝滞之继发性痛经及原发性痛经均可用本方治疗。后世医家亦将其应用于由寒湿凝滞所致之不孕症、带下病者。亦有医家在其基础上加减治疗胞宫虚寒引起的月经后期、月经量少、闭经等月经病。

2.随症加减　肾阳亏虚，兼腰部冷痛者，加仙茅、续断、菟丝子、杜仲；脾虚气滞，兼腹胀、腹坠者，去白果，加枳壳、槟榔等；胃气上逆，兼恶心、呕吐清涎者，加用吴茱萸、小茴香、砂仁；脾阳不足，兼下腹冷痛甚者，加延胡索、乌药、小茴香、艾叶；日久化瘀，兼月经量多，色黯，有血块者，酌加五灵脂、蒲黄、牛膝；脾虚不摄，兼带下日久滑脱不止者，酌加芡实、龙骨、牡蛎、海螵蛸、补骨脂。

3.典型案例

（1）不孕症

李某，女，32岁，1990年8月10日初诊。结婚5年不孕，曾在多家医院诊治。月经14岁初潮，周期5～6天／26～28天，自诉经量偏少，色黑。平素小腹怕冷，喜温喜按，经来时更甚，白带多。舌质淡黯，边有齿痕，苔薄白，根部稍厚，脉弦细。妇科检查未见明显异常。行诊断性刮宫术、输卵管通液术均未见异常。抗精子抗体、弓形虫抗体均为阴性。

中医诊断：不孕症（寒湿凝滞）。

西医诊断：原发性不孕。

治法：温经散寒，健脾温肾。

方药：炒白术30g，炒山药、巴戟肉、建莲子各15g，茯苓、炒扁豆、白果各10g。嘱其月经来潮前10天服，水煎服，日1剂。

二诊：服完4剂后又过6天后月经来潮，经色由黑转红，小腹畏寒喜温症状明显减轻，嘱下次月经来潮前10天继服上药4剂。

三诊：诉此次来经颜色正常，小腹怕冷症状消失。共服12剂后患者因停经40余天而来，经医院B超检查证实为早孕。

（2）痛经

患者，女，28岁，已婚，2014年9月24日初诊。主诉：经行腹痛数年余。患者数年前曾泛舟游玩，不慎跌入水中，当晚适逢月经来潮，小腹剧痛，其后痛经不断。月经周期为30天，此乃经前感受寒湿之邪，寒湿凝滞，与冲任相争而作痛。

中医诊断：痛经（寒湿凝滞）。

西医诊断：继发性痛经。

治法：温经散寒，利湿止痛。

方药：土炒白术30g，茯苓15g，山药15g，巴戟天15g，白扁豆10g，莲子15g，芡实10g，枸杞子15g，山茱萸15g，北沙参15g，石斛15g，延胡索15g，炙甘草5g。7剂，水煎服，日1剂。

二诊：2015年4月16日。患者诉服上述中药后痛经半年未发作，近期受凉后痛经再次发作。末次月经2015年3月25日，经色暗红，经行腹痛，怕冷，喜温，手足发凉，纳、眠可，大便溏，小便清。舌淡，苔薄白，脉沉迟。上方去枸杞子、山茱萸、北沙参、石斛、延胡索、炙甘草，加香附10g

行气止痛，小茴香10g、干姜10g温中止痛，炒薏苡仁15g健脾化湿，7剂，水煎服，日1剂。

加减四物汤

【原方组成】九蒸大熟地一两，酒炒白芍三钱，酒洗当归五钱，酒洗川芎二钱，土炒白术五钱，黑芥穗三钱，蒸山萸三钱，续断一钱，甘草一钱。

【功效】养血益气，摄血调经。

【主治】妇人经水过多，行后复行，症见月经量多，或行后复行，伴见面色萎黄、身体倦怠、四肢困乏、舌质淡、苔薄白、脉细无力等症。

【原文摘要】

妇人有经水过多，行后复行，面色萎黄，身体倦怠，而困乏愈甚者，人以为血热有余之故，谁知是血虚而不归经乎！夫血旺始经多，血虚当经缩。今日血虚而反经多，是何言与？殊不知血归于经，虽旺而经亦不多；血不归经，虽衰而经亦不少。世之人见经水过多，谓是血之旺也，此治之所以多错耳。倘经多果是血旺，自是健壮之体，须当一行即止，精力如常，何至一行后而再行，而困乏无力耶！惟经多是血之虚，故再行而不胜其困乏，血损精散，骨中髓空，所以不能色华于面也。治法宜大补血而引之归经，又安有行后复行之病哉！方用加减四物汤。

四剂而血归经矣。十剂之后，加人参三钱，再服十剂，下月行经，适可而止矣。夫四物汤乃补血之神品，加白术、荆芥，补中有利；加山萸、续断，止中有行；加甘草以调和诸品，使之各得其宜，所以血足而归经，归经而血自静矣。荆芥穗炭能引血归谷。方妙极，不可轻易加减。

【方证解析】

妇人经水过多，行后复行，属异常出血类病证，究其本质，多与血热妄行、气虚不摄和瘀血阻滞等有关。世人见经量增多，则多以为血热有余之故，然傅山主张从血虚论治。临证辨析首先应着眼于月经本身的情况，因血少气亏，气虚则冲任不固，经血失于制约，故经行量多，行后复行；且气虚火衰不能化血为赤，故经色淡红、质地清稀。其次，应重点关注其他兼见症状，原文中着重记载"行后复行，面色萎黄，身体倦怠，而困乏愈甚"诸症。"血损精散，骨中髓空，所以不能色华于面也"，故可见面色萎黄；气虚中阳不振，故神疲体倦，气短懒言；行经之际，血虚更甚，故再行而不胜其困乏。临床本证以月经量多、经后复行、面色萎黄、身体倦怠为辨证要点。

【方药解析】

在《傅青主女科》一书中多次对四物汤进行加减化裁，用药讲究"不损天然之气血"。本方取四物补血养阴调经之功，然伴见面色萎黄、身体倦怠，乃脾气亏虚之象，故方中加土炒白术健脾祛湿，益气摄血。黑芥穗辛、微温，归肝经，炒黑有止血之功，可引血归经。《本经备要》称荆芥："功本治风，又兼治血者，以其入风木之脏，即是藏血之地，故并主之。"《素问·五运行大论》曰："肾生骨髓，髓生肝。"肾藏精，肝藏血，血损精散，则行后复行、困乏愈甚，故加蒸山萸、续断补肝益肾。另外，蒸山萸酸涩收敛，又能固经止血，可用于妇女体虚之月经过多等症；续断调冲任、止崩漏，可用于妇人肝肾不足之崩漏下血等症。加入甘草调和诸药，诸药合用使血足而归经，归经而血自静，有"补中寓利""止中有行"之意。原文指出，服用本方十剂之后，加人参三钱再服十剂，意在大补元气以固摄冲任，确保下次行经能够适时而止，恢复正常。

【方歌】经水过多行复行，加减四物归芎芍。

熟地术萸续荆草，血足归经病自宁。

【应用及发挥】

1.适应证 傅山加减四物汤可用于血虚型月经过多、行后复行之症，临床上月经先期、经期延长及崩漏等出血类疾病，辨证属气血亏虚、冲任不固者，均可在此方基础上进行加减化裁。另外，女性绝经前后出现月经紊乱，表现为频发、经量增多，甚至阴道大量出血或经期延长者均可使用。但在临证用药时须注意病情缓急，根据"急则治其标，缓则治其本"的原则，出血期间应密切观察出血量的多少、颜色、质地，配合使用止血药物，或必要的止血措施，以防进一步重伤气血，加重病情。

2.随症加减 出血量多者，临证时可去温经活血之当归，加黄芪、党参补气之品，更加棕榈炭、生地炭、姜炭等炭类药物以止血；若经行有瘀块或伴有腹痛者，可酌加泽兰、三七、益母草等化瘀止血；兼腰骶酸痛者，可酌加鹿角霜、补骨脂、桑寄生等，使精足而血旺，血旺而自能归经，则经行如期而止。

健固汤

【原方组成】人参五钱，白茯苓三钱，土炒白术一两，盐水浸巴戟五钱，炒薏苡仁三钱。

【功效】健脾化湿，温肾助阳。

【主治】经行泄泻，症见每值经期或经前则大便溏薄，或泄泻次数增多，甚则如水样，经后大便恢复正常，伴见脘腹胀满,神疲肢倦,经行量多,色淡质稀,平时带下量多,色白质黏,无臭气,面浮肢肿等,舌淡胖,苔白腻,脉濡缓。

【原文摘要】

妇人有经未来之前,泄水三日,而后行经者,人以为血旺之故,谁知是脾气之虚乎!夫脾统血,脾虚则不能摄血矣。且脾属湿土,脾虚则土不实,土不实而湿更甚,所以经水将动,而脾先不固。脾经所统之血,欲流注于血海,而湿气乘之,所以先泄水而后行经也。调经之法,不在先治其水,而在先治其血;抑不在先治其血,而在先补其气。盖气旺而血自能生,抑气旺而湿自能除,且气旺而经自能调矣。方用健固汤。

连服十剂,经前不泄水矣。此方补脾气以固脾血,则血摄于气之中,脾气日盛,自能运化其湿。湿既化为乌有,自然经水调和,又何至经前泄水哉!与胖人不孕者参看,自得立方之妙。

【方证解析】

傅山认为本病病机之关键在于脾气虚。脾统血,主要依靠"气"来统摄,故当行经之际,经血下注冲任以为月经,若素体脾虚,则经行之时脾气更虚。且脾在五行属土,喜燥恶湿，脾气亏虚，不能运化水谷化生精微，反聚为湿，脾土不实反为湿胜，水湿下注则发为泄泻之症。另外，脾之运化有赖于命门的温煦，且脾主运化水液，肾主水，两脏均参与人体的水液代谢环节。若患者平素脾肾不足，火不暖土，湿浊内聚，当经行之际，两脏更虚，湿浸之于下，亦可发为泄泻。临床上本证以经前及经期周期性大便溏泄，伴见纳谷不馨、神疲乏力、腰膝酸软、畏寒肢冷为辨证要点。

【方药解析】

本方立方之旨在于"补脾气以固脾血"，重在治其本，求其源。方中人参归脾经，是补脾气之要药；土炒白术味甘苦、性温，善于补脾气，燥湿利水，土炒白术借土气助脾，补脾止泻之力更胜；人参、土炒白术共用，以温中健脾，益气升阳，使得"气旺而血自能生，抑气旺而湿自能除，且气旺而经自能调"。白茯苓与炒薏苡仁同用，既能增强参、术健脾益气之功，又能渗湿利水，使全方重心不在治水而有治水之功。盐水浸巴戟天补肾气，助命门之火，《本草正义》中说巴戟天"味辛，气温，专入肾家，为鼓舞阳气之用"，命门火足，自可温暖脾土，脾得健则湿气自除。故诸药合用，共收健脾益气、除湿调经之功。

【方歌】健固人参用五钱，白术一两苓三钱。

薏米三钱巴戟五，经前泄水十剂安。

【应用及发挥】

1.**适应证** 健固汤原方主治脾虚经前泄水之症，目前临床上多用于经行泄泻辨证属脾肾阳虚者，亦有不少医家认为傅山所言之"经前泄水"实指每值经前自阴道流出水样分泌物之症。健固汤虽为"经前泄水"而设，但现代医家遵循中医"异病同治"的原则，对妇人经、带、胎、产、杂病凡辨证属脾虚、肾阳虚，不能温化水湿者，均以此方加减化裁进行治疗，如经前期综合征、慢性泄泻、经行水肿、不孕症、围绝经期综合征等。

2.**随症加减** 经行泄泻，大便有黏液者，加蒲公英、黄连；腹胀嗳气者，加川厚朴、砂仁；口淡纳呆、苔腻者，加苍术、神曲；腰膝酸软者，加肉桂、补骨脂；泄泻伴有胁痛者，加素馨花；病程久，泄泻甚者，加五味子、车前子、龙骨；阴道泄水，泄水色淡清稀且无异味，腹部微冷，脾阳不足者，可加干姜、肉桂温阳散寒；兼见小腹冷，腰骶酸坠，肾阳不足者，宜加菟丝子、补骨脂温肾暖土；湿积成痰，痰湿壅聚胞宫，其人形体肥胖，泄水量多，状如痰涎，连绵如带，经量亦多者，可加半夏、胆南星、苍术等健脾燥湿化痰；湿邪久留，郁而化热，泄水色紫，状如赤豆汁，阴道灼痛者，当先清热渗湿，方用龙胆泻肝汤，待热象解除后，再用健脾利湿法善后。

3.典型案例

（1）经行泄泻

杨某，35岁，1995年12月7日初诊。患者每次经期均出现腹泻，每日2～3次，已历3年，因经停而腹泻自止，一直未予重视。近3个月因工作繁忙，心情抑郁，睡眠、胃纳欠佳，月经来潮时腹泻加重，每日4～6次，以晨泄为主，便稀溏，伴完谷不化，无黏液脓血，头晕，恶心，月经量中，有色暗瘀块，下腹微胀痛，腰膝酸软，舌淡、边有瘀点，苔白，脉沉细。查大便常规：白细胞2～3/Hp。

中医诊断：经行泄泻（脾肾阳虚，兼肝郁）。

治法：温肾健脾，除湿止泻，理气调经。

方药：党参18g，白术12g，茯苓15g，薏苡仁15g，巴戟天9g，补骨脂9g，吴茱萸6g，白芍15g，香附12g，防风10g，陈皮9g，赤石脂15g。服3剂后，便软成形，每日3次，胃纳略增，腹胀痛减，继服3剂，泻止，月经净。嘱服附子理中丸10天，下次月经期守原治疗方案，治疗两个疗程，行经腹泻止，追访半年，未复发。

（2）经前泄水

对于"经前泄水"，也有学者提出了不同的认识，认为经前泄水实乃每值经前自阴道流出水液，质地清稀无味如水样，与带下或稠或稀、绵绵不断亦不同，是脉因证治自成独立体系的一种月经病。在此暂录一案，以供读者参阅。

谢某，女，46岁，已婚，工人。

初诊：1981年11月19日。每值月经来潮前一两天必阴道流水2～3次。罹病近5年，水液清稀，无特殊臭气，水可湿透衬裤及棉毛裤。月经量多，伴经期浮肿、腰酸、头昏，平时带下不多，饮食一般，舌淡、边尖有齿痕，脉缓。末次月经：1981年10月23日。孕4产2流2。

中医诊断：经前泄水（脾肾气馁，不能行水化湿）。

治法：健脾、温肾、利湿。

方药：党参、茯苓、薏苡仁、白术、怀山药各15g，巴戟天20g，白芍、芡实、续断各10g，桂枝6g。5剂，水煎服，日1剂。

二诊：1981年12月8日。月经于1981年11月20日来潮，量多色红，夹小血块，下肢浮肿。服药后精神好转，唯头昏、纳食一般，舌苔薄白，脉细缓。仍守健固汤加味：党参、茯苓、巴戟天各15g，白术20g，薏苡仁20g，枸杞子、菊花、蒺藜各10g。5剂，水煎服，日1剂。

三诊：1981年12月19日。经前泄水大减，只用纸一张，舌边尖尚有齿痕，脉缓。仍守健固汤加黄芪、山药各15g，苏叶10g，鸡内金10g。5～10剂，水煎服，日1剂。

四诊：1982年2月24日。月经分别于1981年12月20日、

1982年1月15日和1982年2月18日来潮3次，月经量减少，经前阴道已不流水，唯精神倦怠，继以原方巩固疗效。随访半年未复发。

顺经两安汤

【原方组成】酒洗当归五钱，酒炒白芍五钱，九蒸大熟地五钱，蒸山萸肉二钱，人参三钱，土炒白术五钱，去心麦冬五钱，黑芥穗二钱，盐水浸巴戟肉一钱，升麻四分。

【功效】滋补心肾，调肝养血。

【主治】经前大便下血，症见经前一二日大便下血，行经量少色淡，伴心悸失眠、头晕耳鸣、腰膝酸软、气短乏力，舌红少苔，脉细数。

【原文摘要】

妇人有行经之前一日大便先出血者，人以为血崩之症，谁知是经流于大肠乎！夫大肠与行经之路，各有分别，何以能入乎其中？不知胞胎之系，上通心而下通肾，心肾不交，则胞胎之血，两无所归，而心、肾二经之气，不来照摄，听其自便，所以血不走小肠而走大肠也。治法若单止大肠之血，则愈止而愈多；若击动三焦之气，则更拂乱而不止。盖经水之妄行，原因心肾之不交。今不使水火之既济，而徒治其胞胎，则胞胎之气无所归，而血安有归经之日？故必大补其心与肾，使心肾之气交，而胞胎之气自不散，则大肠之血自不妄行，而经自顺矣。方用顺经两安汤。

二剂大肠血止，而经从前阴出矣，三剂经止，而兼可受妊矣。此方乃大补心、肝、肾三经之药，全不去顾胞胎，而胞胎有所归者，以心肾之气交也。盖心肾虚则其气两分，心肾足则其气两合，心与肾不离，而胞胎之气听命于二经之摄，又安有妄动之形哉？然则心肾不交，补心肾可也，又何兼补夫肝木耶？不知肝乃肾之子、心之母也，补肝则肝气往来于心、肾之间，自然上引心而下入于肾，下引肾而上入于心，不啻介绍之助也。此使心肾相交之一大法门，不特调经而然也，学者其深思诸。

【方证解析】

傅山认为经前便血，出血虽在大肠，但实则"胞胎（此处"胞胎"实指胞宫）之血，两无所归"之象。由于胞宫系于心肾，"胞脉者，属心而络于胞中"（《素问·评热病论》）；"胞络者系于肾"（《素问·奇病论》），心肾同为少阴经所属，经络循行上亦相互交通，且都有经络直接联系胞宫。故经前大便出血，经水妄行，究其原因在于心、肾二经之气，不来照摄，即心、肾两不相交所致。肾水亏于下，心火亢于上，行经之际，经血下注胞宫，肾水愈亏，心火愈亢，心肾不交，水火不济，藏泻无度，经血妄行，溢于大肠，故症见经前大便出血。本证以经前便血，伴行经量少色淡、心悸失眠、头晕耳鸣为辨证要点。

【方药解析】

傅山认为本病的治疗既不能"单止大肠之血"，亦不可"徒治其胞胎"，而应着眼于心、肾两脏，创方贵在大补心与肾，使心肾之气交。倘若心、肾两脏相安无事，心、肾之气上下交通，其气不离，则胞胎之气归于心、肾二经统摄，而经自顺矣，故将本方命名为顺经两安汤。

另外，傅山从"肝乃肾之子，心之母"立论，认为肝藏血而主疏泄，体阴而用阳，与心、肾两脏之间均表现出"生中有克"的关系。肝为肾之子，肾藏精为先天之本，肝有赖于肾的涵养而疏泄有度，肾亦有赖于肝的疏泄而气化有常。肝为心之母，心主血脉而藏神，心血充足，则肝有所藏而疏泄有度；肝气条达，则能助心行血。女子以肝为先天，有余于气，不足于血，又常被忧思恼怒所困，故经、带、胎、产诸疾，虽因心肾不交所致，但傅山亦多主张调肝气、养肝血的治肝之法，使"肝气往来于心、肾之间，自然上引心而下入于肾，下引肾而上入于心，不啻介绍之助也"，创立了治肝以沟通心肾之法，并指出此法"不特调经而然也"。

方中九蒸大熟地、蒸山萸肉、酒炒白芍滋补肝肾，补益精血，温通血脉。人参、土炒白术、麦冬三药以补益心气，生津养阴。黑芥穗凉血止血入血分，又可入营分以引血归经，以治血液不循其经而溢于经外。升麻升发少阳之气，振中气上升，使游溢之精气上行，承制心火，调和气机。巴戟天能升阳长阴，《本草新编》记载："夫巴戟天，补水火之不足，益心肾之有余，实补药之翘楚也。"全方由归心、肝、肾三经之药组成，共奏交通心肾、养血疏肝、顺气止血之功。

【方歌】顺经两安交心肾，地芍归术与人参。

山萸巴戟麦麻芥，经前便血效如神。

【应用及发挥】

1.适应证　顺经两安汤适用于心肾不交，不能摄血之经行便血症，因大肠伏热致大便出血者则非其所宜。

2.随症加减　大便黏腻不畅者，可加黄连9g、栀子10g苦寒清热燥湿；大便溏泻不成形者，可加白术10g、茯苓10g健脾祛湿；大便秘结不通者，可加火麻仁10g、桃仁10g润肠通便。

益经汤

【原方组成】九蒸大熟地一两，土炒白术一两，炒山药五钱，酒洗当归五钱，酒炒白芍三钱，生枣仁（捣碎）三钱，丹皮二钱，沙参三钱，柴胡一钱，炒黑杜仲一钱，人参二钱。

【功效】补肾养血，疏肝健脾。

【主治】年未老经水先断，症见年未老而月经量渐少，周期不定而至停闭，伴见腰膝酸软，头晕耳鸣，失眠健忘，心悸怔忡，或少腹胀满，食少便溏，心烦易怒，舌质淡，苔薄白，脉沉弱或沉弦。

【原文摘要】

经云："女子七七而天癸绝。"有年未至七七而经水先断者，人以为血枯经闭也，谁知是心肝脾之气郁乎！使其血枯，安能久延于人世。医见其经水不行，妄谓之血枯耳，其实非血之枯，乃经之闭也。且经原非血也，乃天一之水，出自肾中，是至阴之精而有至阳之气，故其色赤红似血，而实非血，所以谓之"天癸"。世人以经为血，此千古之误，牢不可破。倘果是血，何不名之曰"血水"，而曰"经水"乎！古昔贤圣创乎经水之名者，原以水出于肾，乃癸干之化，故以名之。无如世人沿袭而不深思其旨，皆以血视之。然则经水早断，似乎肾水衰涸，吾以为心肝脾气之郁者。盖以肾水之生，原不由于心肝脾，而肾水之化，实有关于心肝脾；使水位之下无土气以承之，则水溢灭火，肾气不能化；火位之下无水气以承之，则火炎铄金，肾气无所生；木位之下无金气以承之，则木妄破土，肾气无以成。倘心肝脾有一经之郁，则其气不能入于肾中，肾之气即郁而不宣矣。况心肝脾俱郁，即肾气真足而无亏，尚有茹而难吐之势。矧肾气本虚，又何能盈满而化经水外泄耶！经曰"亢则害"，此之谓也。此经之所以闭塞有似乎血枯，而实非血枯耳。治法必须散心肝脾之郁，而大补其肾水，仍大补其心肝脾之气，则精溢而经水自通矣。方用益经汤。

连服八剂而经通矣，服三十剂而经不再闭，兼可受孕。此方心、肝、脾、肾四经同治药也。妙在补以通之，散以开之。倘徒补则郁不开而生火，徒散则气益衰而耗精。设或用攻坚之剂、辛热之品，则非徒无益，而又害之矣。

【方证解析】

本病开篇即引述《素问·上古天真论》中记载的"（女子）七七，任脉虚，太冲脉衰少，天癸竭，地道不通，故形坏而无子也"。傅山强调："原以水出于肾，乃癸干之化""是至阴之精而有至阳之气"。这也是历代医家将月经称为"经水"，而不称其为"血水"的原因所在。然年未至七七而经水先断，月经停闭，世人多以为"血枯"所致，傅山则否定了这一说法，认为本病发生多因心肝脾气之郁所致。又因心肝脾之郁关乎肾水之化，故亦重视肾虚之本，重点剖析了心肝脾诸脏与肾的关系。

1.肝　《河间六书》曰："天癸既行，皆从厥阴论之。"女子以血为本，以肝为先天，中年女性易于因工作、生活的压力而引起不良的情志变化，影响肝的疏泄功能，以致气机郁滞。肝为肾之子，傅山在"经水先后无定期"中也指出："夫经水出诸肾，而肝为肾之子，肝郁则肾亦郁矣。"血为气滞，冲任受阻，故月经提早停闭。

2.脾　《素问·六微旨大论》云："水位之下，土气承之。"阐释了脾肾的关系。肾藏精，为先天之本；脾主运化，为后天之本，只有先后天协同才能化生万物。若脾失健运，则气血生化乏源，影响肾中精气的生化，以致冲任亏虚，血海空虚，故早发绝经。

3.心　在《傅青主女科》一书中，傅山提及"胞脉之系，上通心而下通肾"，心在上，属火；肾在下，属水。正常生理情况下，心火和肾水相互升降，彼此交通，保持动态的平衡；如心、肾两不相交，心火亢于上，肾水亏于下，冲任亏耗，胞宫无血可下而形成闭经。

4.肾　傅山虽强调心肝脾之郁，但亦重视肾虚之本，组方大补其肾水，且言"妙在补以通之"，究其原因，必有肾虚之本。如果心肝脾俱郁，则易形成气滞、血瘀、湿阻等，即使原本肾精、肾气充足，也可能受损而使经血不足。如瘀血阻滞，旧血不去，新血不生，致使精血不足；或痰湿阻滞，有碍脾胃运化，气血化生乏源……况且女子五七之后，"阳明脉衰，面始焦，发始堕"，后天之本已虚，若累及先天，则致肾气亏虚，血海不盈，经水不能如期而至。

临床上，本证以年未老而月经推后、量少，甚至停闭为主症，伴见肾虚、肝郁、脾虚或心神被扰的症状为辨证要点。

【方药解析】

1.从肾论治　本方大补其肾水，以九蒸大熟地一两为君，"主补血气，滋肾水，益真阴"（《珍珠囊》）；佐杜仲炒黑，以助九蒸大熟地补肾之功，使肾精充足，精溢而经水自通。

2.从脾论治　方中炒山药、土炒白术健脾，补后天以滋先天，使血海充盈，有源可下。

3.从肝论治　酒炒白芍酸苦微寒，养血敛阴，柔肝缓急；酒洗当归甘辛苦温，养血和血，且气香可理气，为血中之气药；归、芍与柴胡同用，补肝体而助肝用，使血和则肝和，血充则肝柔。三药合用，大有"逍遥"之意，使肝气条达，气机通畅，肾气亦不为之所郁。

4.从心论治　傅山言："胞脉之系，上通心而下通肾。"心肾不交，水火失济，则肾水亏于下，心火亢于上。故方中以人参、生枣仁养心除烦安神，合沙参、丹皮凉血之功，使心火不亢，则可下济于肾以温化肾水。

益经汤全方11味药，心、肝、脾、肾四经同治，方中补益脾肾之品用量极重，而解心肝脾气郁之品用量甚轻，妙在"补以通之，散以开之"。

【方歌】未老经闭益经汤，心肝脾郁肾虚因。

山药沙丹柴杜参，归芍熟地术枣仁。

【应用及发挥】

1.适应证　益经汤原方主治为年未老而经闭者，临床上多用于因卵巢功能低下、卵巢早衰等出现的月经推后、稀发，甚则闭经，以及经量减少、月经淋漓不尽等符合益经汤证辨证要点者。近年来，益经汤对于肾虚肝郁型早发性卵巢功能减退的患者，单用或是与西药联合使用，均显示出较为满意的临床疗效。

除了肾虚肝郁型卵巢功能减退的患者，现代医家抓住本方着眼于肾、心、肝、脾四脏同治的特点，应用本方治疗月经过少、继发性闭经、多囊卵巢综合征、不孕症、围绝经期综合征等各种妇科疾病，并且拓展其应用范围至一些内科疾病，其中以心悸、失眠为主的内科系统疾病较为常见。

2.随症加减　月经后期者，加入牛膝、刘寄奴、红花活血逐瘀通经；肾虚腰酸腿软者，加菟丝子、枸杞子；潮热汗出者，加知母、黄柏；泌乳素增高者，加生麦芽、生甘草；

雌激素水平低者，加肉苁蓉、何首乌、黄精；雌激素水平高者，加丹参、菟丝子、枸杞子、桑叶、赤芍。

3.典型案例

（1）月经过少

徐某，35岁，已婚。生育史：足月生产1次，无早产，流产4次，现存子女1人，末次流产时间为2015年12月，2017年7月8日初诊。主诉：月经量较前减少1年余，加重3个月。患者既往月经规律，1年前开始出现月经量少，较前减少近2/3，经期逐渐缩短至2天，近3个月点滴即净，周期正常。无腹胀腹泻、头晕头痛及恶心呕吐等其他不适。月经史：初潮14岁，经期1~2天，周期28~32天，量少，色淡暗，有小血块，痛经间作。末次月经日期：2017年7月5日。1日净，量极少，点滴即净，色淡暗，无血块，伴痛经，腰骶酸痛，经前1周乳腺胀痛，无腹胀、腹泻等不适。就诊时患者自诉平时白带不多，近3个月未见明显透明拉丝样白带，感倦怠乏力，腰酸，胸胁胀闷不舒，纳可，夜寐晚，多梦，二便调，舌红紫暗，苔少，脉沉弦细数。妇科检查：外阴，经产式；阴道，畅；宫颈，轻度炎症；宫体，前位；子宫正常大小，活动良好；双侧附件，未及明显异常。当日查性激素六项提示：睾酮（T）27.6ng/dL，黄体生成素（LH）2.07 IU/L，卵泡刺激素（FSH）13.26 IU/L，雌二醇（E_2）23ng/L，孕酮（P）0.46ng/mL，垂体泌乳素（PRL）10.39ng/mL。阴道彩超示：子宫附件未及明显异常。血常规、肝肾功能检查均未见明显异常。

中医诊断：月经过少（肾虚肝郁）。

西医诊断：卵巢功能减退。

治法：补肾疏肝，养血调经。

方药：熟地黄30g，当归15g，炒白芍9g，炒白术30g，党参15g，山药15g，酸枣仁20g，牡丹皮6g，北沙参9g，柴胡6g，杜仲9g，陈皮6g，茯苓10g，生地黄10g，山茱萸10g，川楝子10g，柏子仁10g，橘核10g，桃仁10g，三棱10g。14剂，水煎服，日1剂，早晚温服。

二诊：2017年7月22日。服上方14剂，患者月经尚未来潮，诉乳腺胀痛如月经将至，腰酸明显，夜寐改善，二便调，舌偏红紫暗，苔薄白，脉沉弦细数。方药：在原方基础上加重活血通经药物，加王不留行10g、莪术10g。10剂，水煎服，日1剂，早晚温服，经期停药。

三诊：2017年8月10日。末次月经日期：2017年8月3日。中药调理1个月经周期后，患者诉经期及平素腰酸改善，经前乳腺胀痛减轻，月经量较前稍多但不明显，痛经不显，乏力减轻，纳寐可，二便调，舌偏红，苔白，脉沉弦细涩。按照经后予初诊方、经前予二诊方、经期停药的方案继续治疗两个月经周期。

四诊：2017年10月8日。诉月经量明显增多，恢复至正常时的2/3，平素带下可，近1个月见透明拉丝样白带，乏力不显，无其他不适，舌偏红，苔少，脉弦细数。末次月经日期2017年10月5日，行经中，量中等，暗红，无血块，经前乳腺胀痛减轻，腰酸轻微，无腹泻。当日复查性激素六项提示：T 34.6ng/dL，LH 3.8 IU/L，FSH 8.34 IU/L，E_2 78ng/L，P 0.41ng/mL，PRL 7.12ng/mL。阴道彩超：子宫附件未见明显异常。血常规、肝肾功能检查均未见明显异常。予加减益经汤原方加山茱萸10g、生地黄10g，继续服用3个月经周期。

五诊：2018年1月3日。患者诉月经量基本恢复正常，5～6日净，色暗红，无血块，无经前乳腺胀痛，腰酸、痛经无。末次月经日期：2017年12月31日。行经中，量中，色质及其他同上所述，平素心情舒畅，无腰酸乏力，纳寐可，二便调。当日复查性激素六项提示：T 32.64ng/dL，LH 3.5 IU/L，FSH 4.22 IU/L，E_2 280ng/L，P 0.38ng/mL，PRL 9.32ng/mL，血常规、肝肾功能检查均未见异常。停药，随访复查3个月，患者症状、FSH水平稳定。

（2）不孕

刘某，33岁，2005年10月9日初诊。患者因结婚3年同居未避孕而不孕来诊。曾行子宫输卵管碘油造影检查示：子宫、双侧输卵管未见异常。B超监测卵泡形态学变化示：主卵泡最大直径为15mm，夫妻双方行其他相关检查，未发现功能性及器质性病变。曾行促排卵及人工授精治疗未成功。诊时值月经周期第9天，诊见：轻微腰酸，带下量不多，夜寐欠安，余无特殊不适，舌淡，苔薄白，脉沉细。

中医诊断：不孕症（肾虚肝郁）。

治法：补肾疏肝，调理冲任。

方药：熟地黄、白术、当归、赤芍、鹿胎膏（烊化）、沙参、巴戟天、山药、党参各15g，酸枣仁、杜仲各12g，柴胡10g，鸡血藤30g，牡丹皮、甘草各6g。水煎服，日1剂，分3次口服，每次100ml，连服10剂，等待月经来潮，于月经周期第9天，续服上方10剂，患者无不适。月经过期未潮，经检查已妊娠。

↗ 五、种子方

养精种玉汤

【原方组成】九蒸大熟地一两，酒洗当归五钱，酒洗白芍五钱，蒸熟山萸肉五钱。

【功效】滋肾养血，调补冲任。

【**主治**】身瘦不孕，症见婚久不孕，月经先期，量少，色红质稠，甚至闭经，或带下量少，阴中干涩，腰酸膝软，头晕耳鸣，形体消瘦，五心烦热，失眠多梦，舌淡或舌红，少苔，脉细或细数。

【**原文摘要**】

妇人有瘦怯身躯，久不孕育，一交男子，即卧病终朝。人以为气虚之故，谁知是血虚之故乎！或谓血藏于肝，精涵于肾，交感乃泄肾之精，与血虚何与？殊不知肝气不开，则精不能泄，肾精既泄，则肝气亦不能舒。以肾为肝之母，母既泄精，不能分润以养其子，则木燥乏水，而火且暗动以铄精，则肾愈虚矣。况瘦人多火，而又泄其精，则水益少而火益炽，水虽制火，而肾精空乏，无力以济，成火在水上之卦，所以倦怠而卧也。此等之妇，偏易动火。然此火因贪欲而出于肝木之中，又是偏燥之火，绝非真火也。且不交合则已，交合又偏易走泄，此阴虚火旺不能受孕。即偶尔受孕，必致逼干男子之精，随种而随消者有之。治法必须大补肾水而平肝木，水旺则血旺，血旺则火消，便成水在火上之卦。方用养精种玉汤。

此方之用，不特补血而纯于填精，精满则子宫易于摄精，血足则子宫易于容物，皆有子之道也。惟是贪欲者多，节欲者少，往往不验。服此者果能节欲三月，心静神清，自无不孕之理。否则不过身体健壮而已，勿咎方之不灵也。

【方证解析】

傅山种子门以十证十方论治不孕症，以脏腑辨证为主，重视从肝、脾、肾三脏立论，并善用五行生克理论，明辨病因，辨证施治。傅山认为不孕症以虚证为主，尤以肾虚者多，重视肾中阴阳失调对种子的影响，提出先辨肾之阴阳而后立法定方，为后世医家诊治不孕症提供了宝贵的学术理论和临床经验。

养精种玉汤为"种子十方"的第一方，主治瘦人不孕。傅山认为本证病机是妇人身躯瘦怯，交感泄肾之精，肾为肝之母，阴亏血少，肝气不畅，相火妄动则肾愈虚，加之瘦人多火，又泄其精，阴虚火旺，故不能受孕。其中纵欲泄精为诱发本病的常见原因，因此治疗的同时傅山非常重视节制房事。本方的应用以婚久不孕，形体消瘦，腰酸膝软，头晕耳鸣，失眠多梦，舌淡或舌红，少苔，脉细，为辨证要点。

【方药解析】

养精种玉汤药用九蒸大熟地，为滋补肝肾之圣药；蒸熟山萸肉补益肝肾，收敛固涩，补而不峻，为平补阴阳之要药，《本草新编》谓"熟地得山萸萸，则功始大；山萸萸得熟地，则其益始弘"，九蒸大熟地甘温柔厚，蒸熟山萸肉酸涩微温，相须为用以加强补肾填精之效；酒洗当归、酒洗白芍益阴养血，酒洗当归补而不腻，为补血之圣药，酒洗白芍补肝经之阴血，收敛使不耗散。方中四味剂量均不小，药少量大，用药纯和，效专力宏，且均为补益阴血之要药、圣药，补阴血之余，更注重固涩封藏。傅氏妇科临证时善用四物汤加减，此方为四物汤去辛散之川芎加蒸熟山萸肉以酸收。全方组方特点为大补肾水而平肝木，水旺则血旺，血旺则火消，不特补血而纯于填精，精满则子宫易于摄精，血足则子宫易于容物，为治疗肾阴亏虚，精亏血少之不孕症的经典方剂。服药的同时，傅山强调须配合禁欲，以防阴精内耗，体现了傅山重视药后调护的思想。

【方歌】养精种玉女科方，归萸芍药熟地黄。

血虚不孕经不调，滋肾养血冲任康。

【应用及发挥】

1.适应证　养精种玉汤原方主治身瘦不孕之精亏血少之证，临床上多用于肾精亏虚型不孕症的治疗，现代医家应用本方亦治疗月经过少、胎动不安等疾病，此外在辅助生殖领域，养精种玉汤被用于试管婴儿技术的种植前调理及移植后保胎治疗，显示出了较为满意的疗效。

近年来，养精种玉汤在改善子宫内膜容受性方面有较多研究。研究结果表明，应用养精种玉汤加味，能明显改善肾虚证薄型子宫内膜不孕症患者的肾虚症状，增加子宫内膜厚度，提高血清E_2、超氧化物歧化酶（SOD）水平，改善子宫内膜血流情况，调节机体的抗氧化状态，提高临床妊娠率。

2.随症加减 胁肋隐痛，两目干涩者，可加女贞子15g、墨旱莲15g柔肝养阴；面色萎黄，头晕眼花者，可加龟甲15g、紫河车15g填精养血；五心烦热，午后潮热者，可加地骨皮15g、牡丹皮15g、知母15g滋阴清热。

3.典型案例

（1）闭经、不孕症

图某，女，33岁，已婚，2015年2月11日初诊。主诉：婚后4年，未避孕而未怀孕3年。现病史：患者14岁月经初潮，平素月经1～3个月一行，经期4～5天，量偏少，色暗红，经常有少量血块，伴有经前双侧乳房胀痛，两胁窜痛，经期偶有下腹胀痛。曾服用达英-35治疗3个月，治疗后有月经来潮，停药后月经正常来潮两个月后逐渐延期。孕1产0流产1（$G_1P_0A_1$）（2007年因计划外妊娠行无痛人工流产术）。现停经45天，末次月经2014年12月29日，尿HCG（-）。患者平素精神抑郁，喜叹息，烦躁，腰酸疲乏，偶有头晕耳鸣，纳眠可，二便调。查体：双侧乳房有少量乳白色分泌物，舌质暗红，苔薄白，脉弦细。基础体温为单相型。B超结果示子宫、双附件未见明显异常，甲状腺功能正常，丈夫精液正常，头颅MRI未见异常。查性激素六项结果示：FSH 4.40 IU/L，LH 7.6 IU/L，E_2 31.60 pg/mL，T 0.4 ng/mL，PRL 22.4 ng/mL。

中医诊断：闭经，不孕症（肝郁肾虚）。

西医诊断：高泌乳素血症，不孕症。

治法：补肾疏肝，调冲助孕。

方药：当归15g，白芍30g，熟地黄30g，山茱萸30g，菟丝子10g，枸杞子15g，白术12g，茯苓12g，牡丹皮9g，香附18g，柴胡12g，郁金18g，麦芽60g，甘草6g。14剂。水煎服，日1剂。嘱患者测基础体温，注意休息，保持心情舒畅。

二诊：2015年2月23日。患者叹息次数较原来减少，腰酸减轻，但查体仍有泌乳，纳眠可，大便干，舌质黯，苔薄白，脉弦细。复查PRL：1203.78 IU/L。药有成效，予以上方去郁金，改山茱萸为15g，加柏子仁10g，再进14剂。

三诊：2015年3月10日。药有成效，仍宗原法。予以初诊方再进14剂。药后诸症均和，按上述方法调理数月后，复查PRL：754.26 IU/L。

四诊：2016年1月5日。停经37天，末次月经2015年11月

30日，昨日自测尿HCG（＋），今日查血β–HCG 100.27 IU/L，PRL 157.00 IU/L。诊断：早孕。给予保胎治疗。

五诊：2016年1月15日。停经47天，复查早孕三项。后复诊得知，患者泌乳素水平稳定。今日彩超示宫腔内探及妊娠囊，见点状胎芽约0.45cm，可见心管搏动。

（2）月经后期、不孕症

王某，女，28岁，2011年10月4日初诊。患者因"未避孕未孕两年，月经稀发两年余"就诊。既往月经规则，30天一行，4～5天干净，量中，色红，无痛经。两年前无明显诱因出现月经稀发，3个月至半年一行（用西药后方能来潮），末次月经：2011年6月3日（用戊酸雌二醇片/雌二醇环丙孕酮片复合包装）。外院诊断为"卵巢早衰"，并经戊酸雌二醇片/雌二醇环丙孕酮片复合包装、去氧孕烯炔雌醇片及溴隐停治疗1年余，效果不显，停药后月经不潮。近2年余，夫妻生活正常，未避孕而未孕。平素烦躁易怒，口干，潮热汗出，阴道干涩，察其舌质淡红、苔薄黄，脉弦细。2011年6月内分泌示：FSH 62.97 IU/L，LH 93.97 IU/L，PRL 77.31ng/mL，E_2 23pg/mL。B超显示：子宫及卵巢均小于正常。女方不孕全系列检查均正常；男方精液常规正常。

中医诊断：月经后期、不孕症（肝肾阴虚，精血不足）。

西医诊断：卵巢早衰、不孕症。

治法：滋养肝肾，调补冲任。

方药：养精种玉汤合一贯煎加减。当归15g，川芎10g，白芍15g，生熟地黄各20g，枸杞子15g，山茱萸12g，女贞子15g，墨旱莲15g，麦冬10g，沙参15g，黄精15g，桑椹15g，丹参15g，川楝子10g，夜交藤20g。14剂。水煎服，日1剂。另予以针刺：肾俞、天枢、气海、关元、脾俞、肝俞、地机、子宫、足三里、三阴交，月经第5天开始，隔日1次，每次留针20min。

二诊：2011年10月23日。患者诉服上药后潮热汗出、口干、心烦好转，纳眠可，二便调，舌质淡红、苔薄黄，脉沉细。治以守原方减夜交藤、川楝子，加菟丝子15g、五味子15g、郁金10g，14剂，水煎服，日1剂。针刺如前。

三诊：2011年11月10日。患者月经仍未至，自查尿HCG阴性，现一般情况可，阴道分泌物增多，纳眠安，二便调，舌质淡红、苔薄黄，脉沉细。治以守初诊方减夜交藤、川楝子，加菟丝子15g、川牛膝10g、益母草15g、牡丹皮15g，14剂，水煎服，日1剂。针刺加用血海穴。

四诊：2011年12月6日。患者于2011年11月26日月经自然来潮，量少，两天干净，色暗，无痛经，纳眠可，二便调，舌质淡红、苔薄黄，脉沉细。11月28日复查性激素六项：FSH 43 IU/L，LH 12.04 IU/L，PRL 72ng/mL。治以守初诊方减夜交藤、川楝子，加石斛10g、山药15g、牡丹皮10g、紫石英10g、王不留行15g。共14剂，针刺在三诊方基础上加用阴陵泉。经上述方法调治半年后，患者末次月经2012年3月22日，5月30日查血HCG 39719 IU/L，P 14.09ng/mL，予以补肾固胎中药，于2012年12月产一健康女婴。

（3）不孕症

吴某，女，32岁，已婚，2006年2月初诊。诉流产后未孕，平时月经后期居多，周期为30～50天，5～6天净，偶有痛经，8年前人工流产1次，2003年宫外孕药物保守治疗1次。曾于2004年11月7日行子宫输卵管造影术，结果显示：双侧输卵管峡部阻塞。丈夫曾查精液常规：弱精症。已行3次试管婴儿术均未成功，准备3个月后再次行试管婴儿术，要求孕前调理。患者形瘦，自诉时有腰酸及小腹隐痛，劳累后加重，平素带多，时有赤带，经前乳胀明显。舌淡红、苔薄，脉细弦。妇科检查：外阴（–），阴道（–），宫颈轻度糜烂，宫体后位，正常大小，双附件增厚，压痛（±）。B超示：子宫前位，大小54mm×41mm×39mm，左卵巢29mm×31mm，右卵巢37mm×32mm，子宫直肠窝积液10mm。

中医诊断：不孕症（肾虚肝郁）。

西医诊断：输卵管梗阻性不孕。

治法：益肾养血，柔肝调冲。

方药：熟地黄12g，淫羊藿12g，巴戟天12g，路路通12g，皂角刺12g，当归15g，白芍15g，败酱草15g，山茱萸10g，玉竹10g，穿山甲（请使用替代品）9g，蒲公英24g，紫石英24g，紫河车（吞）3g。7剂。嘱患者自测基础体温（BBT）3个月，服药后，患者诉腰酸好转，少腹隐痛时作，舌淡红、苔薄，脉细弦。原方加减，经期以血府逐瘀汤为主调理用药3个月。

2006年5月9日行试管婴儿移植术，移植入胚胎两枚，继续以养精种玉汤加用紫河车、玉竹、枸杞子、白术、桑寄生、菟丝子、川续断等，移植后14天查血人绒毛膜促性腺激素（HCG）312IU/L，行中西医结合保胎治疗，移植后35天查B超示：宫内双孕囊，可见胚芽9mm及7mm，原始心管搏动可见。保胎至孕3月，腹部可及胎心后停药，现已足月娩两个健康男婴。

并提汤

【原方组成】九蒸大熟地一两，盐水浸巴戟天一两，土炒白术一两，人参五钱，生黄芪五钱，蒸山萸肉三钱，枸杞二钱，柴胡五分。

【**功效**】补肾健脾，益气助孕。

【**主治**】胸满不思食不孕，症见婚久不孕，纳差，胸膈满闷，倦怠乏力，头晕耳鸣，腰膝酸软，小便频数，大便溏泄，舌淡暗，苔白，脉沉细或缓弱。

【**原文摘要**】

妇人有饮食少思，胸膈满闷，终日倦怠思睡，一经房事，呻吟不已。人以为脾胃之气虚也，谁知是肾气不足乎！夫气宜升腾，不宜消降。升腾于上焦则脾胃易于分运，降陷于下焦则脾胃难于运化。人乏水谷之养，则精神自尔倦怠，脾胃之气可升而不可降也明甚。然则脾胃之气虽充于脾胃之中，实生于两肾之内。无肾中之水气，则胃之气不能腾；无肾中之火气，则脾之气不能化。惟有肾之水、火二气，而脾胃之气始能升腾而不降也。然则补脾胃之气，可不急补肾中水火之气乎？治法必以补肾气为主，但补肾而不兼补脾胃之品，则肾之水、火二气不能提于至阳之上也。方用并提汤。

此方补气之药多于补精，似乎以补脾胃为主矣。孰知脾胃健而生精自易，是脾胃之气与血，正所以补肾之精与水也。又益以补精之味，则阴气自足，阳气易升，自尔腾越于上焦矣。阳气不下陷，则无非大地阳春，随遇皆是化生之机，安有不受孕之理与？

【方证解析】

并提汤主治胸满不思食之不孕，傅山认为该病为脾肾气虚所致。肾藏精，主生殖，胞络系于肾；脾为后天之本，气血生化之源，脾肾健旺，自能荫胎。肾气不足，中焦脾胃失于温煦，脾胃之气亦虚，脾胃之气升降源于肾中水火之气的生发，肾气虚，脾升清无力，脾胃之气下陷，运化失职，不能化生气血津液濡养五脏六腑、四肢百骸，故难以摄精成孕。婚久不孕，倦怠乏力，食少纳差，腰膝酸软，舌淡暗，苔白，脉沉细，为并提汤的辨证要点。

【方药解析】

并提汤中重用盐水浸巴戟天补肾气、温肾阳，九蒸大熟地滋阴补肾，配以蒸山萸肉、枸杞滋肾益阴，阴中以求阳，滋阴以助阳。人参、土炒白术健脾益气，补后天以滋气血生化之源，生黄芪补脾益气，升阳以举陷，稍佐以柴胡辛温之品，以其升散之力助诸药升发，全方先后天精、血、气同补，以补肾益气为主，但不峻补肾火，而兼补脾胃，使脾胃之气渐复，带脉气充，胞胎气暖，故能有子。

【方歌】并提汤可补肾脾，参术黄芪并枸杞。

熟地山萸柴巴戟，阳气升腾皆生机。

【应用及发挥】

1.适应证　并提汤原方主治胸满不思食之不孕，临床上多用于脾肾不足之不孕症的治疗，现代医家拓展其应用范围，应用本方治疗男科无精症及2型糖尿病等疾病，均收效满意。

2.随症加减　如大便溏薄，可加白扁豆12g、茯苓12g；倦怠乏力明显者，可重用白术15g、黄芪20g；腰困明显者，可加续断15g、杜仲15g、菟丝子12g。

3.典型案例

（1）不孕症

韩某，女，30岁，1978年10月23日初诊。婚后4年未孕，月经17岁初潮，经期、经色、经量均正常。形体消瘦，白带量多，神疲乏力，少气懒言，不思饮食，食则胸胃满闷不舒，嗳气时作，嗜睡，舌淡，苔薄白，脉沉细弱。

中医诊断：不孕症（脾胃气虚）。

治法：补脾益肾。

方药：熟地黄30g，巴戟天10g，炒白术15g，黄芪30g，党参12g，山茱萸12g，枸杞子6g，菟丝子12g，柴胡10g。2剂，水煎服，日1剂。

二诊：10月26日，服药后未见明显变化，舌脉同前诊，嘱患者按原方续服10剂。

三诊：11月18日，药毕，诸症减轻，初诊方加狗脊12g，服10剂。

四诊：11月29日，诸症又减，但仍腰部酸痛，三诊方加川续断30g，再服10剂。1979年1月12日告知，停药后无不适感，停经60余天，经西医妇科检查诊断为早孕。

（2）消渴

李某，女，37岁，2017年9月17日初诊。乏力、气短1个月。患者为超市售货员。1个月以来，自觉疲乏无力，食后不久就感到饥饿，有时眼前发黑，自觉力不从心，自服生脉饮，效果不著。就诊于某医院，测量空腹血糖8.2mmol/L，餐后血糖16.7mmol/L，希望中医治疗，遂来诊。症见：面色浮白，形体偏胖，舌淡，苔薄白稍腻，脉沉细；饥饿欲食，食量一般，稍口渴，口苦，周身乏力，疲倦喜卧，时有心慌，恶寒少汗，大便偏干，小便稍黄。

中医诊断：消渴（脾肾亏虚兼内热）。

西医诊断：2型糖尿病。

治法：益肾温阳，健脾益气，兼清内热。

方药：熟地黄30g，生地黄30g，巴戟天15g，炒白术15g，生晒参10g，生黄芪15g，山茱萸30g，枸杞子30g，柴胡6g，厚朴6g，黄连6g，黄芩6g，黄柏6g。水煎服。共加减服用63剂，症状明显改善。停药后测量空腹血糖、餐后2小时血糖均在正常范围。嘱其继续饮食控制，根据体能适量运动，监测血糖。

（3）男子无精症

患者，33岁，现有一女孩8岁，欲要二胎，两年一直未孕。近两个月性生活出现早泄，伴腰疼、无力症状，曾在某医院肌注人绒毛膜促性腺激素、口服中成药，疗效欠佳。舌体胖嫩而有齿痕，脉象细弱而沉。

中医诊断：无精症（脾肾阳虚）。

治法：温肾助阳，补脾益气。

应用并提汤加减治疗1个月症状消失。停止治疗1年后症状再现，结合脉象、舌象，再次给予并提汤加减治疗。治疗3个月，症状消失，精液如常。两个月后怀孕。至今一年半症状未发。

温胞饮

【原方组成】土炒白术一两，盐水浸巴戟天一两，人参三钱，炒黑杜仲三钱，酒浸炒菟丝子三钱，炒山药三钱，炒芡实三钱，肉桂（研）三钱，制附子二分，盐水炒补骨脂二钱。

【功效】温肾助阳，暖宫助孕。

【主治】下部冰冷不孕，症见婚久不孕，带下量多，清稀如水，小腹冷痛下坠，喜温喜按，畏寒肢冷，腰膝酸冷，性欲淡漠，面色晦暗，大便溏薄，小便清长，舌淡，苔白，脉沉弱。

【原文摘要】

妇人有下身冰冷，非火不暖，交感之际，阴中绝无温热之气。人以为天分之薄也，谁知是胞胎寒之极乎!夫寒冰之地，不生草木；重阴之渊，不长鱼龙。今胞胎既寒，何能受孕。虽男子鼓勇力战，其精甚热，直射于子宫之内，而寒冰之气相逼，亦不过茹之于暂，而不能不吐之于久也。夫犹是人也，此妇之胞胎，何以寒凉至此，岂非天分之薄乎？非也。盖胞胎居于心、肾之间，上系于心而下系于肾。胞胎之寒凉，乃心、肾二火之衰微也。故治胞胎者，必须补心、肾二火而后可。方用温胞饮。

此方之妙，补心而即补肾，温肾而即温心。心、肾之气旺，则心、肾之火自生。心、肾之火生，则胞胎之寒自散。原因胞胎之寒，以至茹而即吐，而今胞胎既热矣，尚有施而不受者乎？若改汤为丸，朝夕吞服，尤能摄精，断不至有伯道无儿之叹也。今之种子者多喜服热药，不知此方特为胞胎寒者设，若胞胎有热则不宜服。审之。

【方证解析】

温胞饮主治下部冰冷不孕，傅山认为其病机是心、肾二火衰微，胞宫寒之极所致。心主君火，肾主命火，君火在上为阳气之用，命火在下为阳气之根。心之君火不足，五脏六腑功能失常，肾之命门火衰，阳虚气弱，肾失温煦，胞宫得不到君火、命火之温煦，胞宫寒极，难以摄精成孕。婚久不孕，小腹冷痛，腰膝酸冷，带下量多质稀，舌淡苔白，脉沉弱，为温胞饮证的辨证要点。

【方药解析】

方中重用盐水浸巴戟天、炒黑杜仲、酒浸炒菟丝子温肾助阳益精气，配以肉桂补火助阳、温通经脉，盐水炒补骨脂温肾助阳，正如《本草正》所云："固下元，暖水脏。"制附子补君火、益命门，温肾助阳以化阴；炒芡实补肾涩精，加强肾之固摄封藏之功；人参、土炒白术、炒山药健脾益气，资生化之源，补后天以养先天。全方共奏温肾助阳、暖宫助孕之效，温君火与命火而不燥，使心肾之气旺、心肾之火生，胞宫之寒自散，胎孕乃成，本方为治肾阳虚不孕症之经典方剂。

【方歌】胞寒不孕用温胞，白术巴戟参桂饶。

附子杜仲补骨脂，菟丝芡实及山药。

【应用及发挥】

1.适应证 温胞饮原方主治下部冰冷不孕，临床上多用于肾阳虚衰型不孕症的治疗，除治疗不孕症外，现代医家抓住本证肾阳虚的证型特点，将临床应用范围拓展到治疗多种妇科疾病，例如月经后期、月经过少、原发性痛经、带下过少、多囊卵巢综合征等；温胞饮联合穴位埋线治疗肾虚血瘀型子宫内膜异位症痛经；温胞饮配合人工周期治疗肾阳虚型卵巢早衰；温胞饮合复方玄驹胶囊口服联合中药保留灌肠治疗阴冷及治疗肾虚血瘀型慢性盆腔炎等疾病。

2.随症加减 若小便清长，夜尿多，可加益智仁15g、桑螵蛸15g补肾缩尿；性欲淡可漠，加紫石英30g、肉苁蓉15g温肾助阳，可酌加紫河车3g、龟甲15g、鹿茸10g等血肉有情之品双补肾阴肾阳，通补奇经。

3.典型案例

（1）原发性不孕症（肾阳虚）

郭某，女，37岁，2013年7月初诊。主诉：婚后未避孕而未孕2年。既往无孕产史。已行输卵管造影显示双侧输卵管均通畅，丈夫精液常规检查正常。月经推后，16岁初潮，7天/40～50天，量少，色淡黯，经行时小腹隐痛，伴腰酸坠胀，平时怕冷乏力，手足冷，经前自觉下肢冰冷，性欲淡漠，腰膝酸软，带下量多，色白质稀，大便溏薄，日行2～3

次。形体偏瘦，舌质淡黯，边有齿痕，苔薄白，脉沉细，尺脉弱。基础体温显示或体温上升爬坡，持续时间短，或双向体温不明显。妇科B超示：子宫大小为4.3cm×3.1cm×2.6cm（偏小）。经行第3天性激素示：FSH 9.26 IU/L，LH 4.72 IU/mL，E_2 27.56pg/mL，PRL 475 IU/L，T 0.54ng/mL，P 0.32ng/mL。

中医诊断：不孕症（肾阳虚）。

西医诊断：原发性不孕。

治法：温肾助阳，调冲助孕。

方药：炒白术30g，巴戟天30g，党参15g，炒杜仲12g，菟丝子12g，炒山药12g，芡实12g，肉桂（后下）9g，熟附子（先煎）3g，补骨脂12g，茯苓15g，黄芪15g，当归12g，白芍12g，鸡血藤15g。14剂，水煎服，日1剂。

二诊：述服药后怕冷症状减轻，手足觉温，腰酸减轻，带下减少，大便成形，日1次，经水未行，脉象沉缓，上方当归加至15g，加熟地黄12g、紫河车12g、鹿角霜15g，继服14剂，水煎服，日1剂。

三诊：月经来潮，经量有所增多，色转红，下肢无明显凉感，经行小腹痛减轻，余症均明显好转。

四诊：守方服药两月后，患者复诊，述月经30余天一行，经量增多，停经50天，自查尿妊娠试验阳性。后足月顺产，母子均健。

（2）原发性不孕症（肾虚宫寒）

韩某，35岁，1992年11月6日初诊。结婚10年，未曾受孕。月事四旬一行，经行期1~4天，血量偏少。平素小腹冰凉，腰腿酸楚不堪，气短身疲，白带绵绵。舌淡红，苔薄白，脉象沉弱，皮肤清冷。

中医诊断：不孕症（肾虚宫寒）。

治法：温肾暖宫。

方药：菟丝子30g，桑螵蛸30g，熟地黄30g，党参30g，黄芪30g，杜仲12g，当归12g，补骨脂9g，白芍12g，白术12g，沙苑蒺藜12g，茯苓9g，鹿角霜9g，川芎6g，炮附子（先煎）6g，肉桂1.5g。水煎服，日1剂。连服四旬后，诸苦已去十之七八，尺肤转温，舌渐红润。按初诊方加桑寄生18g、山药18g、何首乌12g、巴戟天9g。更方未及两旬，而有孕。

（3）痛经

张某，女，27岁，2014年7月16日初诊。主诉：经期小腹冷痛3年余。末次月经：2014年6月28日。患者行经前小腹出现冷痛，甚则绞痛，遇寒痛剧，得热稍减，上述症状于经期更加明显，甚则疼痛、晕厥。平素怕冷，嗜食生冷之品。诊见：面色青白，舌质暗，苔白润，脉沉紧。

中医诊断：痛经（寒凝血瘀）。

治法：温经散寒，活血化瘀止痛。

方药：菟丝子18g，巴戟天、赤芍、盐补骨脂、杜仲、淫羊藿、三棱、炒山药、炒白术各15g，干姜、当归、川芎、熟地黄、山茱萸、土鳖虫各10g，紫石英（先煎）20g，茯苓、党参各12g，羌活、莪术各9g，甘草6g。7剂，水煎服，日1剂。嘱患者月经干净后复诊。

二诊：2014年7月30日。此次月经7月26日，患者诉腹痛已明显减轻，可耐受，行经怕冷症状缓解，但服上药后出现口渴、口干症状。舌质淡暗，苔薄白，脉沉滑。初诊方加麦冬12g，继服12剂。并嘱患者下次月经过后，继服7剂以巩固疗效，行经期间勿食冰冷之品，且要注意保暖、补充营养及休息。随访3月，未复发。

（4）月经先期

王某，女，15岁，于2014年10月25日，因"月经提前3月余"来诊。末次月经：2014年10月18日。近3月来患者月经周期16～20天一行，经量正常，色淡红，神疲乏力，食少便溏，小便清长，夜尿多，手足心热，舌光滑无苔，脉沉细弱。

中医诊断：月经先期（脾肾阳虚）。

治法：温肾健脾，调补冲任。

方药：黄芪30g，盐巴戟天、补骨脂、杜仲、鹿角霜、熟地黄、当归、党参、淫羊藿各15g，白芍、山茱萸各12g，肉桂（后下）、甘草各6g。

二诊：2014年11月15日。服上方7剂后，末次月经日期为：2014年11月9日，此次月经22日一行，且上述不适症状减轻，但入睡困难，舌尖边红，苔薄白，脉沉细。上方酌加黄芩8g、五味子6g、远志9g，继服12剂，3月后随访，现月经基本22～25日一行。

温土毓麟汤

【原方组成】酒浸去心巴戟一两，酒浸蒸覆盆子一两，土炒白术五钱，人参三钱，炒怀山药五钱，炒神曲一钱。

【功效】温肾健脾，暖宫助孕。

【主治】胸满少食不孕，症见婚久不孕，口淡不渴，食少腹胀，胸膈胀满，恶心呕吐，大便溏薄，小便清长，舌淡苔白，脉沉迟。

【原文摘要】

妇人有素性恬淡，饮食少则平和，多则难受，或作呕泄，胸膈胀满，久不受孕。人以为赋禀之薄也，谁知是脾胃虚寒乎！夫脾胃之虚寒，原因心肾之虚寒耳。盖胃土非心火不能生，脾土非肾火不能化。心肾之火衰，则脾胃失生化之权，即不能消水谷以化精微矣。既不能化水谷之精微，自无津液以灌溉于胞胎之中。欲胞胎有温暖之气以养胚胎，必不可得。纵然受胎，而带脉无力，亦必堕落。此脾胃虚寒之咎，故无玉麟之毓也。治法可不急温补其脾胃乎？然脾之母原在肾之命门，胃之母原在心之包络。欲温脾胃，必须补二经之火。盖母旺子必不弱，母热子必不寒，此"子病治母"之义也。方用温土毓麟汤。

此方之妙，温补脾胃而又兼补命门与心包络之火。药味不多，而四经并治。命门、心包之火旺，则脾与胃无寒冷之虞。子母相顾，一家和合，自然饮食多而善化，气血旺而能任。带脉有力，不虞落胎，安有不玉麟之育哉！

【方证解析】

温土毓麟汤主治胸满少食不孕，傅山认为其病机是脾胃虚寒，运化失职，水谷精微无以化生，胞胎失养，难以摄精成孕。脾胃虚衰责之于心肾火衰，脾胃为心之子，心阳虚衰，不能温濡脾胃，中焦运化无力，水谷精微无以生化。《医宗必读·虚劳》云："……脾肾者，水为万物之元，土为万物之母，二脏安和，一身皆治，百疾不生……肾兼水火，肾安则水不挟肝上泛而凌土湿，火能益土运行而化精微，故肾安则脾愈安也。"肾阳不足，不能温养脾土，致脾阳虚衰，脾土虚寒，运化失职，气血津液生化无权，胞宫失养，以致不孕。婚久不孕，食少腹胀，胸膈胀满，大便溏薄，舌淡苔白，脉沉迟，为温土毓麟汤证的辨证要点。

【方药解析】

全方重用酒浸巴戟天、酒浸蒸覆盆子补命门之火，温肾壮阳，正如《本草新编》所云："巴戟天，入心、肾二经……补水火之不足，益心肾之有余，实补药之翘楚也。"土炒白术、人参、炒怀山药健脾益气，以滋化源，配以炒神曲消食和胃以醒脾，以其辛散之性助升发脾阳，诸药合用，药简而并治四经，温补脾胃，兼补命门和心包之火，以化生气血，精血旺盛，冲任得养，带脉有力，胎孕乃成。

【方歌】温土毓麟巴戟参，山药白术与覆盆。

神曲少许和脾胃，连服一月胎必成。

【应用及发挥】

1.适应证　温土毓麟汤多用于脾胃虚寒引起的不孕症治疗，现代医家拓展其适应证范围，用于卵巢早衰等疾病的治疗。除治疗妇科疾病外，亦有医家运用本方治疗妊娠合并消化性溃疡，取得较为满意的疗效。

2.随症加减　神倦乏力，食少纳差者，可重用人参、白术、山药；脘闷呕恶者，可加砂仁6g、木香6g醒脾理气和胃；小便清长，夜尿多者，可加益智仁12g、海螵蛸15g补肾缩尿；腰骶酸痛者，可加杜仲15g、续断15g。

3.典型案例

熊某，女，35岁，2010年5月2日初诊。患者因"月经稀发两年，未避孕1年未孕"就诊。患者两年前开始无明显诱因出现月经稀发，40天至半年一行，5天干净，量少，较前减少一半，末次月经2010年1月19日，前次月经2009年11月25日，自诉BBT单相。外院予以戊酸雌二醇片加黄体酮人工周期治疗半年，停药后经水不潮。男方精液常规检查正常。平素畏寒肢冷，大便溏薄，日1~2次，腰酸膝软，带下清冷，纳可，小便调，夜寐安，舌淡胖，边有齿痕，苔白腻，脉沉细。妇科检查：外阴（－），阴道（－），宫颈光滑，宫体前位，常大质中，活动可，双附件未及异常。2010年4月子宫造影（HSG）提示双侧输卵管通畅，宫腔未见明显异常；实验室检查：FSH 42.11 IU/L、LH 15.52 IU/L、E_2<10pg/mL；女方不孕全系列检查正常；男方精液常规正常。

中医诊断：不孕症、月经后期（脾肾阳虚）。

西医诊断：卵巢早衰、不孕症。

治法：温肾健脾，暖宫调经。

方药：巴戟天15g，覆盆子15g，白术15g，党参20g，山药15g，扁豆15g，川续断10g，杜仲10g，益智仁10g，薏苡仁20g，仙茅10g，淫羊藿10g。10剂，水煎服，日1剂。另予针刺加灸穴位治疗，选关元、气海、三阴交、地机、足三里、肾俞、脾俞等穴位，隔日或两日1次。

二诊：2010年5月12日，患者诉服上药后腰酸较前好转，阴道分泌物较前增多，纳可，二便调，月经仍未潮，舌淡胖，边有齿痕，苔白腻，脉沉细。治以原方加茺蔚子10g、丹参20g、王不留行15g。20剂，水煎服，日1剂。针灸同上。

三诊：2010年6月3日，患者5月30日月经自然来潮，量中等，纳可，二便调，腰酸较前好转，舌淡胖，边有齿痕，苔白腻，脉沉细。治以守初诊方加五味子、菟丝子各15g，香附、桑寄生各12g。30剂，水煎服，日1剂。针灸同上。

四诊：2010年7月13日，患者于7月12日月经来潮，量中等，复查内分泌，FSH 10.83 IU/L、LH 6.89 IU/L、E_2 49.20pg/mL，察舌淡胖、齿印较前减轻，舌苔白腻，脉沉细。治以初诊方加黄精、桑椹、菟丝子、五味子各15g，10剂，水煎服，日1剂。针灸同上。经治疗14个月，患者月经恢复正常，后顺利怀孕（末次月经2011年7月8日）。

开郁种玉汤

【原方组成】酒炒白芍一两，酒炒香附三钱，酒洗当归五钱，土炒白术五钱，酒洗丹皮三钱，去皮茯苓三钱，花粉二钱。

【功效】疏肝解郁，调经种子。

【主治】嫉妒不孕，症见素体情志抑郁或烦躁易怒，婚久不孕，月经周期先后不定，量或多或少，色暗，有血块，经行腹痛，或经前胸胁、乳房胀痛；舌淡红，苔薄白，脉弦。

【原文摘要】

妇人有怀抱素恶不能生子者，人以为天心厌之也，谁知是肝气郁结乎！夫妇人之有子也，必然心脉流利而滑，脾脉舒徐而和，肾脉旺大而鼓指，始称喜脉。未有三部脉郁而能生子者也。若三部脉郁，肝气必因之而更郁，肝气郁则心肾之脉必致郁之极而莫解。盖子母相依，郁必不喜，喜必不郁也。其郁而不能成胎者，以肝木不舒，必下克脾土而致塞。脾土之气塞，则腰脐之气必不利。腰脐之气不利，必不能通任脉而达带脉，则带脉之气亦塞矣。带脉之气既塞，则胞胎之门必闭，精即到门，亦不得其门而入矣。其奈之何哉？治法必解四经之郁，以开胞胎之门则几矣。方用开郁种玉汤。

此方之妙，解肝气之郁，宣脾气之困，而心肾之气亦因之俱舒，所以腰脐利而任带通达，不必启胞胎之门，而胞胎自启。不特治嫉妒者也。

【方证解析】

开郁种玉汤主治肝气郁结型不孕症，傅山认为其病机为忧思郁怒，肝木不舒，气机郁结，致使心、脾、肾三脉郁闭之极，加之肝木克脾土，脾气壅塞，带脉郁滞，任脉不通，胞门不开，不能成孕，体现了傅山重"腰脐"，并善从"奇经"立论的特点。素性抑郁不舒，婚久不孕，经前乳房胀痛，舌淡苔白，脉弦，为开郁种玉汤的辨证要点。

【方药解析】

本方重用酒炒白芍养血柔肝为君药，酒炒白芍酸苦，微寒，主入肝经，大滋其肝中之血，使肝体得养、肝阴得敛；配酒洗当归养血活血，补中有动，行中有补，既助酒炒白芍养阴柔肝之功，同时解肝郁致血滞之证；酒炒香附主入肝，疏肝解郁，理气宽中，善行肝经之郁；土炒白术健脾益气，抑肝木克土，佐以去皮茯苓健脾宁心，通利腰脐；气郁日久，易化火伤津，酒洗丹皮清肝泻火、凉血活血，配花粉养阴生津，助养肝阴，傅山擅于加减应用逍遥散和丹栀逍遥散治疗妇科疾病，此方即为丹栀逍遥散加减而成，全方疏肝解郁、调畅气机，使得心肾相济，任带通达，胞胎自启，胎孕乃成。

【方歌】开郁种玉傅氏方，归芍茯苓丹皮藏。

白术香附天花粉，疏肝解郁功效彰。

【应用及发挥】

1.适应证 开郁种玉汤原方主治嫉妒不孕，临床上多用于肝郁型不孕症的治疗。现代医家将本方用于治疗乳癖、妇人脏躁等妇科疾病，并拓展应用范围功能性不射精、少精弱精症、不育症等男科疾病，以及胆囊炎、肋间神经痛等内科疾病的治疗，均显示了满意疗效。

2.随症加减 经前乳房胀痛明显者，加橘核15g、荔枝核15g、青皮10g理气行滞；胸闷纳少者，加陈皮9g、砂仁6g健脾和胃；心烦口苦者，加栀子15g、夏枯草15g清泄肝热；痛经明显者，加延胡索15g、生蒲黄15g、山楂15g化瘀止痛。

3.典型案例

（1）不孕症

陈某，31岁，已婚，1973年9月12日初诊。患者婚后5年未孕，屡经治疗无效，近又经妇科检查亦无异常发现。据诉月经周期正常，量中等，色黯红。末次月经：1973年9月9日。经前心烦不安，经期少腹痛甚。平素情志抑郁，经常恶心呕吐。舌淡红，苔薄白，脉细弦。

中医诊断：不孕症（肝郁气滞，气血失调）。

治法：疏肝解郁，调和气血。

方药：白芍6g，牡丹皮6g，川芎6g，当归（后入）9g，制香附9g，茯苓9g，半夏6g，吴茱萸6g，艾叶3g，桂枝（后入）6g。3剂，水煎服，日1剂。

二诊：药后腹痛大减，呕恶亦少，本日月经将净。舌脉如上。仍照上方，续服6剂，隔日进1剂。

三诊：此次月经于10月7日来潮，并无腹痛，四肢乏力，仍有恶心呕吐。舌苔薄白，脉象弦细。治仍以疏肝养血。方药：白芍6g，牡丹皮6g，川芎9g，当归（后入）9g，制香附9g，茯苓9g，半夏6g，桂枝（后入）6g，艾叶3g，吴茱萸6g，熟地黄9g，党参9g。15剂，水煎服，日1剂。

四诊：末次月经10月7日。现已逾期两个月。觉眩晕腰酸，恶心呕吐，口干憎寒，四肢无力，舌苔薄白，脉象弦滑。经妇科检查：子宫增大如妊娠两个月大小。治以疏肝和胃，佐以安胎。方药：紫苏梗4.5g，茯苓9g，半夏6g，陈皮3g，白芍6g，白术6g，黄芩3g，盐砂仁（后入）3g，杜仲9g，桑寄生9g。3剂，水煎服，日1剂。并嘱其细心调养。

（2）乳癖

邓某，女，34岁，已婚。2011年3月10日初诊。患者4天前因生气自觉双侧乳房出现包块，乳房胀痛，无红肿，无畏寒发热，不思饮食，大便不调，苔薄腻，脉弦。LMP：2011年2月15日。平素月经规律，量中，有血块，痛经（－），孕2产1，否认家族遗传病史。辅助检查：双乳腺彩超示双侧见小淋巴结。

中医诊断：乳癖（肝郁脾虚）。

西医诊断：乳腺增生。

治法：疏肝解郁，理气健脾。

方药：白芍15g，香附20g，当归10g，白术10g，牡丹皮10g，茯苓10g，天花粉10g，牡蛎20g，莪术15g，柴胡10g，丹参10g，黄芪10g，木香10g，川芎10g。7剂，水煎服，日1剂，早、晚各1次。

二诊：2011年3月17日。服上方后患者自觉胀痛消失，食欲及大便较前好转，遂在前方基础上加郁金10g、陈皮10g，7剂，水煎服，日1剂，早、晚各1次，嘱其忌生冷，畅情志，注意休息。

宽带汤

【原方组成】土炒白术一两，酒浸巴戟天五钱，盐水炒补骨脂一钱，人参三钱，去心麦冬三钱，炒黑杜仲三钱，九蒸大熟地五钱，洗净肉苁蓉三钱，酒炒白芍三钱，酒洗当归二钱，炒五味三分，建莲子（不去心）二十粒。

【功效】温补脾肾，利气宽急。

【主治】妇人少腹急迫不孕，症见妇人婚久不孕，自觉少腹紧迫感，腰脐紧束不舒，宽衣后仍不缓解，纳少，腹胀，舌淡，苔白，脉细弱或细紧。

【原文摘要】

妇人有少腹之间自觉有紧迫之状。急而不舒，不能生育。此人人之所不识也，谁知是带脉之拘急乎！夫带脉系于腰脐之间，宜弛而不宜急。今带脉之急者，由于腰脐之气不利也。而腰脐之气不利者，由于脾胃之气不足也。脾胃气虚，则腰脐之气闭，腰脐之气闭，则带脉拘急。遂致牵动胞胎，精即直射于胞胎，胞胎亦暂能茹纳，而力难负载，必不能免小产之虞。况人多不能节欲，安得保其不坠乎？此带脉之急，所以不能生子也。治法宜宽其带脉之急。而带脉之急，不能遽宽也，宜利其腰脐之气。而腰脐之气，不能遽利也，必须大补其脾胃之气与血，而腰脐可利，带脉可宽，自不难于孕育矣。方用宽带汤。

四剂少腹无紧迫之状，服一月即受胎。此方之妙，脾胃两补，而又利其腰脐之气，自然带脉宽舒，可以载物而胜任矣。或疑方中用五味、白芍之酸收，不增带脉之急，而反得带脉之宽，殊不可解。岂知带脉之急，由于气血之虚，盖血虚则缩而不伸，气虚则挛而不达。用芍药之酸以平肝木，则肝不克脾。用五味之酸以生肾水，则肾能益带。似相妨而实相济也，何疑之有。

【方证解析】

肝为冲脉之本，肾为任脉之本，脾为带脉之本。冲、任、督皆源于胞宫而统束于带脉，带脉循脐环腰，坐镇中州，为气机之总束、阴阳之交泰。傅山认为：凡种子之法，不出带脉、胞胎二经，认为不能受孕有子是脾肾虚弱、腰脐气闭、带脉拘急之责，脾肾之气不足，腰脐之气不利，导致带脉不舒，少腹拘急，牵动冲任，不能载纳男精、承载胞胎，导致不孕。脾肾之气不足，脾为后天之本，主运化水谷精微，脾气不足，运化失司，胃失受纳，故纳差食少。食滞胃腑，升降失调，气滞于肠腑，故见腹胀。妇人婚久不孕，自觉少腹有紧迫感，腰脐紧束不舒，舌淡，苔白，脉细弱或细紧，为宽带汤证的辨证要点。

【方药解析】

1.气血双补　方中用土炒白术一两为君，傅氏曰"白术利腰脐"，腰脐利而带脉宽，人参大补中气，与酒洗当归、九蒸大熟地相伍补气又养血，"血虚则缩而不伸，气虚则挛而不达"，故气血得补，挛缩拘急得以伸达，带脉则宽。

2.四脏同治

①补脾肾以宽带。方中用土炒白术一两为君，大补脾胃之气，为利腰脐之气的要药，人参大补中气，酒洗当归、

九蒸大熟地滋肾阴，气阴双补，人参又与酒洗当归、九蒸大熟地相伍，补气又养血，气血得补，阴阳调和，挛缩拘急得以伸达，带脉则宽。

②疏肝脾以开带。方中酒炒白芍平肝，其性柔，缓开带脉；酒洗当归滋肝之阴，养肝血、助肾精；土炒白术健脾醒脾，扶中土而疏肝木，木气顺则带脉开。

③养心肾以温带。炒五味、去心麦冬养心，心气足方可生土，炒五味又养肾阴，酒浸巴戟天、洗净肉苁蓉、盐水炒补骨脂、炒黑杜仲暖肝肾、温三脉，上煦脾胃，下暖胞宫，建莲子补脾养心，益肾补带。

全方疏肝养心、补脾益肾，利腰脐之气，缓急宽带，方能受孕。

【方歌】宽带汤能利腰脐，参术归芍麦味俱。

熟地苁蓉杜巴戟，莲子补骨带宽奇。

【应用及发挥】

1.适应证　临床上应用于气血两虚、带脉拘急导致的少腹拘急不孕者。现代医家拓展其适应证范围，用于妇科带下病、原发性痛经、慢性盆腔炎的治疗。

2.随症加减　服用本方可酌情加木香9g、砂仁6g、陈皮12g等理气之品以防滋腻碍胃；腰酸腿软者，可加续断15g、桑寄生30g补肾强腰；带下量多者，可加山药15g、茯苓12g

以健脾除湿止带。

3. 典型案例

王某，女，65岁，农民，1994年7月18日初诊。患者素有高血压、冠心病史，平素婆媳不睦，性格内向，不善言谈。诉其近1个月来自觉腰脐之间紧束不舒，少腹急迫，宽衣后仍不能有丝毫缓解，苦不堪言。纳少、腹胀、尿少、便溏，且觉头晕、胸闷憋气，颜面及下肢浮肿，舌胖大，色淡，苔厚腻，脉弦数，面色黧黑。西医查体：血压180/110mmHg，心率96次/分，心肺听诊（－），腰间无皮疹及破损，双下肢可见指凹性浮肿。心电图：心肌缺血，右束支传导阻滞。

中医诊断：妇人腹痛（肝郁脾虚）。

治法：益气健脾，利气宽急。

方药：宽带汤加味。党参20g，白术10g，巴戟肉10g，五味子10g，补骨脂10g，麦冬10g，建莲子10g，肉苁蓉10g，当归10g，白芍15g，杜仲10g，熟地黄10g，牛膝10g，车前子10g，白茅根20g，甘草6g。

服药1剂即觉带脉拘急症状大减，尿量增多，3剂后少腹急迫症状消失，精神状态明显好转，浮肿消退，自觉身轻气爽，继服3剂巩固疗效。停药后至今未再复发。

加味补中益气汤

【原方组成】人参三钱，生黄芪三钱，柴胡一钱，酒洗当归三钱，土炒白术一两，升麻四分，陈皮五分，茯苓五钱，制半夏三钱。

【功效】补中益气，升阳化湿。

【主治】肥胖不孕，症见身体肥胖，婚久不孕，纳呆食少，口多痰涎，乏力困重，胸闷呕恶，带下量多，舌淡胖，苔白腻，脉沉滑。

【原文摘要】

妇人有身体肥胖，痰涎甚多，不能受孕者。人以为气虚之故，谁知是湿盛之故乎！夫湿从下受，乃言外邪之湿也。而肥胖之湿，实非外邪，乃脾土之内病也。然脾土既病，不能分化水谷以养四肢，宜其身躯瘦弱，何以能肥胖乎？不知湿盛者多肥胖，肥胖者多气虚，气虚者多痰涎，外似健壮而内实虚损也。内虚则气必衰，气衰则不能行水，而湿停于肠胃之间，不能化精而化涎矣。夫脾本湿土，又因痰多，愈加其湿。脾不能受，必浸润于胞胎，日积月累，则胞胎竟变为汪洋之水窟矣。且肥胖之妇，内肉必满，遮隔子宫，不能受精，此必然之势也。况又加以水湿之盛，即男子甚健，阳精直达子宫，而其水势滔滔，泛滥可畏，亦遂化精成水矣，又何能成妊哉。治法必须以泄水化痰为主。然徒泄水化痰，而不急补脾胃之气，则阳气不旺，湿痰不去，人先病矣。乌望其茹而不吐乎！方用加味补中益气汤。

八剂痰涎尽消，再十剂水湿利，子宫涸出，易于受精而成孕矣。其在于昔，则如望洋观海；而至于今，则是马到成功也。快哉！此方之妙，妙在提脾气而升于上，作云作雨，则水湿反利于下行。助胃气而消于下，为津为液，则痰涎转易于上化。不必用消化之品以损其肥，而肥自无碍；不必用浚决之味以开其窍，而窍自能通。阳气充足，自能摄精，湿邪散除，自可受种。何肥胖不孕之足虑乎！

【方证解析】

加味补中益气汤主治脾胃气虚，湿邪内盛所致之肥胖不孕症。脾胃气虚，运化失司，水湿无制，聚湿成痰，或肥胖之体，躯脂满溢，痰湿内盛，壅滞冲任、胞宫，故婚久不孕。该方主治为本虚标实之证，脾胃虚弱为本，痰湿内盛为标。脾胃气虚，不能运化水谷精微，气血生化乏源，症见纳呆食少；气虚中阳不振，故见乏力；脾气虚弱，无力运化水湿，聚湿成痰，痰湿上泛于口，故见口多痰涎；痰湿流注肌肤、四肢，故见困重；痰湿内阻，饮停心下，清阳不升，则胸闷呕恶；湿浊下注，则带下量多。妇人身体肥胖，婚久不孕，素多痰涎，舌淡胖，苔白腻，脉沉滑，为加味补中益气汤证的主要辨证要点。

【方药解析】

正如朱丹溪认为，"善治痰者，不治痰而治气""治痰法，实脾土，燥脾湿，是治其本"，治痰先治气，治气先健脾，健脾益气以杜生痰之源，为痰证之治疗大法，亦可认为"脾为生痰之源，治痰不理脾，非其治也"。本方由补中益气汤和二陈汤化裁而来，方中以生黄芪益气，人参补中助之，佐土炒白术健脾，酒洗当归补血，陈皮、制半夏、茯苓理气和中祛湿，祛痰湿之壅滞，共奏强脾利湿之功。更用升举清阳之升麻、柴胡以为引使，清阳举而湿浊化，气血充而冲任固。

【方歌】加味补中益气汤，参术苓陈半夏尝。

升柴能将清阳举，归芪二味补血良。

【应用及发挥】

1.适应证 本方原文用治肥胖妇人不孕，临床也可用于月经过少、月经后期、闭经等证属脾虚痰湿者。现代医家拓展适应证范围，用于多囊卵巢综合征、子宫内膜容受性差、糖脂代谢异常等的治疗。

2.随症加减 若痰湿胶腻难化者，可加炮南星、枳壳

（去瓤，麸炒）、滑石（研细）各3g，祛湿化痰力更胜；痰阻气机，胸闷不舒者，可加醋香附9g、柴胡6g；湿浊下注任带，带下量多，可加炒苍术12g。

3.典型案例

畅某，女，34岁，1990年3月15日初诊。婚前月经正常，婚后身体日见发胖，月经一直推迟，2~3个月来潮一次，经西医治疗3~4年，用黄体酮、雌激素即来月经，如不用药4个月也不来一次月经，自感气短喘促，头晕乏力，嗜睡，心慌易饥，腰身肥胖，行走劳作困难，查心肝肾无异常，二便调，舌淡并伴有齿痕，苔白腻，脉沉细。

中医诊断：不孕症（脾阳不振，水湿内停）。

治法：健脾益气，和胃化湿。

方药：人参9g，黄芪9g，柴胡5g，甘草5g，当归10g，白术（土炒）60g，升麻1.5g，陈皮2g，茯苓15g，半夏9g。服药10剂自觉尿多，服药30剂后小便恢复正常，月经来潮量多，连服两个月后，喘促、乏力、嗜睡消失，活动灵便，并已怀孕，1994年1月顺产一女婴。

清骨滋肾汤

【原方组成】酒洗地骨皮一两，丹皮五钱，沙参五钱，去心麦冬五钱，酒洗玄参五钱，炒研五味子五分，土炒白术三钱，石斛二钱。

【功效】补肾精，清骨热。

【主治】骨蒸夜热不孕，症见婚久不孕，骨蒸夜热，口干舌燥，咳嗽吐沫，头晕耳鸣，失眠多梦，舌质红，少苔，脉细数。

【原文摘要】

妇人有骨蒸夜热，遍体火焦，口干舌燥，咳嗽吐沫，难于生子者。人以为阴虚火动也，谁知是骨髓内热乎！夫寒阴之地固不生物，而干旱之田岂能长养？然而骨髓与胞胎何相关切，而骨髓之热，即能使人不嗣，此前贤之所未言者也。山一旦创言之，不几为世俗所骇乎？而要知不必骇也，此中实有其理焉。盖胞胎为五脏外之一脏耳，以其不阴不阳，所以不列于五脏之中。所谓不阴不阳者，以胞胎上系于心包，下系于命门。系心包者通于心，心者，阳也；系命门者通于肾，肾者，阴也。是阴之中有阳，阳之中有阴，所以通于变化。或生男或生女，俱从此出。然必阴阳协和，不偏不枯，始能变化生人，否则否矣。况胞胎既通于肾，而骨髓亦肾之所化也。骨髓热由于肾之热，肾热而胞胎亦不能不热。且胞胎非骨髓之养，则婴儿无以生骨。骨髓过热，则骨中空虚，惟存火烈之气，又何能成胎？治法必须清骨中之热。然骨热由于水亏，必补肾之阴，则骨热除，珠露有滴濡之喜矣。壮水之主，以制阳光，此之谓也。方用清骨滋肾汤。

连服三十剂而骨热解，再服六十剂自受孕。此方之妙，补肾中之精，凉骨中之热，不清胞胎而胞胎自无太热之患。然阴虚内热之人，原易受妊，今因骨髓过热，所以受精而变燥，以致难于育子，本非胞胎之不能受精。所以稍补其肾，以杀其火之有余，而益其水之不足，便易种子耳。

【方证解析】

清骨滋肾汤主治阴虚内热之不孕，肾阴亏虚，虚热内生，热扰冲任，血海不宁，乃致不孕。正如《女科经纶·嗣育门》引朱丹溪语："妇人久无子者，冲任脉中伏热也。夫不孕由于血少，血少则热，其原必起于真阴不足。真阴不足，则阳胜而内热，内热则荣血枯，故不孕。益阴除热，则血旺易孕矣。"肾阴亏虚，不能制阳，阳气偏亢，午后卫阳渐入于里，夜间卫阳行于里，阳气更旺，阴液更虚，而生内热，故见骨蒸夜热；虚热伤阴，不能上濡养口舌，故口干舌燥；虚热上灼肺，肺失宣降，蒸液外出，故咳嗽吐沫；肾阴亏虚，阴虚血少，清窍失荣，血不养心，加之虚热上扰心神、清窍，故头晕耳鸣，失眠多梦。综上所述，婚久不孕，骨蒸夜热，口干舌燥，舌质红，少苔，脉细数，为清骨滋肾汤辨证之要点。

【方药解析】

方中重用酒洗地骨皮一两以清热凉血，正如王好古云："泻肾火，降肺中伏火，去胞中火，退热，补正气。"沙参、麦冬（去心）各五钱，滋阴壮水，稍用丹皮五钱以助清退骨热之功，四药配伍，"补肾中之精，凉骨中之热"。再佐配石斛清热养阴；炒五味子敛肾精，滋肾水，养五脏，补不足；土炒白术健脾益气。全方旨在水足则火自灭，共奏清骨热、补肾精之效，阴阳和调，经调子种。

【方歌】骨蒸内热肾水虚，清骨滋肾丹皮俱。

地骨白术斛麦味，沙参玄参壮水宜。

【应用及发挥】

1.适应证　此方多用于治疗不孕、不育、肺痨等症见五心烦热、潮热盗汗、口干舌燥、舌红苔薄、脉细数等一派阴虚内热之象的疾病。

2.随症加减　口干舌燥者，可加生地黄20g；咳嗽吐沫者，可加百合15g、半夏9g；血虚者，可加当归15g、白芍15g。

3.典型案例

高某，女，33岁。婚后7年未孕，曾经两处地区医院妇科检查，其子宫体大似十一二岁幼女的子宫，故诊为"先天性子宫发育不良"。经多处就医，终未获效。1981年夏，邀余诊治。诊其两颧如妆，躯体羸瘦。问诊言辄感头晕耳鸣。

心烦善感，咽燥口干，月信后期，量少色紫，且时有盗汗。舌红绛无苔，脉沉细而数。

中医诊断：不孕症。

治法：补肾阴，清骨热。

方药：猪花肠散合清骨滋肾汤加味。地骨皮10g，牡丹皮15g，沙参15g，麦冬15g，玄参15g，五味子15g，白术9g，石斛6g，熟地黄60g，陈皮9g。日1剂，水煎1次服，服时以药汁冲服猪花肠末30g（即取猪之子宫一具，洗净焙干研末）。

服药10剂后，诸症略减，适逢月信来潮，量较前略增，色近正常，舌呈红润，且略见薄白之苔，脉亦较前有力。效不更方，仍以前方增损继服。前后共进药45剂，舌脉正常，诸症悉除，月经之期、色、量等亦均正常。嘱其停服汤药，继用猪花肠末，每日早、晚各15g，温开水冲服。服至第3个月，经妇查诊为早孕。后足月顺产一女。

升带汤

【原方组成】土炒白术一两，人参三钱，沙参五钱，去粗研肉桂一钱，荸荠粉三钱，炒鳖甲三钱，茯苓三钱，制半夏一钱，炒神曲一钱。

【功效】消疝除瘕，健脾益气。

【**主治**】腰酸腹胀不孕，症见婚久不孕，腰酸背楚，胸满腹胀，倦怠欲卧，疝瘕带下，舌淡苔白，脉细涩。

【**原文摘要**】

妇人有腰酸背楚，胸满腹胀，倦怠欲卧，百计求嗣不能如愿。人以为腰肾之虚也，谁知是任督之困乎！夫任脉行于前，督脉行于后，然皆从带脉之上下而行也。故任脉虚则带脉坠于前，督脉虚则带脉坠于后，虽胞胎受精亦必小产。况任督之脉既虚，而疝瘕之症必起。疝瘕碍胞胎而外障，则胞胎缩于疝瘕之内，往往精施而不能受。虽饵以玉燕，亦何益哉！治法必须先去其疝瘕之病，而补其任督之脉，则提挈天地，把握阴阳，呼吸精气，包裹成形，力足以胜任而无虞矣。外无所障，内有所容，安有不能生育之理！方用升带汤。

连服三十剂，而任督之气旺。再服三十剂，而疝瘕之症除。此方利腰脐之气，正升补任督之气也。任督之气升，而疝瘕自有难容之势。况方中有肉桂以散寒，荸荠以祛积，鳖甲之攻坚，茯苓之利湿，有形自化于无形，满腹皆升腾之气矣。何至受精而再坠乎哉！

【**方证解析**】

升带汤主治腹胀疝瘕不孕，傅山认为其病机为任脉、督脉亏虚，寒温不调，气血虚弱，而至疝瘕，积于胞宫，摄精成孕受阻，故婚久不孕。正如《妇人大全良方》中云："妇人疝瘕，由饮食不节，寒温不调，气血劳伤，脏腑虚弱，风冷入腹，与血相结所生。"任脉调节阴经气血，为"阴脉之海"。督脉调节阳经气血，为"阳脉之海"。任、督二脉亏虚，气血虚弱，经脉不通，腰背失养，故见腰酸背楚；血少气弱，运行无力，阳气无力升发，故倦怠欲卧；带脉系于脾，带脉失约，脾虚健运无力，气虚湿停，故见胸满腹胀；湿邪内生，湿性趋下，流注下焦，故带下量多；任、督二脉亏虚，阴阳失和，虚寒内生，与脏气相搏，结聚少腹，气积日久，故见疝瘕，积块阻于胞宫，胞脉不通，难以摄精成孕。综上，婚久不孕，腰酸背楚，胸满腹胀，或伴下腹胞中结块，舌淡苔白，脉细涩，为升带汤证的辨证要点。

【方药解析】

升带汤中重用药物为土炒白术，土炒白术健脾除湿，可大补脾胃之气而利腰脐，可补益任、督二脉，加人参、沙参、茯苓则壮后天之本，气血充盛，"阴脉之海"任脉得荣，"阳脉之海"督脉得旺，任、督二脉阴阳调和，加固带脉之功，带脉约则经调子种。佐以炒鳖甲化瘀除坚，荸荠粉理气破积，制半夏健脾燥湿，炒神曲消食化积，去粗研肉桂温经散寒，五味合并，共消气、血、寒、湿、痰、食之有形之积，邪去则经脉通，故有子。全方为扶正祛邪之方，攻补兼施，使疝瘕除而气血旺，经调则子种。

【方歌】升带汤用参术苓，夏沙神曲肉桂从。

荸荠鳖甲消疝瘕，任督不困带脉升。

【应用及发挥】

1.**适应证**　升带汤用于腰酸腹胀不孕症的治疗。临床上可将本方用于治疗慢性盆腔炎或盆腔良性肿瘤引起的腰酸腹胀符合本方的辨证要点者。

2.**随症加减**　腰酸腹胀者，加杜仲15g、泽泻12g、枸杞子15g；肾阳虚较重者，加鹿角霜12g、紫石英15g；偏于气滞者，加生麦芽12g、香附9g。

3.典型案例

刘某，女，32岁，2003年2月11日就诊。下腹坠痛两个月，月经正常。舌质稍黯，苔薄白，脉细弦。妇科检查：子宫后位，大小正常，左附件区扪及一约5cm×4cm大小包块，活动欠佳，压痛明显，右附件区增厚、压痛。彩超示：左附件区5.5cm×3.8cm混合性包块。诊断：左附件区炎性包块。予以青霉素640万U，每日两次，甲硝唑250ml，每日两次，静脉滴注，用药7日后复查，盆腔包块无明显缩小，遂予加味升带汤治疗。

中医诊断：慢性盆腔炎（脾虚湿阻）。

治法：健脾益气，化湿散结。

方药：升带汤加减。炒白术30g，人参9g，肉桂（后下）3g，茯苓9g，制半夏9g，沙参15g，连翘15g，丹参15g，延胡索12g，木香6g，鳖甲9g，神曲6g。10日为一个疗程。一个疗程后患者腰腹痛消失，包块缩减为2.5cm×1.8cm，继服两个疗程后妇科检查及彩超均示包块消失，随访6个月无复发。

化水种子汤

【原方组成】盐水浸巴戟一两，土炒白术一两，茯苓五钱，人参三钱，酒炒菟丝子五钱，炒芡实五钱，酒炒车前二钱，去粗研肉桂一钱。

【功效】温肾健脾，化湿利水。

【主治】便涩腹胀足浮肿不孕，症见婚久不孕，月经愆期，小腹胀满，下肢浮肿，小便不畅，大便溏薄，舌淡，苔白滑，脉沉细濡。

【原文摘要】

妇人有小水艰涩，腹胀脚肿，不能受孕者。人以为小肠之热也，谁知是膀胱之气不化乎！夫膀胱原与胞胎相近，膀胱病而胞胎亦病矣。然水湿之气必走膀胱，而膀胱不能自化，必得肾气相通，始能化水，以出阴器。倘膀胱无肾气之通，则膀胱之气化不行，水湿之气必且渗入胞胎之中，而成汪洋之势矣。汪洋之田，又何能生物也哉？治法必须壮肾气以分消胞胎之湿，益肾火以达化膀胱之水。使先天之本壮，则膀胱之气化；胞胎之湿除，而汪洋之田化成雨露之壤矣。水化则膀胱利，火旺则胞胎暖，安有布种而不发生者哉！方用化水种子汤。

二剂膀胱之气化，四剂艰涩之症除，又十剂虚胀脚肿之病形消。再服六十剂，肾气大旺，胞胎温暖易于受胎而生育矣。此方利膀胱之水，全在补肾中之气；暖胞胎之气，全在壮肾中之火。至于补肾之药，多是濡润之品，不以湿而益助其湿乎？然方中之药，妙于补肾之火，而非补肾之水，尤妙于补火而无燥烈之虞，利水而非荡涤之猛。所以膀胱气化，胞胎不湿，而发荣长养无穷与。

【方证解析】

本方主治妇人小便艰涩，腹胀脚肿，不能受孕。傅氏认为是由于妇人肾中之火无权，膀胱气化失职，水湿内停，湿阻胞宫而导致不孕。《圣济总录》曰："妇人所以无子，由冲任不足，肾气虚寒故也。"《医宗必读》："水虽制于脾，实则统于肾，肾本水脏，而元阳寓焉。命门火衰，既不能自制阴寒，又不能温养脾土，则阴不从阳而精化为水，故水肿之证多属火衰也。"故肾阳不足，蒸腾气化之力减退，水湿停聚，加之脾阳不足，运化水湿失司，亦可导致水湿内蕴，湿邪壅滞冲任，故婚久不孕。水湿下注冲任，壅滞胞脉，气血运行缓慢，血海不能按时满溢，故致月经愆期；湿邪易阻滞气机，运行不畅，故小腹胀满；水湿泛溢肌肤、四肢，故下肢水肿；膀胱失约，则小便清长；脾阳不足，水湿下注，则大便溏薄。综上所述，婚久不孕，小腹胀满，下肢浮肿，舌淡，苔白滑，脉沉细濡，为化水种子汤证的辨证要点。

【方药解析】

傅氏认为治疗本病补阳不必燥烈伤阴，故选用盐水浸巴戟为主药，正如《本草新编》："夫命门火衰……用附子、肉桂以温命门，未免过于太热，何如用巴戟天之甘温，补其火而又不烁其水之为妙耶……"巴戟天温而不热，健脾开胃，既益元阳，复填阴水。方中主药盐水浸巴戟天温肾助阳，酒炒菟丝子补肾益精，既可补阳，又可益阴，温而不燥，补而不滞，两药合用，补火而不伤内，火旺则水自行。辅以人参、土炒白术补益中气，健脾祛湿，又可益气养阳，补后天脾气养先天之肾阳。佐以炒芡实固肾涩精，健脾止泻；去粗研肉桂温肾祛寒，暖宫助孕；酒炒车前利水通淋，茯苓利水渗湿健脾。诸药共奏温肾行水，健脾化湿，暖宫助孕之功效。

【方歌】化水汤中参术苓，车前芡实菟丝充。

巴戟肉桂壮肾水，水湿消除胞胎宁。

【应用及发挥】

1.**适应证**　化水种子汤原方主治阳虚水泛之不孕症，临床上多用于不孕症，伴有肥胖、腹胀、脚肿、小便涩痛等症的患者。

2.**随症加减**　肥胖明显者，重用白术30g；腹胀明显者，加用陈皮6g、木香9g；下腹冷痛明显者，加用淫羊藿15g、鹿角胶15g。

3.**典型案例**

关某，女，27岁。患者结婚5年，受孕4次，前3次怀孕均不满6个月即小产，每次怀孕3个月后，逐渐出现腰酸腹胀，小溲涩痛，下肢浮肿，继则阴道流出大量黄色水液而小产，每次都请医生诊断治疗，均未获效。2020年07月12日，患者第4次怀孕将近3个半月，又出现小产先兆症状，来我处求诊。血压100/70mmHg，面色灰暗，呼吸急促，下肢浮肿，以指按之，凹痕不起，舌胖，质淡，苔白滑，脉沉微。

中医诊断：子肿（脾肾虚寒，水湿阻胞）。

治法：温肾健脾，利水安胎。

方药：化水种子汤加味。巴戟天30g，焦白术30g，茯苓20g，党参15g，菟丝子20g，芡实15g，车前子12g，肉桂

3g，续断10g，桑寄生10g。水煎服，服3剂后，小溲畅利，下肢肿消大半，腹胀亦减。上方又服3剂，诸症悉除，面色红润，饮食倍增。原方去车前子、肉桂，加阿胶（烊化）12g、黄芪12g，继服3剂，以巩固疗效而停药。经随访得知，患者于2020年12月28日顺生一男婴，母子均健。

◢ 六、安胎方

顺肝益气汤

【方药组成】人参一两，酒洗当归一两，炒苏子（研）一两，土炒白术三钱，茯苓二钱，九蒸熟地五钱，酒炒白芍三钱，去心麦冬三钱，陈皮三分，炒砂仁（研）一粒，炒神曲一钱。

【功效】补肾平肝，健脾和胃，降逆止呕。

【主治】妊娠恶阻，症见妊娠初期，恶心、呕吐酸水或苦水，胸满胁痛，嗳气叹息，头胀而晕，倦怠思卧，烦渴口苦，不思饮食，舌淡红，苔薄白，脉弦滑。

【原文摘要】

妇人怀娠之后，恶心呕吐，思酸解渴，见食憎恶，困倦欲卧，人皆曰妊娠恶阻也，谁知肝血太燥乎！夫妇人妊，本于肾气之旺也。肾旺，是以摄精。然肾一受精而成娠，则肾水生胎，不暇化润于五脏；而肝为肾之子，日食母气以舒，一日无津液之养，则肝气迫索，而肾水不能应，则肝益急，肝急则火动而逆也；肝气既逆，是以呕吐恶心之症生焉。呕吐纵不至太甚，而其伤气则一也。气既受伤，则肝血愈耗，世人用四物汤治胎前诸症者，正以其能生肝之血也。然补肝以生血，未为不佳，但生血而不知生气，则脾胃衰微，不胜频呕，犹恐气虚则血不易生也。故于平肝补血之中，加以健脾开胃之品，以生阳气，则气能生血，尤益胎气耳。或疑气逆而用补气之药，不益助其逆乎？不知妊娠恶阻，其逆不甚，且逆是因虚而逆，非因邪而逆也。因邪而逆者，助其气则逆增；因虚而逆者，补其气则逆转。况补气于补血之中，则阴足以制阳，又何虑其增逆乎？宜用顺肝益气汤。

　　此方平肝则肝逆除，补肾则肝燥息，补气则血易生。凡胎病而少带恶阻者，俱以此方投之无不安，最有益于胎妇，其功更胜于四物焉。

【方证解析】

　　妊娠后出现恶心呕吐，头晕厌食或食入即吐者，称为"恶阻"，也称"子病""病儿"等，傅山认为本病为"因虚而逆"，和女性孕期特殊生理特点有关。妇女孕后肾水用以养胎，而濡润其他脏腑不足，因而易致肝阴虚而肝气逆。《金匮要略》云"见肝之病，知肝传脾，当先实脾"，傅氏亦认为"肝木不舒，必下克脾土"。肝阴不足，郁而失于疏泄，克犯脾胃，致胃气上逆而恶心呕吐；脾运受累，则气血生化乏源，肾水更亏而肝郁更甚。因此，即使病情不严重，也可使脾胃之气受损，进而恶性循环，加重气血的损耗。本证以妊娠早期恶心、呕吐酸水或苦水，胸满胁痛，嗳气叹息，倦怠思卧为辨证要点。

【方药解析】

"虚则补之，逆者平之"，《傅青主女科》用顺肝益气汤以柔肝和胃、降逆止呕。《医学启源》云："当归，气温味甘，能和血补血，尾破血，身和血。"方中重用酒洗当归一两养肝血，酒洗当归配酒炒白芍平肝气，九蒸熟地擅滋肾水，酒洗当归配九蒸熟地滋肾养肝，取益之以补肾之味，则水足而肝气益安，肝气安则逆气自顺。重用人参一两补脾气，配以土炒白术、茯苓健脾益气而助中阳；去心麦冬养心阴而下济肾火；陈皮、炒砂仁行气开胃，炒神曲消食和胃，醒脾而消痰滞，更妙在加一味炒苏子肃降肺气，以制约肝气郁逆犯胃。关于炒苏子的用量，在原文中为一两，但在眉批中有标注"但苏子一两，疑是一钱之误"，也有人提出炒苏子用量和患者体质强弱有关。结合傅山先生重用补益的用药特点，且大剂量炒苏子并无降逆止呕之功，笔者认为此处取炒苏子一钱为宜。傅氏认为辛香气烈之品，既易化燥伤阴，又易耗气散气，故方中炒苏子、陈皮、炒砂仁用量轻巧。

【方歌】顺肝益气参术苓，陈皮苏子麦砂仁。

归芍熟地炒神曲，气舒逆降恶阻平。

【应用及发挥】

1. **适应证** 本方可用于肾水亏虚，肝气上逆之妊娠剧吐。主要表现为孕妇妊娠早期反应严重，恶心呕吐频繁，不能进食，导致体液、电解质紊乱，甚至威胁孕妇生命，必要时需要中西医结合进行治疗。本方不仅可以治疗恶阻，还可扩展应用于小儿胃肠炎、尿毒症呕吐、化疗呕吐等病证。

2. **随症加减** 偏于胃虚者，原方减去心麦冬；偏于肝热者，减九蒸熟地，加竹茹、枳壳、黄连；偏于痰滞者，减去心麦冬、九蒸熟地，加半夏、生姜汁。

3. **典型案例**

（1）恶阻

郭某，女，35岁，中学教师，于1971年春就诊。患者怀孕近5个月，就诊前两月，因恶心呕吐，甚则吐酸水、苦水，不思食，得食则呕吐更甚而多次求医，且病情日益加重，遂邀余往诊。经诊断，以上症状俱在，并兼有头重眩晕，胁痛脘闷，嗳气叹息，舌苔微黄，脉弦滑。

中医诊断：妊娠恶阻（肝热上逆，脾胃失和）。

西医诊断：妊娠剧吐。

治法：平肝降逆，健脾和胃。

方药：炒白术、陈皮、神曲各6g，茯苓、当归、熟地黄、白芍、麦冬各10g，紫苏子3g，砂仁1.5g，竹茹12g，枳壳9g，黄连1.5g。服药1剂后，症状渐轻，又连服两剂告愈。至足月分娩无恙，生一女孩。

（2）产后神经性呕吐

患者，女，29岁，主诉呕吐17个月就诊。入院前17个月因恶心呕吐，月经停闭被确诊为妊娠恶阻，最初恶心呕吐频繁，不能进食，经服中药治疗后症状有所减轻，晚餐可正常进食，有恶心，但不吐。此种情况存在于整个孕期，10个月后产1男婴。但产后7个月就诊时呕吐仍未缓解，早、午餐不能进食水，晚餐可正常进食，因饮食不同伴有不同程度恶心，曾被诊断为神经性呕吐，用药效果不甚有效。发病以来，急躁易怒，喜长叹息，二便正常，睡眠略差。产后两个月正常行经，周期准，经量适中，末次月经9月25日。舌质淡红胖大，边有齿痕，苔花剥，脉弦细。

中医诊断：呕吐（肝气郁结，胃气上逆）。

西医诊断：神经性呕吐。

治法：疏肝解郁，和胃降逆。

方药：熟地黄30g，当归9g，酒白芍15g，党参15g，白术15g，紫苏子9g，炒神曲9g，麦冬9g，陈皮6g，砂仁6g，茯苓6g，炒莱菔子9g。3剂，嘱不拘时间，小口缓服，日1剂。患者10月26日复诊时自诉1剂后即能进食早、午餐，但仍有恶心，服完3剂后，恶心完全消失，后能完全进食。

（3）尿毒症呕吐

刘某，男，60岁，农民，1986年3月20日住院。患慢性肾炎10年，1年前因肾功能不全多次住院，病情不见好转。入院检查尿常规：蛋白（++）。同位素肾图报告：双肾脏无功能。经用中药调理脾胃，病情稳定。后因感冒，呕吐加剧，水食难进，不进而呕，咳嗽，胸闷，不能平卧，双足水肿，溲少，便溏，夜不能寐，舌质淡红，体胖，边有齿痕，苔白乏津，脉细弱。随投顺肝益气汤加紫苏叶、杏仁，3剂后恶心呕吐消失，纳食改善，日进食400g左右，余症均减，改用他药调理。

加减补中益气汤

【方药组成】人参五钱，生黄芪三钱，柴胡一钱，甘草一分，酒洗当归三钱，土炒白术五钱，茯苓一两，升麻三分，陈皮三分。

【功效】补脾益肺，利湿消肿。

【主治】妊娠浮肿，症见妊娠中期以后出现下肢浮肿，甚至面目全身浮肿，倦怠乏力，下腹坠胀，食少便溏，小便短少，手足不温，舌质淡，苔白滑，脉濡。

【原文摘要】

妊妇有至五个月，肢体倦怠，饮食无味，先两足肿，渐至遍身头面俱肿，人以为湿气使然也，谁知是脾肺气虚乎！夫妊娠虽按月养胎之分，其实不可拘于月数，总以健脾补肺为大纲。盖脾统血，肺主气，胎非血不荫，非气不生，脾健则血旺而荫胎，肺清则气旺而生子。苟肺衰则气馁，气馁则不能运气于皮肤矣；脾虚则血少，血少则不能运血于肢体矣。气与血两虚，脾与肺失职，所以饮食难消，精微不化，势必至气血下陷，不能升举，而湿邪即乘其虚之处，积而成浮肿症，非由脾肺之气血虚而然耶。治法当补其脾之血与肺之气，不必祛湿，而湿自无不去之理。方用加减补中益气汤。

夫补中益气汤之立法也，原是升提脾肺之气，似乎益气而不补血，然而血非气不生，是补气即所以生血。观当归补血汤用黄芪为君，则较著彰明矣。况湿气乘脾肺之虚而相犯，未便大补其血，恐阴太盛而招阴也。只补气而助以利湿之品，则气升而水尤易散，血亦随之而生矣。然则何以重用茯苓而至一两，不几以利湿为君乎？嗟！嗟！湿症而不以此药为君，将以何者为君乎？况重用茯苓于补气之中，虽曰渗湿，而仍是健脾清肺之意。且凡利水之品，多是耗气之药，而茯苓与参、术合，实补多于利，所以重用之以分湿邪，即以补气血耳。

【方证解析】

傅山认为此病机理为肺脾两虚，致皮肤肢体气血亏虚，湿邪留滞而成浮肿。妊娠浮肿由全身津液气化障碍所致，主要与脾、肺密切相关。孕后气血聚于下养胎，气与血易两虚，易致脾、肺两脏失职；脾虚则脾不统血，气血津液不能运行于全身四肢百骸，更不能下聚养胎；脾气虚则中阳不振，气血下陷不能升举，水湿易聚于所虚之处而成浮肿，以脚及下肢明显。肺虚则气衰，气衰则肺失通调，水湿泛溢。妊娠中后期胎体增大明显，阻碍气机，有碍气血的输布，易发生妊娠肿胀；或孕后饮食不节，过食生冷油腻而内伤脾阳，亦可导致脾失转输，水湿停滞，泛溢肌肤，浸渍四肢肌肉，发为肿胀。综上所述，本证以妊娠中晚期下肢浮肿，甚至面目全身浮肿为辨证要点。

【方药解析】

本方为治疗肺脾两虚、气血不足所致的妊娠浮肿之方。方中生黄芪补中益气、升阳固表；人参、土炒白术、甘草甘温益气，补益脾胃；重用茯苓一两，虽为渗湿，但与土炒白术同用，有健脾清肺之意，茯苓能通利心脾，和中益气，土炒白术能健脾益气，理中补阳，二药合用，补多于利。此方重用补气药，因有形之血不能速生，无形之气补之最速，气血同源，血非气不生，佐酒洗当归养血补血和营，则阳生阴长，气旺血生；陈皮燥湿，升麻、柴胡协同参、芪升举阳气，使中气旺盛以升发布降正常，则水湿自去。纵观全方，一则补气健脾，使后天生化有源，脾肺气血充足而诸症自可痊愈；一则升提中气，恢复中焦升降之功能，使水液输布正常，则水肿自除。

【方歌】补中益气重茯苓，专治妊娠身浮肿。

　　　　肺脾两虚水湿停，补气消肿奏奇功。

【应用及发挥】

1.**适应证**　傅氏加减补中益气汤用于妊娠中晚期肺脾两虚出现的下肢浮肿，甚则全身水肿者。傅青主擅长运用补中益气汤加减治疗妇产科疾病，疗效显著。例如，加味补中益气汤治疗"种子门"中的肥胖不孕，加减补中益气汤治疗"妊娠门"中的妊娠浮肿，补中益气汤治疗"正产门"中的正产胞衣不下。现代医家广泛应用补中益气汤加减治疗各类疾病，虽与傅氏加减不完全相同，但都体现出对补中益气汤的推崇。

2.　**随症加减**　若肿势明显，酌加猪苓、泽泻、防己；肿甚并伴胸闷而喘者，酌加杏仁、厚朴；食少便溏严重者，酌加山药、薏苡仁、扁豆、芡实；气短懒言，神疲乏力重者，可加大人参、黄芪剂量；腰痛甚者，酌加杜仲、续断、桑寄生。

安奠二天汤

【方药组成】去芦人参一两，九蒸熟地一两，土炒白术一两，炒山药五钱，炙草一钱，蒸山萸（去核）五钱，炒黑杜仲三钱，枸杞二钱，炒扁豆（去皮）五钱。

【功效】补肾养脾，滋阴安胎。

【主治】妊娠少腹疼，症见妊娠期小腹作痛，且有下坠之感，腰部酸痛，面色萎黄，倦怠乏力，纳少便溏，头晕目眩，舌淡，苔薄白，脉滑无力。

【原文摘要】

妊娠小腹作疼，胎动不安，如有下坠之状。人只知带脉无力也，谁知是脾肾之亏乎！夫胞胎虽系于带脉，而带脉实关于脾肾。脾肾亏损，则带脉无力，胞胎即无以胜任矣。况人之脾肾亏损者，非饮食之过伤，即色欲之太甚。脾肾亏则带脉急，胞胎所以有下坠之状也。然则胞胎之系，通于心与肾，而不通于脾，补肾可也，何故补脾？然脾为后天，脾非先天之气不能化，肾非后天之气不能生，补肾而不补脾，则肾之精何以遽生也，是补后天之脾，正所以补先天之肾也；补先、后二天之脾与肾，正所以固胞胎之气与血，脾肾可不均补乎？方用安奠二天汤。

夫胎动乃脾肾双亏之症，非大用参、术、熟地补阴补阳之品，断不能挽回于顷刻。世人往往畏用参、术或少用，以冀建功，所以寡效，此方正妙在多用也。

【方证解析】

傅山认为本病的病机为脾肾两虚而致。"安奠"是稳稳奠定的意思，"二天"是指脾肾，中医理论认为肾为先天之本，脾为后天之本。肾藏精，主生殖，为先天之本，主人体生长发育和生殖，且冲任之本在肾，胞络系于肾，肾之功能正常是维持正常妊娠和胎儿发育的必要条件。父母先天禀赋不足，房劳多产，大病久病损耗，以及后天失养等，必伤及肾。肾气不固，冲任损伤，胎元不固，发为胎动不安。肾虚不能温煦脾阳，或素体脾虚，或饮食失调伤脾，脾虚运化失司，而生化之源不足，无以养胎系胎，脾肾两虚，冲任不固，带脉失约，胞胎失养，故而腹痛乃作，如有下坠之状。综上所述，本证以妊娠期间小腹作痛，且有下坠感，为辨证要点。

【方药解析】

方中重用去芦人参、土炒白术各一两大补元气，健脾固胎；重用九蒸熟地一两滋补肾阴，调理冲任；蒸山萸滋阴补水而兼摄游离之精气，枸杞补真阴之不足、生津益气，炒黑杜仲入肝而补肾，炒山药补益脾气，炒扁豆健脾益气、和中健胃，"脾为后天，脾非先天之气不能化，肾非后天之气不能生"，脾气旺则肾气充；炙草补中益气，调和诸药。全方药性平和，不易助热，不碍气血，不伤脾胃，治病求本，不止血而血止，不止痛而痛缓，共奏健脾益肾、固冲安胎之效。

【方歌】安奠二天熟地参，白术山药萸杜仲。

　　　　扁豆枸杞炙甘草，专治妊娠少腹痛。

【应用及发挥】

1.适应证　原方主治脾肾两虚型妊娠少腹痛之症，临床上多用于治疗先兆流产、复发性流产符合脾肾两虚证特点的证候。

近年来，安奠二天汤加味或与西药同时使用被用于符合脾肾两虚特点的不孕症、月经后期、继发性闭经取得了良好的疗效，并且拓展应用范围至一些内科疾病，如小儿疳积、腹型痫症、支气管哮喘等。

2.随症加减　气虚甚者，加黄芪、太子参；阴道出血甚者，加地榆炭、贯众炭、阿胶；妊娠呕吐者，加法半夏、陈皮、紫苏梗；血热者，加黄芩、苎麻根；腹痛甚者，加白芍；纳差腹胀者，去熟地，加砂仁。

3. 典型案例

（1）复发性流产

孙某，女，34岁。婚后曾生养1胎，第2胎，妊娠3个月时，因劳累小产，以后接连4次堕胎小产，现停经两个月，化验室检查尿HCG为阳性，且出现腰酸困感。故来就诊。刻下诊：头眩神疲，泛恶欲呕，纳食不馨，睡眠欠佳，腰酸困，脉浮滑，苔白稍腻。

中医诊断：滑胎（脾肾两虚）。

西医诊断：复发性流产。

治法：健脾益气，固肾安胎。

方药：熟地黄、山茱萸、黄芪各30g，杜仲10g，桑寄生18g，续断、党参各15g，白术10g，山药20g，炙甘草6g，阿胶10g。水煎服，日1剂，进药4剂，腰酸症除。嘱注意休息，再进3剂，以资巩固。

二诊：怀孕至4个月时，因发热、咽痛、咳嗽，出现腰酸，小腹下坠，且少量见红，舌红少苔，脉象滑细数，遂来复诊。首诊方加贯众炭、五味子，进药4剂，漏止酸除，胎之亦安。

三诊：怀孕5个半月时，复因暑日饮食不慎，出现大便泄泻，小腹坠疼，腰酸、神疲，口干，舌质淡，脉濡弱。首诊方加葛根15g、藿香6g、白芍20g，进药3剂，便泻止、腹痛除。又进首诊方3剂，以巩固疗效。反复叮嘱，慎起居，谨饮食，自此以后，足月安然顺产。

（2）胎动不安

阴某，女，29岁，2014年9月6日初诊。患者自诉第1胎孕后3月，搬动数个大花盆后第2天出现阴道少量出血伴流液，腰酸腹胀，经某县医院超声检查发现胎儿发育正常，妊囊与子宫之间有液性暗区，遂给予黄体酮20mg/d，肌内注射；维E胶丸2粒，每天3次，口服。并嘱卧床休息，今天凌晨4时许，自觉阴道流液，查看又有出血，遂于今天上午来我处就诊，症见：小便时阴道出血，量少，色淡红，偶有水样物流出，腰腹部不适，大便偏干，小便频，舌淡红，苔薄白，脉沉滑无力。

中医诊断：胎动不安（脾肾两虚）。

西医诊断：先兆流产。

治法：固肾止血，健脾安胎。

方药：党参15g，红参6g，熟地黄30g，白术30g，扁豆6g，枸杞子6g，山药15g，炒山药15g，黑杜仲9g，地榆9g，炙甘草3g。3剂，水煎400ml，分两次早晚空腹口服。药后自觉出血减少，腰腹部不适减轻，大便通畅，小便正常。复查B超提示液性暗区减小，遂继服上方3剂。

润燥安胎汤

【方药组成】九蒸熟地一两，酒炒生地三钱，蒸山萸肉五钱，去心麦冬五钱，炒五味二钱，蛤粉炒阿胶二钱，酒炒黄芩二钱，益母二钱。

【功效】滋阴润燥，清热安胎。

【主治】妊娠口干咽痛，症见怀孕早、中期自觉口干咽燥，咽喉微痛，干咳无痰，腰腹坠胀，甚则阴道出血，舌质红，苔薄白或无苔，脉细滑。

【原文摘要】

妊妇至三四个月，自觉口干舌燥，咽喉微痛，无津以润，以至胎动不安，甚则血流如经水，人以为火动之极也，谁知是水亏之甚乎！夫胎也者，本精与血之相结可成，逐月养胎，古人每分经络，其实均不离肾水之养，故肾水足而胎安，肾水亏而胎动。虽然肾水亏又何能动胎，必肾经之火动，而胎始不安耳。然而火之有余，仍是水之不足，所以火炎而胎必动，补水则胎自安，亦既济之义也。惟是肾水不能遽生，必须滋补肺金。金润则能生水，而水有逢源之乐矣。水既有本，则源泉混混矣，而火又何难制乎？再少加以清热之品，则胎自无不安矣。方用润燥安胎汤。

此方专填肾中之精，而兼补肺。然补肺仍是补肾之意，故肾经不干燥，则火不能灼，胎焉有不安之理乎？

【方证解析】

傅山认为本病的病机为肾阴不足，阴虚内热。肾水不足，无以制火，虚火循经上炎，以致咽喉微痛；肾水不能上济，故口干舌燥；妊娠以后，精血聚以养胎，因而肾水愈显不足，虚火益甚，热伤冲任，扰动胎元，致胎动不安；热扰血海，冲任失固，故阴道出血。肺为水之上源，肺喜润恶燥，金润则能生水，水盛则火自熄。故曰："肺气之衰旺，全恃肾水充足，不使虚火炼金，则长保清宁之体。"（《医医偶录》）综上所述，本证以妊娠早、中期出现阴道出血、咽干口燥、干咳少痰为辨证要点。

【方药解析】

傅氏治妊娠口干咽痛，因肾经火动所致者，认为其症火之有余，乃是水之不足所致。润燥安胎汤为治疗阴虚火旺所致的妊娠口干咽痛之方，此方根据五行之间子母相生关系，采用间接补益的方法。肺属金，肾属水，金能生水，肺阴充足，输精于肾，使肾阴充盛，保证肾的功能旺盛。水能润金，肾阴为一身阴液之根本，肾阴充足，循经上润于肺，保证肺气清宁，宣降正常。方中用九蒸熟地、酒炒生地以滋肾壮水，去心麦冬润肺金而滋水之上源；炒五味益肾；蒸山萸肉补肝肾以填精；蛤粉炒阿胶养阴止血，使肾水有源，则不用清火之品而火自熄矣。益母性微寒，味辛苦，《本草秘录》中记载："益母草……胎前产后皆可用之……不专益于产母，凡无产之妇均能受益。"故方中佐以益母二钱、酒炒黄芩二钱清血中之热。诸药合用，壮水之主，使火足而胎安。

【方歌】妊妇口干咽微痛，二地益母与芩冬。

阿胶五味山萸肉，润燥安胎此方宗。

【应用及发挥】

1.适应证 原方治疗肾阴不足，阴虚内热所致的妊娠口干咽痛症。临床上还可用于由于肾水不足，阴虚肺燥所致的胎漏、胎动不安。

2.随症加减 咳嗽较甚者，加川贝母、桔梗；咳痰，痰中带血者，加百合、北沙参；盗汗、潮热、五心烦热者，加知母、黄柏。

3. 典型案例

李某，女，26岁，2013年11月17日初诊。患者述近10余年每年入秋即咳嗽，干咳无痰，无发热、头痛等，病情反复至来年开春即愈。患者现怀孕6月余，咳嗽已月余，干咳无痰，咳嗽时轻时重，腰酸下坠，无畏寒、发热，无胸闷、胸痛及心慌、心悸、气急，舌淡，苔白，脉细滑。伴有情绪激动、惊恐。B超提示：子宫孕6月大小，胎心正常。

中医诊断：妊娠咳嗽（肾水不足，阴虚肺燥）。

西医诊断：支气管炎。

治法：滋阴补肾，润燥安胎。

方药：熟地黄20g，川贝母10g，生地黄9g，山茱萸、麦冬、续断、桑寄生各15g，五味子、益母草、阿胶（烊化）各6g，黄芩3g。7剂，水煎服，日1剂。辅以心理疏导。服药后，诸症好转，前方去续断、桑寄生，再服5剂，即愈。数月后，产下一男婴，婴儿发育正常。

援土固胎汤

【方药组成】人参一两，土炒白术二两，炒山药一两，去粗肉桂（研）二钱，制附子五分，续断三钱，炒黑杜仲三钱，蒸山萸（去核）一两，枸杞三钱，酒炒菟丝子三钱，炒砂仁（研）三粒，炙草一钱。

【功效】补脾援土，益肾固胎。

【主治】妊娠吐泻腹疼，症见妊娠期恶心呕吐、腹泻，小腹坠胀，甚则阴道出血，手足清冷，口不渴，喜热饮，小便清，面色姜黄，肢倦乏力，舌淡，苔薄白，脉沉细。

【原文摘要】

妊妇上吐下泻,胎动欲堕,腹疼难忍,急不可缓,此脾胃虚极而然也。夫脾胃之气虚,则胞胎无力,必有崩坠之虞。况又上吐下泻,则脾与胃之气,因吐泻而愈虚,欲胞胎之无恙也得乎!然胞胎疼痛而究不至下坠者,何也?全赖肾气之固也。胞胎系于肾而连于心,肾气固则交于心,其气通于胞胎,此胞胎之所以欲坠而不得也。且肾气能固,则阴火必来生脾;心气能通,则心火必来援胃,脾胃虽虚而未绝,则胞胎虽动而不堕,可不急救其脾胃乎?然脾胃当将绝而未绝之时,只救脾胃而难遽生,更宜补其心肾之火,使之生土,则两相接续,胎自固而安矣。方用援土固胎汤。

此方救脾胃之土十之八,救心肾之火十之二也。救火轻于救土者,岂以土欲绝而火未甚衰乎?非也。盖土崩非重剂不能援,火衰虽小剂而可助,热药多用,必有太燥之虞,不比温甘之品也。况胎动系土衰而非火弱,何用太热?妊娠忌桂附,是恐伤胎,岂可多用?小热之品,计之以钱,大热之品,计之以分者,不过用以引火,而非用以壮火也。其深思哉!

【方证解析】

本证主要表现为上吐下泻而致胎动欲坠,属于胎动不安的范畴。傅山认为本病的病机为脾胃气虚而致心肾不济。

脾胃为后天之本，气血生化之源，胎儿的生长发育离不开气血的滋养，如果孕妇上吐下泻，以致脾胃大虚，气血生化乏源，胎儿得不到滋养，便会出现胎动不安。之所以未出现胎儿陨堕的情况，是因为心肾之气尚可援助脾胃，但吐泻日久必然会损耗心肾之气。因此，本证总的病机以脾胃气虚为主，可兼见心肾不足。临床上，本方证以妊娠期恶心呕吐、腹泻、小腹坠胀，甚则阴道出血，兼气虚之象为辨证要点。

【方药解析】

方中重用土炒白术二两以健脾益气、摄血安胎，正如王节斋所说的"养胎全在脾胃，譬犹钟悬于梁，梁软则钟下坠，折则堕矣"，故土炒白术为补脾安胎之要药也；人参、炒山药、炒砂仁共扶脾土；用桂、附引心火，振肾阳，补火生土，所谓"益火之源，以消阴翳"。蒸山萸、枸杞入肾滋肾阴；续断、炒黑杜仲、酒炒菟丝子温肾阳而固胎元，炙草调和脾胃。诸药合用，共奏补脾暖胃、固肾安胎之效。傅山特别强调了附、桂过于燥热，易于伤胎，故用量宜少。

【方歌】援土固胎建奇功，参术山药砂仁宜。

　　　　　杜枸萸菟续断草，少量桂附医土虚。

【应用及发挥】

1. **适应证** 原方用于治疗妊妇脾胃虚极，上吐下泻，胎动不安者。现代临床多用于治疗妊娠早期先兆流产，妊娠腹痛、腹泻及先兆流产伴便血等症。

2. **随症加减** 久泻不止，中气下陷而致脱肛者，可酌加黄芪、升麻；呕泻不止者，加灶心黄土、藿香、生姜、肉豆蔻；兼见胎漏下血者，加黄芪、苎麻根、阿胶。

3. **典型案例**

（1）妊娠腹痛腹泻

胡某，女，35岁，妊娠6月余，因饮食不洁后，出现腹痛、腹泻14天，大便频繁，呈脓血便，里急后重感，无恶心、呕吐，食欲减退，乏力。发病初时，有畏寒、发热。曾在多家医疗机构就诊，诊断为急性细菌性痢疾。应用氨苄西林、补液等治疗，体温恢复正常，仍大便频繁，呈脓血便，里急后重感，食欲不振。妊娠6月，胎心音正常。大便常规：脓血样便，脓球（＋），WBC（＋＋＋），RBC（＋＋）；血常规：WBC 11.2×10^9/L，LYM 18.7%，MXD 6.7%，NEUT 74.6%，HB 112g/L。舌淡红，苔薄白，脉沉细。

中医诊断：妊娠腹泻（脾胃虚寒）。

西医诊断：急性细菌性痢疾。

治法：温补脾肾，固冲安胎。

方药：白术60g，党参、山药、山茱萸各30g，续断、杜仲、枸杞子、菟丝子各9g，砂仁、炙甘草各3g、肉桂1.6g、附子1.5g。5剂，水煎服，日1剂，分两次服。

此外，氨苄西林5g静脉滴注应用5天，补液纠正水、电解质紊乱。症状基本缓解，脓血便消失，食欲增加。大便仍每日2～3次，便软。要求再服原方5剂，以资巩固疗效。

（2）胎动不安、便血

李某，女，43岁，2007年1月5日就诊。妊娠4个月，小腹下坠，阵阵剧痛，大便下血色鲜红，一天5次，面色不华，腰酸坠痛，头晕眼花，倦怠乏力，食少欲吐，舌淡苔白，脉沉细弱。

中医诊断：胎动不安、便血（脾肾两虚，冲任不固）。

西医诊断：先兆流产、急性细菌性痢疾。

治法：补脾益肾，固冲安胎。

方药：党参9g，白术12g，山药15g，肉桂6g，续断18g，杜仲15g，山茱萸9g，枸杞子12g，菟丝子20g，砂仁9g，阿胶（烊化）9g，三七粉（冲）3g，炙甘草6g。2剂，水煎服，日1剂。

二诊：2007年1月7日，便血已止，腹痛衰其大半，食量增加，效不更方，继服2剂，冀收全功，于2007年6月20日足月产一健康男婴。

解郁汤

【方药组成】人参一钱，土炒白术五钱，白茯苓三钱，酒洗当归一两，酒炒白芍一两，炒枳壳五分，炒砂仁（研）三粒，炒山栀子三钱，薄荷二钱。

【功效】疏肝解郁，健脾益气，养血安胎。

【主治】妊娠子悬胁疼，症见妊娠胸满胁痛，坐卧不宁，呼吸迫促，情志抑郁，心烦易怒，甚则小腹下坠，阴道少量出血。舌红，苔薄黄，脉弦数或弦细。

【原文摘要】

妊妇有怀抱忧郁，以致胎动不安，两胁闷而疼痛，如弓上弦。人止知是子悬之病也，谁知是肝气不通乎！夫养胎半系于肾水，然非肝血相助，肾水实有独力难支之势。故保胎必滋肾水，而肝血断不可不顾，使肝气不郁，则肝之气不闭，而肝之血必旺，自然灌溉胞胎，合肾水而并协养胎之力。今肝气因忧郁而闭塞，则胎无血荫，肾难独任，而胎安得不上升以觅食，此乃郁气使然也。莫认为子之欲自悬，而妄用泄子之品，则得矣。治法宜开肝气之郁结，补肝血之燥干，则自悬自定矣。方用解郁汤。

此乃平肝解郁之圣药，郁开则木不克土，肝平则火不妄动。方中又有健脾开胃之品，自然水精四布，而肝与肾有润泽之机，则胞胎自无干燥之患，又何虑上悬之不愈哉？

【方证解析】

傅山认为本病的病机为肝郁气滞，妇人怀妊之后，阴血下行养胎，如果孕妇平素肝血不足，此时阴血下行养胎，肝血更加不足。肝藏血，体阴而用阳，只有肝血充足才能发挥调节情绪的功能，肝血亏虚，调节情绪的功能失常，容易肝郁气滞。乙癸同源，肝肾为母子之脏，肝血不足，不但不能滋肾，势必消耗肾水以救其子，血不足不能养胎，肾水亏虚亦不能养胎，故而出现胎动不安。故本证以妊娠胸满胁痛、呼吸急促，甚则小腹下坠、阴道少量出血为主症。

【方药解析】

方中重用酒洗当归、酒炒白芍养血柔肝以补肝血之燥，人参、白茯苓、土炒白术健脾开胃，炒砂仁理气止痛以开肝气之郁结，炒枳壳理气宽胸，薄荷疏理肝气以解肝郁，炒山栀子清热防肝郁化火。全方疏肝解郁，郁开则木不克土，肝平则火不妄动，脾运则水精四布而养胞胎，胎自安。

然观全方用药，补肝益肾之归、芍重用一两之多，疏肝理气之品仅炒枳壳五分，香燥醒脾之药亦仅炒砂仁三粒，药量之悬殊可见一斑。傅山先生对肝气郁结所致之妇科诸疾，均反对滥用香燥，一味疏利，常重补益之味以滋阴养血，略佐清芳之品以疏导气郁，使其补而不腻，疏不耗正。

这一用药特点突出体现了傅山扶正解郁的学术思想。

【方歌】解郁汤用当归芍，人参白术苓枳壳。

薄荷砂仁山栀子，妊娠子悬效甚高。

【应用及发挥】

1. **适应证** 原方治疗肝郁脾虚所致的妊娠子悬胁痛之症，临床上可用于治疗因郁怒、思虑、悲哀、忧伤等各种情志因素所导致的妇科及内科疾病。

2. **随症加减** 腰困，小腹下坠，甚则阴道出血者，加黄芩、桑寄生、白及；兼胃气上逆而见呕吐者，加陈皮、紫苏梗、法半夏；肝郁化热而见口苦咽干、烦躁不安者，加黄连、牡丹皮。

救损安胎汤

【原方组成】酒洗当归一两，酒炒白芍三钱，酒炒生地一两，土炒白术五钱，炙草一钱，人参一钱，苏木（捣碎）三钱，乳香（去油）一钱，没药（去油）一钱。

【功效】大补气血，活血祛瘀。

【主治】妊娠跌损腹痛，症见孕妇跌仆闪挫后，腹痛阵作，小腹下坠，或伴腰酸痛，阴道少量出血，色淡或色暗，夹血块，乏力倦怠，舌黯淡，苔薄白，脉细涩或滑细无力。

【原文摘要】

妊妇有失足跌损，致伤胎元，腹中疼痛，势如将堕者。人只知是外伤之为病也，谁知有内伤之故乎！凡人内无他症，胎元坚固，即或跌扑闪挫，依然无恙。惟内之气血素亏，故略有闪挫，胎便不安。若止作闪挫外伤治，断难奏功，且恐有因治而反堕者，可不慎欤！必须大补气血，而少加以行瘀之品，则瘀散胎安矣。但大补气血之中，又宜补血之品多于补气之药，则无不得之。方用救损安胎汤。

此方之妙，妙在既能祛瘀而不伤胎，又能补气补血而不凝滞，固无通利之害，亦痊跌闪之伤。有益无损，大建奇功，即此方与。然不特治怀孕之闪挫也，即无娠闪挫，亦可用之。

【方证解析】

本证主治孕妇不慎跌仆闪挫而致腹痛、胎动而有欲堕之势，属于中医妇科"胎动不安"的范畴。孕妇起居不慎，跌仆闪挫，可导致全身气血紊乱，如影响到冲任气血，则可能扰动胎元。傅山认为跌仆闪挫固然是引起胎动不安发生的外在条件，而孕妇自身气血的不足是胎动不安发生的内在基础。如果孕妇机体气血充足，稍有闪挫也可自我调节，而不至于扰动胎元；孕妇气血不足，气虚系胎之力不足，血虚养胎之力不旺，受跌仆影响，又引起气血运行不畅，致使胎元不固而出现欲堕之势。因此，本证的病机在于气血不足为本，跌仆闪挫为标，临证以有孕后跌仆闪挫病史、阵发腹痛、小腹下坠、乏力倦怠为辨证要点。同时傅山指出本方也可用于非妊娠期跌仆闪挫所致的腰腹疼痛，并不仅限于妊娠期应用。

【方药解析】

傅山认为跌仆所致胎动不安主因孕妇自身气血不足，故组方以大补气血为主，又因跌仆而伤及冲任气血，故配伍活血祛瘀之品，全方补而不滞，有益无损。

救损安胎汤实为八珍汤之化裁，为八珍汤去茯苓、川芎，加苏木、乳香及没药。八珍汤益气养血，本方重用酒洗当归一两以养血和血，重用酒炒生地一两养阴清热，《名医别录》云生地黄主治"伤身、胎动、下血"等，二药及白芍均酒炒，可加强活血通经之为，使补而不滞；虽去茯苓、川芎之渗利，但加苏木活血祛瘀，疏通冲任之气血，加乳香、没药活血止痛，使腰腹疼痛得缓。

全方以大补气血为主，尤重补血益阴，盖因胚胎赖血以长养，血不足则脉不充，更易因跌仆而致冲任不畅，影响胎元。方中活血祛瘀药的应用也体现了傅山安胎学术思想的另一面，传承《黄帝内经》"有故无殒，亦无殒"的理论，当祛瘀时则大胆应用苏木、乳香和没药，但用量较小，以祛瘀而不伤胎，且提出服药"不必三剂"，遵循"衰其大半则止"的原则。黄元御论及苏木，称其"善行瘀血，凡胎产癥瘕、疮疡跌扑，一切瘀血皆效"，但因其破血力强，现代中药学中被列为妊娠禁忌药。乳香、没药活血止痛力较强，故也被列为妊娠期慎用药物。临床应用本方时应辨明证候，谨慎用药，不必拘泥于原方。

【方歌】救损安胎用八珍，重用归地去苓芎。

苏木乳没散瘀滞，跌仆腹痛此方中。

【应用及发挥】

1.适应证　本方的适应证为孕后因跌仆闪挫而致的腰腹疼痛，胎动欲堕，尤其适用于气血虚弱体质的孕妇，但临床应用时应注意活血药物谨慎使用。如患者冲任瘀阻之症较轻，无阴道出血色暗有血块、舌紫黯有瘀点、小腹刺痛拒按等症状，选用活血祛瘀药当谨慎，可去苏木，或易苏木为三七、丹参等。

此外，本方也可用于非妊娠期因跌扑闪挫所致的腰腹疼痛之症。

2.随症加减　腰酸明显者，可加菟丝子15～30g、桑寄生15～30g固肾安胎；如伴有阴道少量出血，可生地炒炭，加阿胶9g、艾叶炭12g止血安胎；如神疲乏力明显，可加黄芪15～30g、升麻6～12g益气升提。

助气补漏汤

【原方组成】人参一两，酒炒白芍五钱，酒炒黑黄芩三钱，酒炒黑生地三钱，益母草一钱，续断二钱，甘草一钱。

【功效】益气清热，摄血安胎。

【主治】妊娠小便下血，症见孕妇阴道少量出血，时断时续，色淡红，无血块，不伴腹痛腰酸，舌淡红，苔白，脉细滑。

【原文摘要】

妊妇有胎不动腹不疼，而小便中时常有血流出者。人以为血虚胎漏也，谁知气虚不能摄血乎！夫血只能荫胎，而胎中之荫血，必赖气以卫之，气虚下陷，则荫胎之血亦随气而陷矣。然则气虚下陷，而血未尝虚，似不应与气同陷也。不知气乃血之卫，血赖气以固，气虚则血无凭依，无凭依必燥急，燥急必生邪热。血寒则静，血热则动，动则外出而莫能遏，又安得不下流乎？倘气不虚而血热，则必大崩，而不止些微之漏矣。治法宜补其气之不足，而泄其火之有余，则血不必止而自无不止矣。方用助气补漏汤。

此方用人参以补阳气，用黄芩以泄阴火。火泄则血不热而无欲动之机，气旺则血有依而无可漏之窍。气血俱旺而和协，自然归经而各安其所矣，又安有漏泄之患哉？

【方证解析】

在妊娠篇的安胎十方中，本方证是唯一以出血为主症，并命名为"胎漏"的条文。原文描述主症为"小便中时常有血流出"，结合下文对病机的论述，可理解为孕妇小便时血从阴道顺势流出，或小便后擦拭外阴发现有血迹，而不是尿血的症状，属于现代中医妇科学中"胎漏"的范畴。傅山认为胎漏的机制为气虚不能摄血。胎儿赖血以滋养，而气虚失于固摄，甚至气虚下陷，则可引起荫胎之血不能养胎，随气而下陷，从阴中流出而成胎漏。同时气虚使得血无所凭借，燥急而生虚热，也可扰动冲任而迫血外溢。傅山又指出，单纯血热导致的往往是量大而势急的出血，和本证的少量淋漓的出血不同，为临床鉴别虚热和实热引起的胎漏提供了借鉴。阴道出血色淡质稀，不伴腹痛腰酸，舌淡苔白，脉细滑，为本证的辨证要点。

【方药解析】

助气补漏汤以益气清热，摄血安胎为治法，方中重用人参一两为君药，补阳气以固摄冲任而止漏，配伍酒炒黑黄芩泄阴火，以清热凉血而安胎；酒炒白芍养阴平肝，酒炒黑生地滋阴凉血，既补已漏之血，又可助酒炒黑黄芩凉血；续断补肾固冲安胎，配伍人参先后天同补，固胞胎之气与血。离经之血便是瘀血，故本方中还少佐益母草一钱以行瘀滞，

《本草新编》中指出："（益母草）胎前、产后，皆可用之……然不佐之归、芎、参、术，单味未能取胜。"本方即以小剂量益母草配伍大剂量人参，取其祛瘀生新之用，去其滑利伤胎之弊，达到"有故无殒"的目的。全方不专止血，而以益气清热之法，使气血充足，血海安宁，血自归经而达到止血安胎的目的，且全方寒热并用，以温补为主，通补兼施，以益气滋阴为主，充分体现了傅山安胎的用药特色。

【方歌】补气助漏重人参，芩芍生地续断草。

少佐益母行瘀滞，气虚胎漏此方疗。

【应用及发挥】

1.适应证　本方临床可应用于胎漏及胎动不安辨证为气虚证者，如血热为主而引起的胎漏不是本方的适应证，临证应明辨。临床也可用本方治疗气虚引起的其他妇科血证，如经期延长、月经先期、崩漏及产后恶露不绝等。

2.随症加减　如气虚不固，出血量较多，可加黄芪15～30g、阿胶6～9g益气养血止血，或加仙鹤草30g、海螵蛸30g收敛止血；如伴随腰骶酸困，可加菟丝子15g、杜仲12g补肾固冲。

3.典型案例

（1）胎漏

张某，36岁。患者两次自然流产后未避孕3年未孕，检查为双侧输卵管阻塞，曾在某妇儿医院尝试试管婴儿助孕，胚胎移植后，一直用黄体酮注射液60mg肌肉注射。当停经29天起，阴道出现少量出血伴少腹隐痛，持续7天；停经30天时测定血HCG 358 IU/L，P 22ng/mL。舌质偏红，苔薄白，脉细滑。

中医诊断：胎漏（肾虚阴亏，冲任不宁）。

治法：滋阴益气，固冲安胎。

方药：助气补漏汤加减。西洋参（泡服）、黄芩、血余炭各12g，白芍、生地黄、川续断、女贞子各15g，山药、墨旱莲各30g，白术9g，菟丝子、仙鹤草各50g，杜仲20g，炙甘草3g。水煎服，日1剂，分两次温服。

治疗3天后阴道出血停止，少腹隐痛减轻，治疗1周后腹痛停止。因患者有两次流产史，故在阴道流血停止后，继以培土补肾、宁冲安胎，方药：党参、白芍、生地黄、川续断各15g，山药30g，白术、黄芩各9g，菟丝子50g，杜仲20g，麦冬10g，炙甘草3g。水煎服，日1剂。治疗至孕3月，并定期检查，胎儿均正常，后足月剖宫产一女婴，发育正常。

（2）崩漏

袁某，45岁，1992年2月20日初诊。月经周期紊乱，经量过多已两年。诊断性刮宫病理报告"囊性子宫内膜增殖症"。来诊时经血已40天不绝，近日血量陡增如冲，色鲜红、质偏稀，夹血块，小腹胀痛，心胸烦闷，时时叹息，头昏纳差，口干欲饮，舌质淡红，苔薄白，脉弦细。

中医诊断：崩漏（肝肾阴虚，热扰冲任）。

治法：养阴清热，益气固冲。

方药：党参、白芍、黄芩、川续断、白术各10g，黄芪、生地黄、益母草各15g，苎麻根30g，海螵蛸20g，炙甘草3g，三七粉（冲服）1.5g。服3剂血量即减，又2剂血止。原方调治月余，诸症悉减，月经期、量、色、质恢复正常。

（3）带下

卞某，50岁，1993年5月18日诊。绝经1年余，近3个月带下频下而量多，色呈血性分泌物，质黏腻，臭秽，小腹坠胀，小便频数，阴部灼热疼痛，外阴屡生小丘疹，心烦纳差，舌质偏红，苔薄黄腻，脉象濡数。妇检诊断为老年性阴道炎。宫颈刮片报告炎性感染。

中医诊断：赤带（肝旺脾虚，湿热下注）。

治法：清热祛湿，健脾止带。

方药：助气补漏汤加减。党参、黄柏、川续断、萆薢、苍术、白术、椿根皮各10g，生地黄、益母草、车前草各15g，碧玉散（包）12g，生甘草4g。

服5剂后，带量即减，色由红转为黄白，外阴丘疹消

失，原方出入，再服10剂，症状消失。继服5剂，以巩固
疗效。

扶气止啼汤

【原方组成】人参一两，生黄芪一两，去心麦冬一两，
酒洗当归五钱，橘红五分，甘草一钱，花粉一钱。

【功效】补肺益气安胎。

【主治】子鸣，症见妊娠晚期，腹中胎儿啼哭声阵
作，腰痛隐隐阵发，神疲乏力，气短懒言，舌淡苔白，脉沉
弱无力。

【原文摘要】

妊妇怀胎至七八个月，忽然儿啼腹中，腰间隐隐作
痛。人以为胎热之过也，谁知是气虚之故乎！夫儿之在胞胎
也，全凭母气以化成。母呼儿亦呼，母吸儿亦吸，未尝有一
刻之间断。至七八个月，则母气必虚矣。儿不能随母之气
以为呼吸，必有迫不及待之势。母子原相依为命，子失母
之气，则拂子之意而啼于腹中，似可异而究不必异。病名子
鸣，气虚甚也。治宜大补其气，使母之气与子气和合，则子
之意安而啼亦息矣。方用扶气止啼汤。

此方用人参、黄芪、麦冬以补肺气，使肺气旺则胞胎
之气亦旺，胞胎之气旺，则胞中之子气有不随母之气以为呼

吸者，未之有也。

【方证解析】

"子鸣"这一病证名，在历代医籍中有多处记载，如《医学心悟》中论及子鸣的原因，为胎儿口中含一疙瘩，因孕妇活动使疙瘩脱出，因此胎儿啼哭，指出让孕妇弯腰拾物，可以让疙瘩还纳入胎儿口中而止子鸣，这样的说法显然是古人的猜测和想象。《经效产宝》《医宗金鉴》《妇人大全良方》等多部医籍中也均有类似记载，列举一些方剂用于治疗，同时指出本病少见。子鸣在现代医学中的记载非常少，20世纪八九十年代有个别文献记载有类似案例，但发病原因不明，近些年未再见有相关报道。

傅山认为孕期母儿呼吸同步，而且胎儿呼吸依赖孕妇肺气推动和调节，至孕晚期如孕妇气虚，则胎儿呼吸不能维系，因而胎动不安，出现子鸣症状及腰部阵发隐痛症状。因子鸣症状罕见，本书以气虚胎失所系，引起胎动不安，胎元有欲堕之势，导致腰痛隐隐阵发作为本证的主要病机来探讨，临证以孕晚期腹部隐痛，有下坠感，疲乏无力，气短懒言为辨证要点。

【方药解析】

本证的核心病机是孕妇气虚无力系胎，尤其肺气虚无力维系胎儿呼吸，因此扶气止啼汤以补肺益气安胎为主要治法。方中重用生黄芪、人参及去心麦冬滋补肺气，补母气以固子气，配伍酒洗当归养血活血，使所补之气快速到达胞胎，花粉配伍麦冬润肺生津，橘红利气化痰，甘草调和诸药。全方以补肺益气为主，配伍去心麦冬、花粉补而不燥，配伍橘红补而不滞，肺气足而胞胎之气旺，肺气通则胞胎之呼吸畅，则子鸣自止，且胎儿安稳，自无腹痛之忧。

【方歌】儿啼腹中腰隐痛，子失母气胎不安。

参芪冬归橘花草，扶气止啼子鸣转。

【应用及发挥】

1.适应证 子鸣症状虽然偶见有文献报道，但极少有应用本方治疗的报道，但本方以补肺益气为主要功效，临床可用于孕妇因肺气虚，胎失所系而引起的胎动不安，表现为腰腹痛隐隐，或有下坠感者。

2.随症加减 如腰酸痛明显，可加菟丝子15～30g及桑寄生15～30g肺肾同补，固肾安胎；如孕妇气短倦怠，口渴多汗，可加五味子12g，配伍人参、麦冬合为生脉散益气生津。

息焚安胎汤

【原方组成】酒炒生地一两，青蒿五钱，土炒白术五钱，茯苓三钱，人参三钱，知母二钱，花粉二钱。

【**功效**】滋阴泄火安胎。

【**主治**】子狂，症见妊娠期发热汗出，口干口苦，渴喜冷饮，食欲旺盛，烦躁不宁，腰腹疼痛，大便偏干，小便短赤，舌红苔黄，脉滑数。

【**原文摘要**】

妇人怀妊有口渴汗出，大饮冷水，而烦躁发狂，腰腹疼痛，以致胎欲堕者。人莫不谓火盛之极也，抑知是何经之火盛乎？此乃胃火炎炽，熬煎胞胎之水，以致胞胎之水涸，胎失所养，故动而不安耳。夫胃为水谷之海，多气多血之经，所以养五脏六腑者。盖万物皆生于土，土气厚而物始生，土气薄而物必死。然土气之所以能厚者，全赖火气之来生也，胃之能化水谷者，亦赖火气之能化也。今胃中有火，宜乎生土，何以火盛而反致害乎？不知无火难以生土，而火多又能烁水。虽土中有火，土不死，然亦必有水方不燥。使胃火太旺，必致烁干肾水，土中无水，则自润不足，又何以分润胞胎；土烁之极，火热炎蒸，犯心越神，儿胎受逼，安得不下坠乎？经所谓二阳之病发心脾者，正此义也。治法必须泄火滋水，使水气得旺，则火气自平，火平则汗、狂、燥、渴自除矣。方用息焚安胎汤。

此方药料颇重，恐人虑不胜，而不敢全用，又不得不再为嘱之。怀胎而火胜若此，非大剂何以能蠲，火不息则狂不止，而胎能安耶？况药料虽多，均是滋水之味，益而无损，勿过虑也。

【方证解析】

傅山对于胎动不安的认识非常丰富，胎儿在胞宫得以安定长养，不仅需要肝脾肾功能的正常，和胃也密切相关。胃为水谷之海，亦是多气多血之经，脾胃化生气血充足，才能正常荣养胎儿。胃腐熟水谷的功能依赖阳气的鼓动，尤其心火的鼓动，因而心火妄动可使胃火炽盛，胃火炽盛则可灼伤阴津，故见口干口渴，喜冷饮；胃阴不足则胃气燥，胃失濡润，而腐熟功能亢盛，故见食欲旺盛；胃火下克肾水，更导致肾阴不足而胎失所养，胎动不安，故见腰腹疼痛；胃火上炎，扰乱心神，神无所主而躁扰不宁，烦躁不安，而殃及胎元。傅山认为《黄帝内经》所说的"二阳之病发心脾"即为此意，并运用五行生克理论，从心火、胃火、肾阴之间的关系探讨了妊娠躁狂而胎动不安的病机，也体现了傅山对《黄帝内经》理论的传承。总之，胃火亢盛一证，上可扰心神，中可碍运化，下可灼肾阴，可以使胎元不固有下堕之势。本证以妊娠期发热烦躁，腰腹疼痛，渴喜冷饮，舌红苔黄，脉滑数为辨证要点。

【方药解析】

胃火致胎动不安治疗以滋阴泄火为法，方中重用酒炒生地以清热凉血、养阴生津，配伍花粉助其清热生津，知母、青蒿清胃泻热，诸药合用，使津液足而胃火息，同时傅山不忘扶正固本，加人参、土炒白术、茯苓益气健胃和中，实寓四君子汤健运中焦之意。胃阴足，胃火消，胃气健，则生化有源，心神安定，胎有所养，故诸症自除。傅山又指出运用本方不必担心剂量偏大，因为本方组方以甘寒养阴为主，苦寒泻热为辅，又兼以四君子汤固护中焦，在妊娠期使用是有益而无损的。

【方歌】息焚安胎重生地，知母天花滋胃阴。

白术茯苓人参配，青蒿泻火胎可宁。

【应用及发挥】

1.适应证　本方临床可用于胃火炽盛引起的胎漏、胎动不安，症见妊娠期腹疼隐隐阵发，或阴道少量出血，色红，伴见胃火或心火亢盛表现，甚至神志异常，烦躁不宁者。

2.随症加减　胃火重，伤胃阴，口干明显者，可加麦冬15～30g、玉竹10～15g养阴生津润燥；热扰心神，躁动不安明显者，可加黄连6～9g、黄芩6～9g清心火以安神；胃火灼伤肾阴，腰腹酸痛，五心烦热者，可加女贞子15g、墨旱莲15g滋肾养阴；伴阴道少量出血者，可加地榆炭12～15g、墨旱莲12～15g，或生地改炒炭。

消恶安胎汤

【原方组成】酒洗当归一两，酒炒白芍一两，土炒白术五钱，茯苓五钱，人参三钱，甘草一钱，陈皮五分，花粉三钱，苏叶一钱，沉香（研末）一钱。

【功效】补益气血，理气化痰。

【主治】妊娠中恶，症见咽中痰多，恶心呕恶，常吐清涎，头目眩晕，突然腹痛，舌淡苔白润，脉滑。

【原文摘要】

妇人怀子在身，痰多吐涎，偶遇鬼神祟恶，忽然腹中疼痛，胎向上顶。人疑为子悬之病也，谁知是中恶而胎不安乎！大凡不正之气，最易伤胎。故有孕之妇，断不宜入庙烧香与僻静阴寒之地，如古洞幽岩，皆不可登。盖邪祟多在神宇潜踪，幽阴岩洞亦其往来游戏之所，触之最易相犯，不可不深戒也。况孕妇又多痰饮，眼目易眩，目一眩如有妄见，此招祟之因痰而起也。人云怪病每起于痰，其信然与。治法似宜以治痰为主，然治痰必至耗气，气虚而痰难消化，胎必动摇。必须补气以生血，补血以活痰，再加以清痰之品，则气血不亏，痰亦易化矣。方用消恶安胎汤。

此方大补气血，辅正邪自除之义也。

【方证解析】

《沈氏女科辑要》中概括妊娠病的病机有三个方面，分别是阴亏、气滞和痰饮，论及痰饮的生成，阐释为"人身脏腑接壤，腹中遽增一物，脏腑之机括为之不灵，津液聚为痰饮"。如孕妇脏腑功能不足，体质偏颇，素有痰饮，孕后胎体渐长，阻碍气机，影响脾胃运化功能，则更易产生痰饮水湿，痰饮上犯，胃失和降，致使恶心欲呕，呕吐清稀痰涎；痰饮阻碍清阳，则见头目眩晕。如若孕期出入僻静阴寒之地，感受疫戾邪气，则更易引发痰饮致病。痰被邪气引动，而气机紊乱又引起胎元不稳而动摇不定，因此而出现腹痛症状。傅山进一步指出妊娠中恶是"怪病每起于痰"的体现之一。

妊娠篇中第一条即为妊娠恶阻，也以恶心呕吐为主症之一，但病机、临床表现和本证并不完全相同。恶阻主要表现为恶心呕吐，倦怠厌食，尚未伤及胎元，而中恶在恶心呕吐清涎的基础上，病机伤及胎元，出现了胎动不安腹痛的症状。恶阻病机在于肝气犯胃而胃失和降，而本证的病机为痰饮内停，胎元被扰。

本方证为痰饮停聚，中阻胃气，上犯清阳，下扰胎元，临证以孕期常呕吐痰涎、头目眩晕、突发腹痛、舌淡苔白润、脉滑为辨证要点。

【方药解析】

本证以痰饮作祟为主要病机，法当治痰为主，但傅山提出，祛痰药多具温燥之性，多用易于耗气，气虚则运化无力，痰无从化，且气虚无力载胎，于安胎不利，故主张利痰之时必须先大补气血。方中重用酒洗当归、酒炒白芍养血，且配伍人参、土炒白术、茯苓、甘草，寓八珍汤之意以大补气血，扶助正气，正气足方可抵御秽浊疫戾之气，同时不被祛痰药物伤及气血。陈皮、苏叶理气安胎、醒脾化痰，花粉润燥化痰，少佐沉香一钱以温中行气，并可避秽而去恶气。诸药合用，共奏补益气血、化痰祛秽、理气安胎之功。

【方歌】妊娠中恶吐痰涎，四君归芍天花粉。

　　　　陈皮苏叶与沉香，消恶安胎此方珍。

【应用及发挥】

1.适应证　本方临床可用于妊娠期痰湿内蕴，阻碍气机而引起的胎动不安。

2.随症加减　如痰涎较多，可加茯苓12～15g、半夏6～9g燥湿化痰；如头目眩晕明显，可与苓桂术甘汤合用；如腹痛隐隐阵作，或伴腰酸，可加菟丝子15～30g、桑寄生15～30g固肾安胎。

利气泄火汤

【原方组成】人参三钱，土炒白术一两，甘草一钱，九蒸熟地五钱，酒洗当归三钱，酒炒白芍五钱，炒芡实三钱，酒炒黄芩二钱。

【功效】补益气血，清肝泻火。

【主治】大怒致胎动不安，症见孕期腹痛，性急易怒，胸胁乳房胀痛，生气后腹痛明显，口干口苦，双目干涩，舌红苔薄黄或苔少，脉弦数或细数。

【原文摘要】

妇人有怀妊之后，未至成形，或已成形，其胎必堕。人皆曰气血衰微，不能固胎也，谁知是性急怒多，肝火大动而不静乎！夫肝本藏血，肝怒则不藏，不藏则血难固。盖肝虽属木，而木中实寄龙雷之火，所谓相火是也。相火宜静不宜动，静则安，动则炽。况木中之火，又易动而难静。人生无日无动之时，即无日非动火之时。大怒则火益动矣，火动而不可止遏，则火势飞扬，不能生气养胎，而反食气伤精矣。精伤则胎无所养，势必下坠而不已。经所谓少火生气，壮火食气，正此义也。治法宜平其肝中之火，利其腰脐之气，使气生夫血而血清其火，则庶几矣。方用利气泄火汤。

此方名虽利气，而实补气也。然补气而不加以泄火之品，则气旺而火不能平，必反害其气也。故加黄芩于补气之中以泄火，又有熟地、归、芍以滋肝而壮水之主，则血不燥而气得和，怒气息而火自平，不必利气而气无不利，即无往而不利矣。

【方证解析】

傅山认为胎动不安及堕胎的病机发生有虚实之分，虚者多与气血不足或脾肾不足有关，实者多与气火偏旺或痰湿内蕴有关，又多有虚实夹杂之证。本证为情志不畅，性急易怒，肝火大动引起的胎动不安，甚至堕胎、小产。妊娠期，孕妇本就肝血偏于不足，阳气偏盛，如大怒频发则肝疏泄太过，肝不藏血，血失固摄则胎失所养；肝寓相火，宜静不宜动，大怒则相火妄动，耗灼阴精，亦导致胎失所养。本证病机恰好体现了"少火生气，壮火食气"的含义，肝火耗伤阴精，胎失所养而有下坠之势，则可出现腰腹疼痛或下坠症状，甚至出现堕胎、小产。本证似为肝火之实证，实则为肝火旺而肝阴虚之虚实夹杂证，因此临证除腰腹疼痛主症外，可见情绪激动易怒、口苦、胸胁乳房胀痛等肝郁化火的表现，也可见口咽干燥、双目干涩、大便干结等阴虚表现，临证总以妊娠期易生气发怒，而引发腰腹疼痛，伴见肝火旺及肝阴虚症状，舌红苔薄黄或苔少，脉弦数或细数为辨证要点。

【方药解析】

本证以肝火旺而肝阴虚为主要病机，组方应以平肝火、利肝气而养肝阴为法，兼利腰脐之气。傅山安胎用药注重补益肝、脾、肾和固护气血，即使有火或有痰，也必在补益气血扶正的基础上少加清泻之品，使邪去而正不伤，才是安胎之大法。

纵观傅山用药，疏肝少用柴胡、郁金之类，而多用当归、白芍柔肝养血而平肝，唯恐温燥劫伤肝阴。本证虽因多怒而起，但并不用疏肝之品，而是重用九蒸熟地，同时配伍酒洗当归、酒炒白芍，滋阴养血柔肝，肝体阴而用阳，如此则肝体既足，肝气自顺而肝火自平；见肝之病，知肝传脾，故重用土炒白术益气健脾，同时土炒白术可利腰脐之气，缓解腰腹疼痛。方中土炒白术、九蒸熟地配伍人参、酒洗当归、酒炒白芍、甘草，取八珍汤气血同补之意，又去茯苓、川芎之渗利通行，防其对胎元不利。炒芡实味甘性平，主安五脏、补脾胃、益精气，傅山在论述带下篇易黄汤时，曾谓"山药、芡实专补任脉之虚"，本方配伍炒芡实三钱，与参、术、归、芍等同用，可加强补益之功而无温燥伤阴之弊，又可补任脉而固胞胎。全方在大队补益之品中仅配伍酒炒黄芩二钱以清泻肝火，看似泻火之力不足，实则傅山以归、芍、地滋肝壮水以制阳光，并非仅以苦寒之品泻热。全方用药平和，正如眉批所言："妊娠一门总以补气、养血、安胎为主，则万病自除矣。"

【方歌】妊娠多怒易堕胎，八珍补益去苓芎。

黄芩利火配芡实，利气泄火建奇功。

【应用及发挥】

1.适应证　本方适用于孕后因情志刺激，大怒伤肝而引起的先兆流产，主要表现为有明显情志刺激史，腰腹疼痛或下坠，或伴阴道少量出血，胸胁乳房胀痛。

2.随症加减　肝火重，口苦明显者，可加生地黄9g、牡丹皮9g清肝泻热；肝阴虚明显，两目干涩者，可加枸杞子12g、女贞子12g柔肝明目；大便干结者，可加瓜蒌仁9g、生地15g润燥通便。

七、小产方

固气填精汤

【原方组成】人参一两，生黄芪一两，土炒白术五钱，九蒸大熟地一两，酒洗当归五钱，三七（研末，冲）三钱，炒黑芥穗二钱。

【功效】补气填精，固脱止血。

【主治】行房小产。症见行房小产后，下血不止，血淡质稀，伴有腹痛腰酸，精神倦怠，面色苍白，汗出肢冷，舌淡苔薄白，脉微弱。

【原文摘要】

妊娠因行房癫狂，遂至小产，血崩不止。人以为火动之极也，谁知乎是气脱之故乎！大凡妇人之怀妊也，赖肾水以荫胎。水源不足，则火易沸腾。加以久战不已，则火必大动，再至兴酣癫狂，精必大泄。精大泄则肾水益涸，而龙雷相火益炽。水火两病，胎不能固而堕矣。胎堕而火犹未息，故血随火而崩下，有不可止遏之势。人谓火动之极，亦未为大误也。但血崩本于气虚，火盛本于水亏，肾水既亏，则气之生源涸矣；气源既涸，而气有不脱者乎？此火动是标，而气脱是本也。经云："治病必求其本。"本固而标自立矣。若只以止血为主，而不急固其气，则气散不能速回，而血何由止！不大补其精，则水涸不能速长，而火且益炽，不揣其本，而齐其末，山未见有能济者也。方用固气填精汤。

【方证解析】

本证主治孕妇因同房而致小产出血不止。孕妇因房劳过度而致相火妄动，火热动血而伤及胎元，发为小产。傅山先生认为妇女怀孕时胎元依赖肾精滋养，肾水匮乏，则虚火上炎，加之房劳过度，阴精暗耗，虚火妄动。水不足火欲旺，阴阳失调，水火同病，故不能固摄胎元而发生堕胎小产。虽胎已堕，但虚火仍未平息，故见血随火动暴崩而下不止。血下如崩是气虚不能固摄的缘故，火旺至极亦因为肾水亏虚，肾水不足，气的生化之源干枯，而致气虚，气虚则失于固摄，势必血崩不止，继而气随血脱。此血崩病机为火动是标，肾水匮乏，气虚不固是其本，故选用固气填精汤，治疗妊娠期过度房事致小产血崩，以下血不止，色淡质稀为辨证要点。

【方药解析】

本病阐明此热为虚，傅山先生提出治疗本病不在清火，治疗不能单纯凉血止血，应从本治之。通过滋肾水从而清相火，补气摄血以固冲。清代名医叶天士指出："保胎以绝欲为第一要策。"此证较危重，故立补气摄血，填精固脱治法治疗，此即"血脱者益其气"之意。方中重用人参大补元气，挽救气脱，亦有急固无形之气以摄有形之血而救其急的作用；生黄芪、土炒白术健脾补气；九蒸大熟地、酒洗当归滋补阴血，以治耗脱而致之血虚；三七、炒黑芥穗入血分以止血，与人参、生黄芪同用，标本兼顾，补气固本与止血治标并用，配伍至妙。诸药合用，共达补气摄血固脱、养血补虚之效。

【方歌】行房小产血崩急，固气填精黑荆芥。

　　　　人参黄芪佐白术，当归熟地冲三七。

【应用及发挥】

1.**适应证**　固气填精汤原方主治妊娠后同房致小产血崩之症，临床上自然流产、人工流产后出血量多，血脱及气者符合固气养精汤证辨证要点的证候也可应用。用药期间严密观察病情，如病情继续发展，应同时配合输血补液及抗休克疗法。

本方适应证也可拓展至崩中、产后出血见气虚血脱者及气虚自汗等病证。

2.**随症加减**　年逾四十者，因其气虚火衰，宜倍用参、芪，熟地黄减半，以大补元气，以防气脱不救；如出血量多者，加生地炭15g、阿胶15g止血滋阴；血脱及气，有亡阳表现者，加制附子10g以回阳救脱；无血滞表现者，当归运用时宜去之；血崩不止者，加贯众炭15g～30g以止血；胎未坠者，加杜仲（炒炭）15g、续断（炒黑）30g以补肾固胎止血。

理气散瘀汤

【原方组成】人参一两，生黄芪一两，酒洗当归五钱，茯苓三钱，红花一钱，丹皮三钱，姜炭五钱。

【功效】补气益血，活血散瘀。

【主治】孕妇外伤所致之小产。症见阴道流血量多，色暗红，伴有血块，神疲乏力，头晕眼花，舌质黯苔白，脉细。

【原文摘要】

妊妇有跌扑闪挫，遂致小产，血流紫块，昏晕欲绝者。人皆曰瘀血作祟也，谁知是血室损伤乎？夫血室与胞胎相连，如唇齿之相依。胞胎有伤，则血室亦损，唇亡齿寒，理有必然也。然胞胎伤损而流血者，其伤浅；血室伤损而流血者，其伤深。伤之浅者，疼在腹；伤之深者，晕在心。同一跌扑损伤，而未小产与已小产，治各不同。未小产而胎不安者，宜顾其胎，而不可轻去其血；已小产而血大崩，宜散其瘀，而不可重伤其气。盖胎已堕，血既脱，而血室空虚，惟气存耳。倘或再伤其气，安保无气脱之忧乎？经云：血为营，气为卫。使卫有不固，则营无依而安矣。故必补气以生血，新血生而瘀血自散矣。方用理气散瘀汤。

【方证解析】

本证主治因孕妇不慎跌仆损伤而致小产，症见阴道流血量多，有血块，色紫暗，伴有头晕目眩，昏昏欲绝。孕妇起居不慎，跌仆闪挫，可导致全身气血紊乱，如影响到冲任气血，气血瘀滞可损伤胎元。傅山先生则认为是损伤冲脉血室所致，形象地将冲脉与胞宫的关系比喻为唇齿关系，并根据冲脉血室损伤胞胎情况有轻重之分，轻者表现为流血量少伴有腹痛；重者则表现为流血量多且伴有晕厥。傅山原文中虽然指出本证不是瘀血作祟，而是血室损伤，但方剂以理气散瘀为治法，可见本证仍与跌仆损伤血室而致瘀血产生有关。阴道流血量多，色暗红，伴有血块，神疲乏力，头晕眼花，舌质黯苔白，脉细，为本方的辨证要点。

【方药解析】

本病虽因外伤所致，傅山先生认为其发病与孕妇自身气血不足有关，故组方以大补气血为主，重用人参一两、生黄芪一两补气，二者共为君药，气旺则血方可固摄。又因跌仆而伤及冲任气血，故配伍以活血祛瘀之品，用酒洗当归、丹皮为臣养血活血，血生则瘀难留也；红花、姜炭增强活血之力为佐；用茯苓以利水，水利则血易归经也。正所谓"有故无殒，亦无殒也"。全方补而不滞，有益无损。诸药合用，共奏固护气血、化瘀行水之效。同时傅山指出根据有无小产，治法也不同，若未发生小产则不宜使用活血化瘀药物，已发生小产而出血量多者，治宜活血化瘀，但也应固护气血，体现了傅山治疗小产重视固护正气的观点。

【方歌】理气散瘀用人参，当归黄芪丹茯苓。

红花姜炭可活血，跌闪小产用此方。

【应用及发挥】

1.适应证　理气散瘀汤可用于小产后出血不止证属气虚血瘀者，临床上也可用于堕胎后、产后恶露不绝或崩漏见上述证候者。但在治疗过程中应严密观察病情，必要时行中西医结合治疗。

2.随症加减　胎未堕者，加杜仲炭15g、续断15g、桑寄生15～30g、菟丝子30g；若胎已堕，服原方。血崩不止，加贯众炭15g。

3.典型案例

巩某，女，27岁，已婚。1995年3月26日初诊。顺产1胎，因孕45天，患者于1995年3月4日在某院口服药物米非司酮合前列腺素流产。3月6日见到绒毛及胚囊完整排出，然阴道流血20天不止，B超示宫腔见液性暗区。患者惧怕清宫术，要求中药治疗。现阴道流血量略少于月经量，色暗红，夹较多小血块，无腹痛，略腰酸，神疲乏力，舌质淡红，苔薄白，脉细。

中医诊断：恶露不绝（气虚血瘀）。

治法：健脾益气，活血祛瘀。

方药：太子参20g，炙黄芪15g，茯苓10g，牡丹皮10g，黑姜炭10g，炒五灵脂10g，益母草10g，炒川续断10g，当归10g，红花6g。日1剂，连服3剂后阴道流血净，10天后随访，未再出血，于4月29日月经来潮，经量、经期正常。

加减四物汤

【原方组成】九蒸熟地五钱，生白芍三钱，酒洗当归一两，川芎一钱，炒山栀一钱，蒸山萸（去核）二钱，炒山药三钱，炒丹皮三钱。

【功效】滋肾益阴，养血清热。

【主治】大便干结小产，症见孕妇大便干结以致腹痛而小产，阴道出血量多，色鲜红，伴有心烦口渴，口舌生疮，唇红有裂纹，舌红苔白，脉洪大。

【原文摘要】

妊妇有口渴烦躁，舌上生疮，两唇肿裂，大便干结，数日不得通，以致腹疼小产者。人皆曰大肠之火热也，谁知是血热烁胎乎？夫血所以养胎也，温和则胎受其益，太热则胎受其损。如其热久烁之，则儿在胞胎之中，若有探汤之苦，难以存活，则必外越下奔，以避炎气之逼迫，欲其胎之不坠也，得乎？然则血荫乎胎，则血必虚耗。血者，阴也，虚则阳亢，亢则害矣。且血乃阴水所化，血日荫胎，取给刻不容缓，而火炽，阴水不能速生以化血，所以阴虚火动。阴中无非火气，血中亦无非火气矣，两火相合，焚逼儿胎，此胎之气以下坠也。治法宜清胞中之火，补肾中之精，则可已矣。或疑儿已下坠，何故再顾其胞？血不荫胎，何必大补其水？殊不知火动之极，以致胎坠，则胞中纯是一团火气，此火乃虚火也。实火可泄，而虚火宜于补中清之，则虚火易散，而真火可生。倘一味清凉以降火，全不顾胞胎之虚实，势必至寒气逼人，胃中生气萧索矣。胃乃二阳，资养五脏者也。胃阳不生，何以化精微以生阴水乎？有不变为劳瘵者，若几希矣。方用加减四物汤。

【方证解析】

本证主治孕妇妊娠期间血热灼伤胎元而致之小产。胎元赖于血之温润不燥而得以生长发育，若血过热必然传于胞中，胎儿在胞中受火热逼迫而下坠，致胎元损堕。临证分为实火与虚火，实火指邪热，虚火乃相火妄动所产生，本应藏于肾水之中，却因水亏虚热上炎，阴虚阳亢，阳亢则生热，虚热亢盛必损伤胎元。本证即为阴虚火旺，血热逼迫而致的小产，临证以胚胎损堕伴大便干结、口舌生疮，舌红，脉洪大为辨证要点。

【方药解析】

本证病机因热灼胎元所致，治疗上应清泄火热，而临证实火可泄，虚火为妄动之火，故补阴抑阳而清火，补中清之，然虚火宜散，则真阳之气可正常发挥作用。傅山先生从火热的不同性质阐述了治疗原则，强调不能应用苦寒之品来降火泄热，若一味使用寒凉之品则损伤胃气，若胃阳虚衰，五谷精微无以化生，阴血则无以生成。傅山灵活运用四物汤加减，在四物汤养血活血的基础上加益肾健脾、清热安冲之药，使补中有清，补肾中之精，清胞中之火。方中九蒸熟地滋肾养阴；酒洗当归、生白芍养血敛阴；蒸山萸滋肝肾之精而养冲任；炒山药益肾健脾；炒丹皮、炒山栀子清热凉血安冲。全方以滋肾补血为主，稍佐清火之味，即"以补中清之"。

【方歌】加减四物用当归，白芍川芎大熟地。

山药山萸丹栀子，便结小产功最奇。

【应用及发挥】

1.适应证　加减四物汤用于小产因阴虚血热致大便秘结而引起者。临床上妊娠、产后便秘符合加减四物汤辨证要点的证候可运用本方治疗。现代医家针对本方滋阴、清热、补肝肾、养冲任的特点，也将本方用于治疗月经不调、复发性流产、痛经、闭经等各种妇科疾病。

2.随症加减　出血量多者，临证时可去当归，加黄芪10～20g、党参20g等补气之品，更加棕榈炭15g、生地炭

10g、姜炭10g等炭类以止血。

黄芪补气汤

【原方组成】生黄芪二两，酒洗当归一两，肉桂五分。

【功效】大补气血，温阳散寒。

【主治】畏寒腹痛小产。症见孕妇畏寒肢冷，精神倦怠，小腹冷痛，以致胎堕小产，舌淡苔薄白，脉细弱。

【原文摘要】

妊妇有畏寒腹疼，因而堕胎者。人只知下部太寒也，谁知是气虚不能摄胎乎？夫人生于火，亦养于火，非气不充，气旺则火旺，气衰则火衰。人之所以坐胎者，受父母先天之真火也。先天之真火，即先天之真气以成之。故胎成于气，亦摄于气，气旺则胎牢，气衰则胎堕。胎日加长，而气日加衰，安得不堕哉？况又遇寒气外侵，则内之火气更微，火气微则长养无资，此胎之不能不堕也。使当其腹疼之时，即用人参、干姜之类补气祛寒，则可以疼止而胎安。无如人拘于妊娠之药，禁而不敢用，因致堕胎，而仅存几微之气，不急救气，尚有何法？方用黄芪补气汤。

【方证解析】

本证主治妇人妊娠后气虚火衰而致小腹疼痛，发生堕胎小产。傅青主认为此证临床表现虽属寒证，实由气虚不足所致。人与生俱来的源于先天禀赋的真命之火，是父母先天之气化生而成的，气旺火旺，气不足导致机体功能下降而致病。胎元发育赖于父母的先天真火，也必须得到肾气的固摄，肾气旺则系胎牢固，肾气虚衰则胎失所养而发生陨堕，加之孕妇适逢寒气外侵，则内之火气更微，火气微则长养无资，气化无由，故畏寒腹痛，胎失系养以致小产。本证以孕妇畏寒肢冷，精神倦怠，小腹疼痛而致堕胎小产，舌淡苔薄，脉细弱，为辨证要点。

【方药解析】

本证主要矛盾为气虚，次要矛盾为寒邪，故治疗不能一味暖宫散寒，还应补气摄胎。本方大补其气，兼以补血，则真火自生，寒气自消，诸症可愈。生黄芪乃补气之圣药，盖气无形，血则有形。有形之血不能速生，必得无形之气以生之，方中生黄芪量大力宏，大补肺脾之气，补气以助生血之源。酒洗当归补血养血，配伍生黄芪助之生血，则血得气而速生。肉桂补火助阳，引火归原，散寒止痛。三药合用，气旺则火旺，气旺则胎牢。临证用药不拘泥于妊娠禁忌药物的使用，果断用药，不可延误时机。

【方歌】畏寒小产因气虚，重用黄芪补元气。

肉桂散寒归补血，黄芪补气汤称奇。

【应用及发挥】

适应证 黄芪补气汤可用于小产后出血不止由气虚引起者。临床上崩漏、堕胎、产后出血不止见气虚证候者可应用本方治疗。但在治疗过程中应严密观察病情，必要时行中西医结合治疗。

引气归血汤

【原方组成】酒炒白芍五钱，酒洗当归五钱，土炒白术三钱，甘草一钱，黑芥穗三钱，丹皮三钱，姜炭五分，酒炒香附五分，去心麦冬三钱，醋炒郁金一钱。

【功效】平肝降逆，引血归经。

【主治】大怒小产后腹痛，症见妇人大怒之后，小腹疼痛，阴道下血，甚则吐血，两胁胀痛，嗳气口苦。虽产后仍腹痛阵发而不能止，舌淡，苔薄白，脉弦。

【原文摘要】

妊妇有大怒之后，忽然腹疼吐血，因而堕胎，及堕胎之后，腹疼仍未止者。人以为肝之怒火未退也，谁知是血不归经而然乎！夫肝所以藏血者也，大怒则血不能藏，宜失血而不当堕胎，何为失血而胎亦随堕乎？不知肝性最急， 血门不闭，其血直捣于胞胎。胞胎之系，通于心肾之间，肝血来冲，必断绝心肾之路。胎因心肾之路断，胞胎失水火之养，所以堕也。胎既堕矣，而腹疼如故者，盖因心肾未接，欲续无计，彼此痛伤，肝气欲归于心而心不受，欲归于肾而肾不纳，故血犹未静而疼无已也。治法宜引肝之血，仍入于肝，而腹疼自已矣。然徒引肝之血而不平肝之气，则气逆而不易转，即血逆而不易归也。方用引气归血汤。

【方证解析】

本证主治妊娠后大怒而造成堕胎小产，产后仍腹痛不止者。傅山认为其根本原因为血不归经。孕妇素性忧郁，在妊娠后发生大怒，大怒伤肝，肝气上逆，血随气越。肝为藏血之脏，其性喜条达，妊后血聚以荫胎，若郁怒伤肝，肝失于藏血之功，则血不归经，其血循经脉直迫胞宫。又因为心肾不交，肝气不能归于心和肾，所以血不静而痛不止。本证以堕胎小产后腹痛不止，舌淡，苔薄白，脉弦数，为辨证要点。

【方药解析】

本病的核心病机为肝气上逆，血随气越，血不归经，故引血归经汤以平肝降逆，引血归经为治疗大法。方中酒炒白芍养阴柔肝、缓急止痛，酒洗当归补血活血、行滞止痛，醋炒郁金、酒炒香附疏肝解郁、行气止痛，丹皮活血散瘀，黑芥穗、姜炭引药入血分止血，去心麦冬养阴，助酒炒白芍、酒洗当归柔肝，土炒白术健脾补气，防肝郁而克犯脾胃，甘草调和诸药，并配酒炒白芍以缓急止痛。诸药合用，既可养肝柔肝，又能疏肝止痛，使肝气疏，肝血调，则血自归肝而诸症自愈。

【方歌】引气归经归白芍，白术香附郁金草。

丹麦姜炭黑芥穗，气血双归腹痛消。

【应用及发挥】

1.适应证 引气归经汤用于小产因大怒引起者。临床上妊娠腹痛、产后腹痛、崩漏、慢性盆腔炎符合引血归经汤辨证要点者可运用本方。

2.随症加减 肝火旺、口苦、咽干、尿赤者，加山栀子10g、黄芩10g、川楝子10g以清泻肝火，如见下血不止者，加田七6g、侧柏炭15g以定痛止血。阴道下血多者，加阿胶15g、艾叶炭10g以养阴止血；兼食滞腹胀者，加神曲10g、山楂10g、麦芽10g、鸡内金15g以消食导滞；口苦苔黄，大便秘结者，加龙胆草10g、大黄10g以泄火通便。

▶ 八、产后方

送胞汤

【原方组成】酒洗当归二两，川芎五钱，益母草一两，乳香一两，没药一两，炒黑芥穗三钱，麝香（研）

五分。

【功效】补益气血，活血化瘀，润胞下行。

【主治】正产胞衣不下，血晕，症见胎盘、胎膜不能及时娩出，产妇面色淡白，心烦气躁，时欲昏晕，舌质淡暗，舌下静脉青紫，脉细涩。

【原文摘要】

产妇有儿已下地，而胞衣留滞于腹中，二三日不下，心烦意躁，时欲昏晕，人以为胞衣之蒂未断也。谁知是血少干枯，粘连于腹中乎！世人见胞衣不下，未免心怀疑惧，恐其冲之于心，而有死亡之兆。然而胞衣究何能上冲于心也。但胞衣不下，瘀血未免难行，恐有血晕之虞耳。治法仍宜大补其气血，使生血以送胞衣，则胞衣自然润滑，润滑则易下，生气以助生血，则血生自然迅速，尤易催堕也。方用送胞汤。

夫胞衣是包儿之一物，非依于子，即依于母，子生而不随子俱下，以子之不可依也，故留滞于腹，若有回顺其母之心，母胞虽已生子，而其蒂间之气，原未遽绝，所以留连欲脱而未脱，往往有存腹六七日不下，而竟不腐烂者，正以其尚有生气也。可见胞衣留腹，不能杀人，补之而自降耳。或谓胞衣既有生气，补气补血，则胞衣亦宜坚牢，何以补之而反降也？不知子未下，补则益于子；子已下，补则益于母。益子而胞衣之气连，益母而胞衣之气脱。此胞胎之气关，通则两合，闭则两开矣。故大补气血而胞衣反降也。

【方证解析】

胞衣在现代医学解剖中指胎盘和胎膜，傅山认为胞衣与母体直接相连，与胎儿并不相连，这一点与现代医学解剖认识相符合。傅山认为正产后胞衣不下有血虚夹瘀及气虚两个不同的证候，送胞汤主治血虚兼瘀证。产妇素体血虚，或产时失血过多，则产后血少干枯，胞衣失于润滑，不能顺利排出，留滞体内而成瘀，瘀血不下，败血上冲，扰乱心神则心烦意乱，甚至昏厥。临床上，正产后胎盘、胎膜不能及时娩出，腹痛阵阵，阴道出血量多，心烦意乱，舌暗，舌下脉络青紫，脉细涩，为本证辨证要点。

【方药解析】

方中重用酒洗当归养血，川芎补血活血，血足则胞衣得润，且二药相配，补而不滞；益母草、乳香、没药逐瘀而下胞衣并可活血止痛；炒黑芥穗引血归经；麝香开窍醒神。诸药合用，生新血，逐瘀血，使瘀浊下降，胞衣得润自然而下。

【方歌】送胞归芎黑芥穗，益母乳没麝香配。

胞衣不下因血枯，补血化瘀立可坠。

【应用及发挥】

送胞汤原方主治正产后因血虚兼瘀所致的胞衣不下。现代临床由于西医产科学技术的应用和发展，对于胎盘残留多采用清宫术或手取胎盘术处理，以免出现产后出血等危急情况。对本方的临床应用未见有相关的文献报道。

补中益气汤

【原方组成】人参三钱，生黄芪一两，柴胡三分，炙草一分，当归五钱，土炒白术五分，升麻三分，陈皮二分，炒莱菔子五分。

【功效】提气升清降浊。

【主治】正产胞衣不下，症见产后数日胞衣不下，面色白，神疲乏力，舌淡苔白，脉细。

【原文摘要】

有妇人子下地五六日，而胞衣留于腹中，百计治之，竟不能下，而又绝无昏晕烦躁之状。人以为瘀血之粘连也，谁知是气虚不能推送乎！夫瘀血在腹，断无不作祟之理，有则必然发晕，今安然无恙，是血已净矣。血净宜清气升而浊气降。今胞衣不下，是清气下降而难升，遂至浊气上浮而难降。然浊气上升，又必有烦躁之病，今亦安然者，是清浊之气两不能升也。然则补其气不无浊气之上升乎？不知清升而浊降者，一定之理，未有清升而浊亦升者也。苟能于补气之中，仍分其清浊之气，则升清正所以降浊也。方用补中益气汤。

一剂而胞衣自下矣。夫补中益气汤乃提气之药也，并非推送之剂，何以能降胞衣如此之速也？然而浊气之下降者，由于清气之不升也；提其气则清升而浊降，浊气降则腹中所存之物即无不随浊气而尽降，正不必再用推送之法也。况又加莱菔子数分，能理浊气，不至两相扞格，所以奏功之奇也。

【方证解析】

补中益气汤是傅山记录在正产后胞衣不下的第二首方剂，是典型的治病必求于本的案例。两方均治疗胞衣不下，但本方证无昏晕烦躁的表现，傅山认为这说明体内无瘀血上冲扰心，进而认为本方证的病因病机是正气不足、气虚无力推送胞衣下行。气虚而清阳不升，浊阴不降，故胞衣不行。但若浊气上升，则易蒙蔽清窍而致烦躁，本证并无烦躁，说明清、浊两气均不升。临床上，产后胞衣不能及时排出，神疲乏力，气短懒言，舌淡苔白，脉沉细无力，为本证辨证要点。

【方药解析】

补中益气汤乃李东垣《内外伤辨惑论》之代表方剂，主要用于治疗脾胃病，《傅青主女科》中多次运用本方加减治疗妇科疾病。用在此处的补中益气汤遵原方补中土之旨，而对药物及剂量进行了调整，重用生黄芪而加少量炒莱菔子，突出了升清降浊的功效。方中重用生黄芪一两，配伍人参、炒白术、炙草补气健脾，益气升提，且气足方能推动胞衣下行；柴胡、升麻助参、术、芪升提下陷之气；当归补血润胞，陈皮理气化滞，炒莱菔子理气降浊。全方以益气升提为主，使清阳得升，辅以理气行气，使浊阴得降，故而胞衣得下。通过调整中焦气机的升降来推动胞衣下行，正是傅山运用该方的妙处所在。

【**方歌**】补中益气用参芪，当归白术草陈皮。

柴胡升麻莱菔子，升清降浊奏奇功。

【**应用及发挥**】

1.适应证　本方用于正产后因正气不足所致胞衣不下，且无昏晕烦躁的症状。现代临床可应用于顺产后少量胎盘、胎膜残留、不全药物流产、不全人工流产等疾病，但需密切观察病情，如宫内残留物不能排出、阴道出血量多则及时行清宫手术。

2.随症加减　若情志抑郁，可加枳壳、砂仁宽胸理气；若眠差，可加酸枣仁、夜交藤等以养心安神。

3.典型案例

柴某，女，35岁，于1月前足月娩一男婴，当时胎盘滞留，行人工剥离之后仍出血较多，予清宫治疗，清宫1周后再度出现阴道出血，量小，淋漓不断。B超检查：宫腔内有一较强回声，提示胎盘植入，拟再次清宫，但患者坚决不从，要求服中药治疗。刻下：阴道出血，淋漓不断，面色萎黄，四肢乏力，食少纳差，腹胀下坠，舌质淡，舌体胖大，舌苔薄白，脉沉无力。

西医诊断：胎盘植入。

中医诊断：正产胎衣不下（脾虚中弱）。

治法：升清降浊，健脾益气。

方药：人参15g，生黄芪30g，当归20g，土炒白术15g，柴胡6g，陈皮6g，升麻3g，炙甘草3g，炒莱菔子（研）12g，黑芥穗10g。3剂，水煎服，日1剂。服用3剂后阴道有少量烂肉样物质排出，出血减少，守方续服3剂，出血止，B超检查正常。

补气解晕汤

【原方组成】人参一两，生黄芪一两，当归一两，黑芥穗三钱，姜炭一钱。

【功效】益气固脱，引血归经。

【主治】产后气虚血晕，症见妇人产后失血过多，突然出现头晕目眩，面色苍白，心悸不安，胸闷不适，甚至昏迷休克。舌质淡，苔薄或无苔，脉细弱或浮大而虚。

【原文摘要】

妇人甫产儿后，忽然眼目昏花，呕恶欲吐，中心无主，或神魂外越，恍若天上行云。人以为恶血冲心之患也，谁知是气虚欲脱而然乎！盖新产之妇，血必尽倾，血室空虚，止存几微之气；倘其人阳气素虚，不能生血，心中之血，前已荫胎，胎堕而心中之血亦随胎而俱堕，心无血养，所赖者几微之气以固之耳。今气又虚而欲脱，而君心无护，所剩残血欲奔回救主，而血非正血，不能归经，内庭变乱而成血晕之症矣。治法必须大补气血，断不可单治血晕也；或疑血晕是热血上冲，而更补其血，不愈助其上冲之势乎？不知新血不生，旧血不散，补血以生新血，正活血以逐旧血也。然血有形之物，难以速生，气乃无形之物，易于迅发，补气以生血，尤易于补血以生血耳。方用补气解晕汤。

一剂而晕止，二剂而心定，三剂而血生，四剂而血旺，再不晕矣。此乃解晕之圣药，用参、芪以补气，使气壮而生血也；用当归以补血，使血旺而养气也。气血两旺，而心自定矣。用荆芥炭引血归经，用姜炭以行瘀引阳，瘀血去而正血归，不必解晕而晕自解矣。一方之中，药止五味，而其奏功之奇而大如此，其神矣乎。

【方证解析】

本方主治产后气虚血晕，病机为产后失血过多，气随血脱，心神失养。血为气之宅，载气而养心神。妇人素体气血不足，又产后失血过多，气随血脱而致心神失养，故见产后突发黑矇甚至意识模糊；气血不能上荣于面，则面色苍白；阴血不能充盈脉道则脉细弱。故临床辨证要点为妇人产后失血过多，突然出现头晕目眩，面色苍白，舌质淡，苔薄或无苔，脉细弱或浮大而虚。

【方药解析】

本方为治疗产后血晕虚证之方，组方特点在于"补中有涩，标本兼顾"。方中以人参为君药大补元气以固脱。生黄芪、当归共为臣药，生黄芪健脾补气，脾旺而气血资生有源；当归补血和营，气血皆旺则心神可养。人参、生黄芪、当归三药重用，共建补气养血固脱之功。佐以黑芥穗、姜炭借其入血分而达"血见黑则止"之效。姜炭性温，有动血之嫌，故用量较少。全方补气摄血为务，辅以养血止血，补中有涩，标本兼顾，使气固血生，眩晕自止。

【方歌】补气解晕治气虚，参芪归芥并姜需。

气足生血亦摄血，心定神清耳目舒。

【应用及发挥】

产后血晕为产后危急重症，与现代产科休克（如产后出血、羊水栓塞）相似，目前临床须采用现代医学手段紧急处理，积极纠正休克、贫血，针对出血原因对症治疗。若迟疑不决，抢救不及时或处理不当，可危及产妇生命。对本方的临床应用未见有相关的文献报道。

当归补血汤

【原方组成】黄芪二两，当归一两。

【功效】补血养心，补气救脱。

【主治】正产血晕不语，症见产妇分娩后昏晕不能说话，不省人事，甚至手足厥冷，大汗淋漓，呼吸微弱，舌淡，脉微欲绝或见芤脉。

【原文摘要】

产妇有子方下地，即昏晕不语，此气血两脱也，本在不救；然救之得法，亦有能生者。山得岐天师秘诀，何敢隐而不宣乎？当斯之时，急用银针刺其眉心，得血出则语矣。然后以人参一两，煎汤灌之，无不生者；即用黄芪二两、当归一两，名当归补血汤，煎汤一碗灌之亦得生。万不可于二方之中，轻加附子。盖附子无经不达，反引气血之药，走而不守，不能专注于胞胎，不若人参、归、芪直救其气血之绝，聚而不散也。盖产妇昏晕，全是血室空虚，无以养心，以致昏晕。舌为心之苗，心既无主，而舌又安能出声耶？夫眉心之穴，上通于脑，下通于舌，而其系则连于心，刺其眉心，则脑与舌俱通，而心之清气上升，则瘀血自然下降矣，然后以参、芪、当归之能补气生血者，煎汤灌之，则气与血接续，又何至于死亡乎！虽单用参、芪、当归亦有能生者，然终不若先刺眉心之为更妙。世人但知灸眉心之法，不知刺更胜于灸，盖灸法缓而刺法急，缓则难于救绝，急则易于回生，所谓急则治其标，缓则治其本者，此也。

【方证解析】

正产血晕不语，为产妇失血，心失血养，气血两脱，血室空虚，阴阳离决所致，治宜急则治其标，缓则治其本。先用银针刺其眉心醒脑、升清，后用独参汤大补元气、固脱救急，再用当归补血汤补益气血。产后本就气血不足，若没有将气血补起，血无以养心会导致再次昏晕。故本方的辨证要点为正产后下地即昏晕不能说话，不省人事，甚至手足厥冷，大汗淋漓，呼吸微弱，舌淡，脉微欲绝或见芤脉。使用时机为先针刺眉心印堂穴开窍醒神，用独参汤大补元气后。

【方药解析】

当归补血汤原方出自李东垣的《内外伤辨惑论》，黄芪、当归5∶1的比例，此处傅山对原方剂量有所修改，将黄芪、当归配比改为2∶1，着重气血双补，遵于古法，又不泥于古法。除内服药物外，原文中还特意提出了本证应先用针刺眉心的方法开窍醒神，以急则治其标，待神志清醒后用独参汤大补元气，然后再用当归补血汤补血养心，使气血聚而不散。本证针药并用的治法体现了傅山对产后急症治疗标本缓急原则的应用。

【方歌】产后血晕兼不语，即是气血两脱分。

当归补血名不虚，黄芪二两当归一。

【应用及发挥】

本方可用于治疗妇科血证如崩漏、月经过多等。现代医学对于产后出现晕厥、休克者，多考虑产后出血、羊水栓塞、子宫破裂等危重急症，须积极抢救，输血输液，查找病因，甚至手术治疗。此方可在病情好转后辨证使用。

安心汤

【原方组成】当归二两，川芎一两，炒生地五钱，炒丹皮五钱，生蒲黄二钱，干荷叶一片。

【功效】补心养血，凉血逐瘀。

【主治】正产败血攻心晕狂，症见产妇产后二三日，发热，恶露不行，狂言呼叫，行为举止异常，伴面色、唇甲色白，舌淡苔白，脉细数。

【原文摘要】

妇人有产后二三日，发热，恶露不行，败血攻心，狂言呼叫，甚欲奔走，拿提不定。人以为邪热在胃之过，谁知是血虚心不得养而然乎！夫产后之血，尽随胞胎而外越，则血室空虚，脏腑皆无血养，只有心中之血，尚存几微，以护心君。而脏腑失其所养，皆欲取给于心；心包为心君之宰相，拦绝各脏腑之气，不许入心，始得心神安静，是护心者全藉心包之力也。使心包亦虚，不能障心，而各脏腑之气遂直入于心，以分取乎心血，心包情急，既不能内顾其君，又不能外御乎众，于是大声疾呼，号鸣勤王，而其迹象反近于狂悖，有无可如何之势，故病状似热而实非热也。治法须大补心中之血，使各脏腑分取以自养，不得再扰乎心君，则心君泰然，而心包亦安矣。方用安心汤。

一剂而狂定，恶露亦下矣。此方用芎、归以养血，何以又用生地、丹皮之凉血，似非产后所宜。不知恶露所以奔心，原因虚热相犯，于补中凉之，而凉不为害。况益之以荷叶，七窍相通，引邪外出，不惟内不害心，且佐蒲黄以分解乎恶露也。但只可暂用以定狂，不可多用以取咎也。谨之！慎之！

【方证解析】

傅山原文中首先提出恶露不行，败血攻心，之后又着重阐释了血虚不能养心，心神不宁，解释产妇神志异常的发病机理。从安心汤以大补心中之血为主的治法看，傅山在病机上更注重血虚，心血虚，心神失护，而出现晕狂的表现；血虚而生虚热，恶露随虚火上冲而攻心，故发热而恶露不行。傅山在此描述的晕狂，与现代医学产后抑郁症相似，表现为抑郁、悲伤、沮丧、哭泣、易激惹、烦躁，重者出现幻觉或自杀。临床上，以产后发热，恶露不行，精神不宁，甚至发狂为辨证要点。

【方药解析】

本病治宜大补心中之血，兼凉血祛瘀。本方由补血名方四物汤化裁而来，即四物汤去芍药，加炒丹皮、生蒲黄、干荷叶。方中重用当归、川芎养血补心；生地、丹皮清血中之瘀热；干荷叶通七窍，引邪外出；再加生蒲黄二钱分解恶露，使恶露下。安心汤只能用于暂时定狂，不可以多用久用，干荷叶与蒲黄都有下恶露的作用，产妇本就血虚，若多服久服恐有失血，而见血虚之象，因而在症状缓解后即当调整方药善后。

【方歌】安心汤中归芎首，地丹蒲黄荷叶并。

养血安神兼除邪，产后晕狂一剂清。

【应用及发挥】

1.适应证 产后血虚心不得养，败血攻心晕狂，类似于西医学的产后抑郁症，多在产后两周内发病。此方只可以暂时用来治疗狂乱，不可以多用以免引起不良后果，临床应用要谨慎。产褥期并发精神疾病还应积极寻求精神科医生治疗以及配合心理疏导。

2.典型案例

崔某，女，34岁，1982年4月6日初诊。新产4日，昨日下午突然发狂，语言错乱，奔走无常，赤臂乱舞，不避亲疏，拒绝饮食。问及病史，其夫云：妻产后自述少腹疼痛，次日下午周身发热，经当地医生用青霉素等药治疗，发热减轻但不欲饮食。顺产，产后出血量少，只有少量黑血排出。察舌红绛，脉弦有力。

中医诊断：产后发狂（血瘀败血攻心）。

治法：补心养血，凉血祛瘀。

方药：当归60g，川芎30g，生地黄15g，牡丹皮15g，生蒲黄9g，干荷叶1片。2剂，水煎服，日1剂。

3日后，患者狂乱渐止，神志已清，言语应答自如，只感小腹疼痛，恶露稍有增多，时有紫黑色血块排出，但仍精神不振，能进少量饮食。产后虚瘀之证并见，药用生化汤加减。方药：当归24g，益母草12g，桃仁12g，川芎9g，炮姜炭9g，焦山楂9g，砂仁6g，香附6g，红参3g，炙甘草3g。3剂，水煎服，日1剂。患者服后，能饮小米粥1碗，脉静神定气爽，嘱其饮食调养，后无复发。

补气升肠饮

【原方组成】人参一两，生黄芪一两，酒洗当归一两，土炒白术五钱，酒洗川芎三钱，升麻一分。

【功效】补气升举。

【主治】正产肠下，症见产妇分娩后直肠、子宫下脱，甚至脱出阴道口，或阴道壁膨出，神疲乏力，气短懒言，舌淡苔白，脉虚无力。

【原文摘要】

产妇肠下，亦危症也。人以为儿门不关之故，谁知是气虚下陷而不能收乎！夫气虚下陷，自宜用升提之药，以提其气。然新产之妇，恐有瘀血在腹，一旦提气，并瘀血升腾于上，则冲心之患，又恐变出非常，是气又不可竟提也。气既不可竟提，而气又下陷，将用何法以治之哉？盖气之下陷者，因气之虚也，但补其气，则气旺而肠自升举矣。惟是补气之药少，则气力薄而难以上升，必须以多为贵，则阳旺力强，断不能降而不升矣。方用补气升肠饮。

一剂而肠升矣。此方纯于补气，全不去升肠，即如用升麻一分，亦不过引气而升耳。盖升麻之为用，少则气升，多则血升也，不可不知。又方用蓖麻仁四十九粒，捣涂顶心以提之，肠升即刻洗去，时久则恐吐血，此亦升肠之一法也。

【方证解析】

本证所论述的正产肠下即为阴挺，和现代医学认识的子宫脱垂及阴道壁膨出可相参，傅山认为其病机为气虚下陷不能升举。产妇素体气虚不足，或产程中耗气过度，都可导致产后中气下陷，无力升举，产肠不能维持正常的位置而下脱。临床上本证以产后子宫脱垂或阴道壁膨出，伴全身气虚表现为辨证要点。

【方药解析】

傅山说本方"纯于补气，全不去升肠"，方中重用人参、土炒白术、生黄芪三味，以大补中气，中气足则自可升提，升麻仅配伍一分，取引气上升之意。傅山认为大量用升提之品有使瘀血上行之弊，故本方不以升提为重。方中又配伍酒洗当归、酒洗川芎活血补血，照顾产后多虚多瘀之体。全方仅六味，配伍精妙，补而不滞，升而不举，意在气旺则气升，气升则肠举。此外，傅山还提出了以蓖麻子捣碎涂敷头顶的外治法。黄元御在《玉楸药解》中说蓖麻子："性善收引，敷足则下胎衣，涂顶则收子肠。"傅山同时指出用药时间不可过久，以免引起吐血症状的发生。

【方歌】补气升肠饮人参，黄芪当归白术珍，

川芎酒洗升麻少，肠胞脱坠功效神。

【应用及发挥】

1.适应证 本方适用于产后直肠脱出、子宫脱垂、阴道壁膨出的轻症，如检查发现提肛肌及筋膜有撕裂，或出现子宫内翻，则须行手术治疗。

2.随症加减 兼有血虚者，加熟地黄、红枣养阴补血；瘀血甚者，可加益母草、桃仁、红花活血化瘀；出血多者，加棕榈炭、血余炭等固涩止血。

散结定疼汤

【原方组成】酒洗当归一两，酒洗川芎五钱，炒丹皮二钱，益母草三钱，黑芥穗二钱，乳香（去油）一钱，炒黑山楂十粒，炒桃仁（泡，去皮、尖）七粒。

【功效】养血活血，化瘀止痛。

【主治】产后少腹结块疼痛，症见产后小腹疼痛，按之痛增，或伴恶露不畅，色紫黑有血块，舌紫黯，脉沉紧。

【原文摘要】

妇人产后少腹疼痛，甚则结成一块，按之愈疼。人以为

儿枕之疼也，谁知是瘀血作祟乎！夫儿枕者，前人谓儿头枕之物也。儿枕之不疼，岂儿生不枕而反疼，是非儿枕可知矣。既非儿枕，何故作疼？乃是瘀血未散，结作成团而作疼耳。凡此等症，多是壮健之妇，血有余而非血不足也，似乎可用破血之药。然血活则瘀自除，血结则瘀作祟，若不补血而反败血，虽瘀血可消，毕竟耗损难免。不若于补血之中，以行逐瘀之法，则气血不耗，而瘀亦尽消矣。方用散结定疼汤。

此方逐瘀于补血之中，消块于生血之内，妙在不专攻疼病而疼病止。彼世人一见儿枕之疼，动用元胡、苏木、蒲黄、灵脂之类以化块，又何足论哉！

【方证解析】

傅山在"产后少腹疼"中列出了虚实两个证候，散结定疼汤是针对实证腹痛所设的方剂。傅山首先对本证和"儿枕痛"进行了辨析，他认为产前儿头枕着的时候不痛，反而产后儿头不枕才痛，所以前人所说的"儿枕痛"不能解释这种产后的小腹疼痛，并且认为瘀血才是导致小腹结块疼痛的原因。"儿枕腹痛"的病名首见于宋代《妇人大全良方》，明代《校注妇人良方》沿用其观点，云："产后儿枕者，乃母胎中宿血也，或因风冷凝滞于小腹而作痛。"清代《医宗金鉴》云："产后少腹痛，其痛若微，乃产时血块未净，名儿枕。"可见，历代医家对儿枕痛的病机认识为母胎中宿血或产时血块未净，其本质也是瘀血，与傅山所论名不同而实则一。

傅山认为本证病机为瘀血阻滞，不通则痛，多发于体质健壮，气血相对充实的产妇。产后瘀血可因母体素有瘀血阻于冲任胞宫，或恶露阻滞，败血不行，或风冷入侵，凝滞气血，或产后情志不遂，气滞血瘀等，产后瘀血积结于下腹胞中而不能顺利排出，气机阻塞不通，而发生腹痛症状。散结定疼汤证以产后小腹疼痛拒按，恶露不畅，夹血块，块下痛减，为辨证要点。

【方药解析】

本方为治疗产后腹痛实证之方，组方的特点在于"逐瘀于补血之中，消块于生血之内"。方中重用酒洗当归养血和血，配酒洗川芎寓四物汤之意，养血活血，补而不滞；益母草、炒桃仁、炒黑山楂、炒丹皮活血化瘀，助胞中瘀血结块排出，瘀去方可痛止；再配乳香活血行气，散瘀止痛，标本兼顾；方中少佐黑芥穗意在引药入血分，且以其升散之性助诸药活血散瘀。本方虽为体质较为强盛之产妇所设，活血化瘀之力较强，但终归生产之时耗气伤血，即使产后有瘀血阻滞，也当防止攻伐太过而伤气血，方中重用酒洗当归正体现了傅山对产后"多虚多瘀"的深刻认识。全方诸药合用，祛瘀血而生新血，活血止痛而不伤正，恰合产后瘀血腹痛之病机。

【方歌】散结定疼重当归，芎桃益母乳山楂。

丹皮芥穗各二钱，产后腹痛瘀血化。

【应用及发挥】

1.适应证 散结定疼汤可用于产后腹痛因瘀血阻滞引起者，临床上产后严重的宫缩痛、产褥感染引起的腹痛、产后宫腔内少量胎盘或胎膜残留引起的腹痛可运用本方治疗，但用药期间需要严密观察病情，如果病情继续发展，或残留物不能排出，则须中西医结合进行处理。根据具体证候，本方也可用于药物流产术或人工流产术后出血。

2.随症加减 瘀滞较重，恶露血块多者，可加炒蒲黄12～15g、五灵脂12g；如小腹胀痛，可加香附12g、乌药9g；如小腹冷痛，得热则舒，可加炮姜3～6g、小茴香3～6g；如恶露色如败酱，有臭秽气味，可加金银花12g、连翘12g、蒲公英15～30g。

肠宁汤

【原方组成】酒洗当归一两，九蒸熟地一两，人参三钱，去心麦冬三钱，蛤粉炒阿胶三钱，炒山药三钱，续断三钱，甘草一钱，去粗研肉桂二分。

【功效】补血益气，止痛润肠。

【主治】产后少腹痛，症见产后少腹隐痛不适或坠痛，喜揉喜按，痛势绵绵，伴恶露量多或少，色淡质稀，面色不荣，精神倦怠，舌淡胖，苔白，脉细弱。

【原文摘要】

妇人产后少腹疼痛，按之即止。人亦以为儿枕之疼也，谁知是血虚而然乎！夫产后亡血过多，血室空虚，原能腹疼，十妇九然。但疼有虚实之分，不可不辨。如燥糠触体光景，是虚疼而非实疼也。大凡虚疼宜补，而产后之虚疼，尤宜补焉。惟是血虚之疼，必须用补血之药。而补血之味，多是润滑之品，恐与大肠不无相碍；然产后血虚，肠多干燥，润滑正相宜也，何碍之有？方用肠宁汤。

此方补气补血之药也；然补气而无太郁之忧，补血而无太滞之患，气血既生，不必止疼而疼自止矣。

【方证解析】

傅山在产后少腹疼一篇中论述了虚、实两个证候，本证即为产后腹痛的虚证，其特点为产后少腹疼，按之痛缓。这种虚证产后腹痛常常发生在平素体质虚弱的妇女，素体气血虚，产程中若失血过多，胞宫、胞络空虚而失养，可以引起不荣则痛。血虚而痛，则痛势不剧而绵绵不休；失血过多，气随血耗，气血不荣，则面色不荣，精神倦怠；如血虚甚，可见恶露量少，色淡质稀；如气虚冲任不固，则可见恶露量多，色淡质稀。舌淡苔白，脉细弱为气血虚之象。产后小腹疼痛，喜揉喜按，舌淡苔白，脉细弱为肠宁汤证辨证要点。

【方药解析】

本方主治血虚引起的产后腹痛，故治法以补血为主，并且傅山强调产后虚痛更要以补为主。方中重用酒洗当归和九蒸熟地各一两为君药，以补血为重，荣养冲任，方能荣则不痛，且酒洗当归补中有通，补而不滞，既补虚又止痛。方中配伍蛤粉炒阿胶、去心麦冬滋阴养血润燥，加人参、炒山药健脾益气，以助生血之源；炒山药、续断配伍又可补肾固冲，五味药共为臣药。方中少佐肉桂二分以生少火，少火生气，可资后天脾胃化生气血，气足方可血足，又可温通血脉，散寒之痛。甘草调和诸药为使。全方以补血滋阴为主，血充而胞络得养，腹痛自除。另外，傅山特意指出，本方用药质润滑肠，如非产后应用，有可能引起腹泻，而产后因血虚常可导致大便难的发生，反而和本方方证贴合，使本方兼具润燥通便之用，这也是本方被命名为"肠宁汤"的原因。

【方歌】产后血虚少腹痛，归地阿胶参麦冬。

山药续断桂甘草，血足痛止肠宁功。

【应用及发挥】

1.适应证 肠宁汤原方主治血虚引起的产后腹痛，临床上也可用于血虚引起的其他妇科痛证，如血虚引起的痛经、妇人腹痛等，以及血虚引起的月经不调等病证。结合傅山原文之意，本方也可用于产后血虚肠道失润引起的产后大便难。现代医家也将本方拓展用于溃疡性结肠炎的治疗，取得了一定疗效。

2.随症加减 如腹痛下坠、倦怠乏力明显，可加白术12～15g、黄芪15～30g；如果血虚便秘严重，可去肉桂，加肉苁蓉9g、火麻仁12g润肠通便；如腹痛喜暖，可酌加吴茱萸6g、艾叶9g、炮姜6g温经散寒止痛。

救脱活母汤

【原方组成】人参二两，酒洗当归一两，九蒸熟地一两，枸杞子五钱，蒸山萸（去核）五钱，麦冬（去心）一两，蛤粉炒阿胶二钱，肉桂（去粗，研）一钱，黑芥穗二钱。

【功效】大补气血，安肺定喘。

【主治】产后气喘，症见妇人产后出血过多，喘息气促，呼吸难以接续，面色苍白，神疲乏力，冷汗淋漓，舌色淡白，脉微欲绝或芤。

【原文摘要】

妇人产后气喘，最是大危之症，苟不急治，立刻死亡。人只知是气血之虚也，谁知是气血两脱乎！夫既气血两脱，人将立死，何又能作喘？然此血将脱，而气犹未脱也。血将脱而气欲挽之，而反上喘。如人救溺，援之而力不胜，又不肯自安于不救，乃召号同志以求助，故呼声而喘作。其症虽危，而可救处正在能作喘也。盖肺主气，喘则肺气似盛而实衰，当是之时，血将脱而万难骤生，望肺气之相救甚急；若赤子之望慈母然。而肺因血失，止存几微之气，自顾尚且不暇，又何能提挈乎血？气不与血俱脱者几希矣，是救血必须补气也。方用救脱活母汤。

此方用人参以接续元阳，然徒补其气而不补其血，则阳燥而狂，虽回生于一时，亦旋得旋失之道。即补血而不补其肝肾之精，则本原不固，阳气又安得续乎？所以又用熟地、山萸、枸杞之类，以大补其肝肾之精，而后大益其肺气，则肺气健旺，升提有力矣。特虑新产之后，用补阴之药，腻滞不行，又加肉桂以补命门之火，使火气有根，助人参以生气，且能运化地黄之类，以化精生血。若过于助阳，万一血随阳动，瘀而上行，亦非保全之策。更加荆芥以引血归经，则肺气安而喘速定。治几其神乎！

【方证解析】

产后气喘为产后出血引起的危急之症，是气血两脱的征兆。傅山认为在大量出血之时，如果气随血脱，则生命危在旦夕，如果气尚未脱，则可能气欲挽留而上冲，导致喘息气促症状发生。但此时肺气已虚衰至极，自顾不暇，遑论摄血，但若不及时采取急救措施则易气血两脱而危及生命，因此要以救脱活母汤益气摄血，回阳救逆。本证为产后出血过多引起的气欲脱而未脱的证候，以产后出血过多，喘息气促，唇舌色淡，脉微欲绝为辨证要点。

【方药解析】

救脱活母汤重用人参二两为君，以大补元气，接续元阳，挽留欲脱之元气，配伍九蒸熟地、酒洗当归、枸杞子、蒸山萸、蛤粉炒阿胶大补肝肾之精血，意在气血同补，既使精血有所补充，也使气有所依托而不独生。同时方中重用麦冬一两滋阴润肺益气，正如《本草新编》云："欲肺气之旺，必用麦冬之重。"麦冬与九蒸熟地、枸杞子、蒸山萸同用又有金水相生之意，肾精得充，而肺气得补，自然喘息得以平定，体现了傅氏善以五行理论用药的特点。考虑到本证为产后失血耗气，脏腑功能虚弱，脾胃运化功能不足，方中少佐肉桂补命门之火，取少火生气之意，助人参补气，促进其运化九蒸熟地、阿胶等滋腻碍胃之品化而生精血；另方中配伍黑芥穗两钱引血归经，血归经则气不脱而喘定，与其他大补气血的药物合用实有止血之功。全方配伍得当，共奏大补气血、益肾补肺、定喘止血之功。

【方歌】救脱活母地参归，枸杞阿胶麦山萸。

肉桂芥穗加之妙，产后气喘是良剂。

【应用及发挥】

临床若出现产后气喘，多为产后出血、羊水栓塞、心功能衰竭等急危重症，应立即启动抢救预案，中西医结合积极治疗，待病情稳定再予以辨证施治。不可在危急之时仅口服中药救治，恐会贻误病情。

十全大补汤

【原方组成】人参三钱，土炒白术三钱，茯苓（去皮）三钱，炙甘草一钱，酒洗川芎一钱，酒洗当归三钱，九蒸熟地五钱，酒炒白芍二钱，生黄芪一两，肉桂（去粗，研）一两。

【功效】气血双补，温阳散寒。

【主治】妇人产后恶寒恶心，身体颤动，瑟瑟发抖，发热口渴，脉细数无力。

【原文摘要】

妇人产后恶寒恶心,身体颤,发热作渴。人以为产后伤寒也,谁知是气血两虚,正不敌邪而然乎!大凡人之气不虚,则邪断难入。产妇失血既多,则气必大虚,气虚则皮毛无卫,邪原易入,正不必户外之风来袭体也,即一举一动,风即可乘虚而入之。然产后之妇,风易入而亦易出。凡有外邪之感,俱不必祛风,况产妇之恶寒者,寒由内生也。发热者,热由内弱也;身颤者,颤由气虚也。治其内寒,而外寒自散;治其内弱,而外热自解;壮其元阳,而身颤自除。方用十全大补汤。

此方但补气与血之虚,而不去散风与邪之实,正以正足而邪自除也,况原无邪气乎!所以奏功之捷也。

【方证解析】

本证属于"产后发热"的范畴,产后发热病机复杂,包括外感、邪毒、血瘀、血虚等。傅山本条文所论的病证基本病机是气血两虚,正不敌邪。产妇如产时失血过多,导致气血两虚,则卫表不固,邪气易于入侵,但产后外邪易入也易出,不易在体内停留。傅山认为引起产后发热看似表证,实则病机重点在于正虚,而不是邪实,恶寒是由于阳气不足而阴寒内生,而发热是由于体内气血虚弱,营卫不和,身体颤动是气虚无力的表现。产妇恶寒,发热,身体颤动,伴气血虚的表现为本方证的辨证要点。

【方药解析】

十全大补汤出自宋代《太平惠民和剂局方》中，由八珍汤加黄芪、肉桂组成，原方气血双补，温阳散寒，临床广泛应用于各科疾病的治疗。傅山用十全大补汤治疗本证，重在补气血而不祛风解表，意在气血足则邪自去，元阳振则外寒散，更何况本证常常并无外邪。傅山对此方的运用体现了他对"产后多虚"的深刻认识。

【方歌】产后恶寒身颤动，气血两虚正不敌。

十全大补一剂愈，正胜邪祛奏功奇。

【应用及发挥】

十全大补汤是治疗气血两虚所致病证的基本方，临证可用于产后发热属气血两虚引起者。但产后发热原因众多，外感风寒、感染邪毒、宿食不化、恶露不下阻滞经络等均可导致发热。临证一定除外产褥感染，万不可以十全大补汤一方专治，应根据患者情况辨证施治。

通乳丹

【原方组成】人参一两，生黄芪一两，酒洗当归二两，麦冬（去心）五钱，木通三分，桔梗三分，七孔猪蹄（去爪、壳）两个。

【功效】补气益血，通脉增乳。

【主治】产后气血两虚乳汁不下，症见产后乳汁甚少或全无，乳汁清稀，乳房柔软而无胀感，伴面色无华，心悸怔忡，倦怠乏力，神疲食少，舌质淡，苔薄白，脉细弱。

【原文摘要】

妇人产后绝无点滴之乳。人以为乳管之闭也，谁知是气与血之两涸乎！夫乳乃气血之所化而成也，无血固不能生乳汁，无气亦不能生乳汁，然二者之中，血之化乳，又不若气之所化为尤速。新产之妇，血已大亏，血本自顾不暇，又何能以化乳？乳全赖气之力，以行血而化之也。今产后数日，而乳不下点滴之汁，其血少气衰可知。气旺则乳汁旺，气衰则乳汁衰，气涸则乳汁亦涸，必然之势也。世人不知大补气血之妙，而一味通乳，岂知无气则乳无以化，无血则乳无以生。不几向饥人而乞食，贫人而索金乎？治法宜补气以生血，而乳汁自下，不必利窍以通乳也。方名通乳丹。

此方专补气血以生乳汁，正以乳生于气血也。产后气血涸而无乳，非乳管之闭而无乳者可比。不去通乳而名通乳丹，亦因服之乳通而名之。今不通乳而乳生，即名生乳丹亦可。

【方证解析】

傅青主治产后缺乳，首先以气血亏损立论。妇女以血为用，下之经血，上之乳汁，均赖血以化生。产后失血较多，气随血耗，以致气血两虚。气血两虚，则无以化生乳汁，因而缺乳。正如《妇人大全良方》中所说："妇人乳汁，气血所化，不行者，由气血虚弱，经络不调所致。"《诸病源候论》最早列有"产后乳无汁候"，其云："妇人手太阳、少阴之脉，下为月水，上为乳汁……既产则水血俱下，津液暴竭，经血不足者，故无乳汁也。"

本证属虚，产妇素体气血亏虚，或脾胃虚弱，气血生化不足，或产后操劳过度，耗伤气血，复因分娩失血耗气，以致气血虚弱，不能化生乳汁，因而乳汁甚少或无乳可下。以产后乳少，甚或全无，乳汁清稀，乳房柔软，无胀感，伴见气血亏虚的全身症状及舌淡、苔薄白、脉细弱为辨证要点。

【方药解析】

此属虚证，如不辨证型，浪投活血通乳之剂，则重虚其虚，不仅无乳可下，且愈伤其正，故傅青主讥之为"不几向饥人而乞食，贫人而索金乎？"既为虚证，则应大补气血以通乳。通乳丹方中重用人参、生黄芪、酒洗当归以补气血。麦冬为滋阴生津之品，《神农本草经》谓其治"胃络脉绝，羸瘦短气"，乳房属胃所主，气血既伤，则津液亦少，麦冬既可生津，又养胃络。佐以木通下乳，桔梗升提利窍，更用血肉有情之七孔猪蹄养精血以生乳。全方重在补虚，同时通乳，以使气血化生，乳汁源源而下。

【方歌】通乳丹中当归君，人参黄芪与麦冬。

木通桔梗猪蹄引，因虚无乳此方中。

【应用及发挥】

1.适应证 本方适用于产后缺乳属气血虚弱证者。临床检查乳房柔软无血块，无乳汁感，挤压时仅有点滴乳汁，血液检查无异常，无发热、恶寒等症状。此外，乳汁的分泌除与乳腺的发育、催乳素的分泌及全身情况密切相关外，尚与哺乳方法不当、营养不良、精神恐惧和休息有关。临证时生活调摄的配合也很重要。

2.随症加减 血虚甚者，可加熟地黄15g、白芍12g；气虚甚者，可加党参20g或红参15g；兼见肝郁气滞者，可加青皮10g、陈皮6g、柴胡10g、丝瓜络10g。

3.典型案例

宋某，女，24岁，2009年11月5日初诊。剖宫产半月，乳汁不足，神疲乏力，面白无华，舌淡苔白，脉沉涩。

中医诊断：产后缺乳（气血亏虚）。

治法：补气养血，兼以通乳络。

方药：通乳丹加减。党参30g，黄芪30g，当归20g，麦冬15g，通草6g，桔梗6g，七孔猪蹄2个。服3剂后乳房渐起，乳汁增多，能满足婴儿吸奶。

通肝生乳汤

【原方组成】醋炒白芍五钱，酒洗当归五钱，土炒白术五钱，熟地三分，甘草三分，麦冬（去心）五钱，通草一钱，柴胡一钱，远志一钱。

【功效】疏肝解郁，通络下乳。

【主治】产后郁结乳汁不通，症见产后乳少，甚或全无，乳汁浓稠，乳房胀硬、疼痛，伴胸胁胀满，情志抑郁，食欲不振，舌质正常，苔薄黄，脉弦或弦数。

【原文摘要】

少壮之妇，于生产之后，或闻丈夫之嫌，或听翁姑之诨，遂致两乳胀满疼痛，乳汁不通。人以为阳明之火热也，谁知是肝气之郁结乎！夫阳明属胃，乃多气多血之府也。乳汁之化，原属阳明，然阳明属土，壮妇产后，虽云亡血，而阳明之气，实未尽衰，必得肝木之气以相通，始能化成乳汁，未可全责之阳明也。盖乳汁之化，全在气而不在血。今产后数日，宜其有乳，而两乳胀满作痛，是欲化乳而不可得，非气郁而何？明明是羞愤成郁，土木相结，又安能化乳而成汁也。治法宜大舒其肝木之气，而阳明之气血自通，而乳亦通矣，不必专去通乳也。方名通肝生乳汤。

【方证解析】

傅青主认为产后乳汁不下有虚、实两种：一是产后气血两虚，无乳可下；二是气血尚盛而肝气郁结，乳汁不通。正如陈无择所说："产妇有两种乳脉不行，有血气盛而壅闭不行者，有血少气弱涩而不行者。"乳汁由气血化生，赖肝气疏泄与调节，肝郁气滞，气血不通，则乳汁不下。临床上素性抑郁，加之产时失血，肝失所养，肝郁更甚；或产后情志不遂，肝失条达，气机不畅，致乳络不通，乳汁运行不畅，因而缺乳。以产后乳汁少，乳房胀满而痛，乳汁浓稠，伴见胸胁乳房胀满，或有微热，舌淡苔薄黄，脉弦或弦数为辨证要点。

【方药解析】

傅山对产后缺乳在治法和方药上都有独特的认识，对于肝气郁结的缺乳，主张"治法宜大舒其肝木之气，而阳明之气血自通，而乳亦通矣，不必专去通乳也"。虽为实证，但因发于产后，故为本虚标实，所以通肝生乳汤实有扶正达邪之意。方中酒洗当归、醋炒白芍养血柔肝以疏肝，稍配伍一钱柴胡疏肝解郁；熟地滋肾填精，与麦冬配伍滋阴增液；土炒白术健脾益气；通草通络下乳；远志可疏散气血而消乳肿，以防乳汁淤积而引起乳房胀硬肿块。全方虽疏肝，实能养肝，乃寓疏于养；虽生乳，实可通乳，乃寓生于行，但总体上以养肝为主，疏肝为辅，体现了傅山治疗产后病重视大补气血的特点。

【方歌】通肝生乳当归芍，白术柴胡远通草。

熟地甘草麦冬合，郁结无乳效甚高。

【应用及发挥】

1.适应证　本方适用于产后因肝气郁结而导致乳汁不下，乳房胀痛，或有结块，扪之质硬者。

2.随症加减　胸胁胀闷窜痛，腹胀，纳谷不香者，加陈皮6g、木香9g以理气醒脾；烦躁易怒，口苦目赤，加夏枯草12g、丝瓜络10g、路路通10g、栀子10g、牡丹皮10g以疏肝清热，通络下乳；身热，舌苔黄者，加黄芩9g、金银花15g以清热泻火；乳房结块，胀满而痛，按之感热者，加蒲公英30g、瓜蒌15g、路路通9g以清热化痰、散结通络。

3.典型案例

刘某，女，27岁，2008年12月7日初诊。足月顺产一女婴，心情失畅，至第3天来乳时，两乳房胀痛，乳汁不下，让丈夫吸未果，反与其发生争执，次日两乳房胀痛，心烦，胁痛，纳差。查两乳房胀痛，胸胁胀痛，舌红苔白，脉弦滑。

中医诊断：产后缺乳（肝气郁结，气血失调）。

治法：疏肝理气解郁，通络下乳。

方药：白芍（醋炒）15g，当归（酒洗）15g，白术15g，熟地黄10g，甘草10g，麦冬5g，通草6g，柴胡10g，远志10g，青皮10g，王不留行10g。服1剂通，3剂愈。

温肾止呕汤

【原方组成】九蒸熟地五钱，盐水浸巴戟一两，人参三钱，土炒白术一两，蒸山萸（去核）五钱，炮姜一钱，去皮茯苓二钱，白蔻（研）一粒，姜汁洗橘红五分。

【功效】温肾助阳，和胃止呕。

【主治】产后恶心呕吐，症见产后恶心欲呕，时而作吐，伴畏寒肢冷，神疲乏力，腰背冷痛，小便清长，舌质淡，苔薄白，脉细弱。

【原文摘要】

妇人产后恶心欲呕，时而作吐。人皆曰胃气之寒也，谁知是肾气之寒乎！夫胃为肾之关，胃之气寒，则胃气不能行于肾之中。肾之气寒，则肾气亦不能行于胃之内，是肾与胃不可分而两之也。惟是产后失血过多，必致肾水干涸，肾水涸应肾火上炎，当不至胃有寒冷之虞，何故肾寒而胃亦寒乎？盖新产之余，水乃遽然涸去，虚火尚不能生，火既不生，而寒之象自现。治法宜补其肾中之火,然火无水济,则火在水上,未必不成火动阴虚之症;必须于水中补火,肾中温胃,而后肾无太热之患,胃有既济之欢也。方用温肾止呕汤。

此方补肾之药,多于治胃之品,然而治肾仍是治胃也。所以肾气升腾,而胃寒自解,不必用大热之剂,温胃而祛寒也。

服此方必待恶露尽后,若初产一二日之内恶心欲呕,乃恶露上冲,宜服加味生化汤:全当归一两(酒洗)、川芎二钱、炮姜一钱、东楂炭二钱、桃仁一钱(研),用无灰黄酒一盅、水三盅同煎。

【方证解析】

傅山认为妇人产后,阴血骤失,虚火尚未形成,气随血脱,肾中阳气衰弱,使肾中命火不能上行而温煦胃阳,胃中虚寒而使胃失和降,胃气上逆,恶心泛呕,呕吐清水。临床上,素禀肾虚,或产后亡血伤精,元气受损,肾阳受累,肾阳虚上不温胃,故胃失和降而呕恶;下不暖膀胱,故气化异常而小便清长。阳气不能外达,故畏寒肢冷,神疲乏力。肾阳虚外府失荣,故还可见腰背冷痛。以产后食入即吐,或呕吐清水痰涎,伴肾阳虚温煦失司的全身症状及舌淡,苔白润,脉沉迟为辨证要点。

【方药解析】

傅山言及的产后呕吐，提出了肾虚气寒的病机，其立论是在产后多虚之上，故治法以温补为主。然而火无水接济，便成虚火妄动，从而造成阴虚火旺之证候，故方中重用盐水浸巴戟壮阳补肾以生肾火，用九蒸熟地、蒸山萸滋阴补肾之品，以阴中求阳；人参、土炒白术、去皮茯苓可健脾调中，加炮姜守而不走，以温里散寒，白蔻以健胃止呕，姜汁洗橘红以健脾和胃，助驱寒止呕之力。纵观此方，温肾之药多于治胃之品，因肾阳为一身诸阳之根，肾气足则升腾上行于胃，因而胃寒可除，同时又佐以健脾散寒、暖胃止呕诸品，故用于产后因寒而致之恶心呕吐有效。

【方歌】温肾止呕术巴戟，参苓炮姜萸熟地。

白蔻橘红共九味，产后呕吐立可愈。

【应用及发挥】

1.**适应证** 产后肾虚胃寒的恶心欲呕，时而作吐。临证当详细辨查呕吐的原因，分证而治。若呕吐势急，使产妇津液重伤，阳气欲脱时，当中西医结合救治。

2.**随症加减** 吐甚伤阴，症见口干便秘者，酌加玉竹、麦冬、石斛、胡麻仁等以养阴和胃；唾液异常增多，时时流涎者，可加益智仁、丁香温脾化饮，摄涎止唾；脾胃虚弱，痰湿内盛者，酌加苍术、陈半夏健脾燥湿。

救败求生汤

【原方组成】人参二两，酒洗当归二两，土炒白术二两，九蒸熟地一两，蒸山萸五钱，炒山药五钱，生枣仁五钱，自制附子一分或一钱。

【功效】补气回阳，摄血固脱。

【主治】少妇产后，血崩昏晕，症见产后半月，恶露已净或将净而突然血崩，昏晕不识人事，如妄见鬼神之状，心悸怔忡，腰腹疼痛，食欲不振，舌淡无苔，脉沉细涩或缓弱。

【原文摘要】

少妇产后半月，血崩昏晕，目见鬼神。人皆曰恶血冲心也，谁知是不慎房帏之过乎！夫产后业逾半月，虽不比初产之二三日，而气血初生，尚未全复，即血路已净，而胞胎之损伤未痊，断不可轻于一试，以重伤其门户。无奈少娇之妇，气血初复，不知慎养，欲心大动，贪合图欢，以致血崩昏晕，目见鬼神，是心肾两伤，不特胞胎门户已也。明明是既犯色戒，又加酣战，以致大泄其精，精泄而神亦随之而欲脱。此等之症，乃自作之孽，多不可活。然于不可活之中，而思一急救之法，舍大补其气与血，别无良法也。方用救败求生汤。

倘一服见效，连服三四剂，减去一半，再服十剂，可庆更生。此方补气以回元阳于无何有之乡，阳回而气回，自可摄血以归神，生精而续命矣。

亦有中气素虚，产后顷刻血崩不止，气亦随之而脱。此至危之证，十常不救者八九，惟用独参汤尚可救活一二。辽人参（去芦）五钱，打碎，急煎，迟则气脱不及待矣。煎成，徐徐灌之，待气回再煎一服灌之。其余治法参看血崩门。但产后不可用杭芍炭以及诸凉药。然此证皆系临产一二日前入房所致，戒之！

【方证解析】

产后血崩及血晕乃产后危急重症之一，《经效产宝》首见"产后血晕"一词，并从病机证治方面进行了论述："产后血晕者，其状心烦，气欲绝是也……若下血多晕者，但烦而已。下血少而气逆者，则血随气上捝，心下满急……若不急疗，即危其命也。"产后若出血多，来势猛，极易引起昏厥欲脱。本病发病原因多为因产伤及冲任子宫，未得平复，而产后劳倦太过，或房事不慎，或盛怒伤肝，或瘀血内阻，致血暴崩而下。本证论及的血崩主要责之产褥期房帏不慎，傅氏提出的产褥期禁房事的保健思想，与当今的认识是一致的。《千金方》亦云："凡产后满百日，乃可交合，不尔……百病滋长，慎之。"本证以产时、产后大出血，面色苍白，冷汗淋漓，心悸怔忡，甚者昏厥，目闭口开，手撒肢冷，舌淡，无苔，脉微欲绝或浮大而虚为辨证要点。

【方药解析】

傅山云："此至危之证""舍大补其气与血，别无良法也。"本证属血虚气脱，治以益气养血固脱为主，救败求生汤方以人参、酒洗当归各二两大补其气血，以补气生血摄血，少佐附子壮少火以生气回阳，九蒸熟地、蒸山萸、炒山药益肾填精，固冲任而止崩，土炒白术补脾以助统血，生枣仁敛肝以助藏血宁神。诸药配伍，切中病机，药进而血止。诚如傅山所言；"此方补气以回元阳于无何有之乡，阳回而气回，自可摄血以归神，生精而续命矣。"

【方歌】救败求生参术归，熟地山药及山萸。

枣仁生用附子制，回阳摄血神亦归。

【应用及发挥】

1.适应证　产后血崩昏暗，多属于危重病证，如果治疗不及时则会危及产妇的生命，临床多采取中西医结合急救，以免延误病情。

2.典型案例

刘某，女，22岁，1989年10月15日初诊。患者半月前首胎足月顺产一男婴，旬日内恶露不多。于产后第12日，恶露骤增，血下如注，收住于本县人民医院妇产科，以"宫腔胎盘组织残留"急行清宫术，继以"宫缩乏力"予麦角新碱、垂体后叶素肌注，并予止血、抗炎、补液输血治疗。3日内行清宫术两次，进宫缩药，输血900ml，罔效。查血红蛋白为30g/L，急请中医配合治疗。

刻诊：患者颜面苍白，精神疲惫，气怯声低，手足欠温，肌肤微汗，目眩耳鸣，腰腹下坠，阴道下血，淋漓不止，血色淡红，身体稍动则血量骤增，舌淡无苔，脉细微数。

中医诊断：恶露不绝（肾虚冲任不固，气随血脱）。

西医诊断：晚期产后出血。

治法：益肾固冲，扶阳补气摄血。

方药：红参、熟地黄、炒白术、山茱萸、黄芪、生龙骨各30g，山药、炒杜仲各20g，当归、酸枣仁各15g，海螵蛸12g，附子（先煎）、三七（研末，分次冲服）各6g。2剂，水煎服，日1剂。药进1剂，出血量减半；再剂血止，手足转温，晕定神清。遂以前方减三七、海螵蛸、附子、生龙骨，续服2剂，诸症好转。后以归脾汤、十全大补汤加减，结合西医补液，调治旬余出院。

完胞饮

【原方组成】人参一两，土炒白术十两，去皮茯苓三钱，生黄芪五钱，酒炒当归一两，川芎五钱，白及末一钱，红花一钱，益母草三钱，桃仁（泡，炒，研）十粒。

【功效】补气养血，化瘀生新。

【主治】产后手伤胞胎淋漓不止，症见产后阴道下血淋漓不净，量时多时少，色暗红，有血块，腰酸，小腹隐痛或坠胀不适，精神疲惫，舌质淡，苔薄，脉细弦。

【原文摘要】

妇人有生产之时，被稳婆手入产门，损伤胞胎，因而淋漓不止，欲少忍须臾而不能，人谓胞破不能再补也，孰知不然。夫破伤皮肤，尚可完补，岂破在腹内者，独不可治疗？或谓破在外可用药外治，以生皮肤；破在内，虽有灵膏，无可救补。然破之在内者，外治虽无可施力，安必内治不可奏功乎？试思疮伤之毒，大有缺陷，尚可服药以生肌肉。此不过收生不谨，小有所损，并无恶毒，何难补其缺陷也。方用完胞饮。

用猪羊胞一个，先煎汤，后煎药，饥服，十剂全愈。夫胞损宜用补胞之药，何以反用补气血之药也？盖生产本不可手探试，而稳婆竟以手探胞胎，以致伤损，则难产必矣。

难产者，因气血之虚也。产后大伤气血，是虚而又虚矣。因虚而损，复因损而更虚，若不补其气与血，而胞胎之破，何以奏功乎？今之大补其气血者，不啻饥而与之食，渴而与之饮也，则精神大长，气血再造，而胞胎何难补完乎！所以旬日之内便成功也。

【方证解析】

本病发生于产后，表现为胞胎损伤而致出血，属产后恶露不绝范畴。《诸病源候论》有"堕胎损经脉，损经脉，故血不止也……"的记载，虽表述不同，但两者皆指出本病由"虚损"或"内有瘀血"所致。傅山认为：妇人产后气血本虚，加之接生人员助产手法操作过失，使胞胎受损，气血更虚，而致漏下不止。临床以小腹隐痛下坠不适，恶露淋漓不止，色暗红，有小血块，舌质淡，苔薄，脉弦细为辨证要点。

【方药解析】

本病因虚损而致，治当大补气血，活血止血，以修复损伤的胞胎。完胞饮中重用土炒白术十两，是全书中白术用量最大的一首方剂。方中以大剂量土炒白术配伍人参、茯苓、生黄芪补中气运脾阳，益气升提以摄血；酒炒当归、川芎补血活血；益母草、桃仁行血破滞；白及末收敛止血，生肌疗疮，促进胞胎的愈合。傅山特意提出药物用猪羊胞煎煮，取以脏补脏之意。诸药配合扶正祛邪，祛瘀生新，塞而不滞，对产后、流产后，出血淋漓不净者效佳。

【方歌】完胞饮中参术苓，黄芪归芎及桃红。

益母白及猪羊胞，产后胞损有奇功。

【应用及发挥】

1.适应证 原方用治产后损伤胞胎淋漓不止，临床上产后、流产后，因胎盘、胎膜组织残留，而致腰腹疼痛，阴道不规则出血，量或多或少，有血块，可根据病情辨证选用完胞饮加减治疗，若出血较多，须中西医结合进行救治。

2.随症加减 伴腰膝酸软者，酌加杜仲、巴戟天、桑寄生、续断以补肾壮腰膝；多汗，咽干口渴者，酌加沙参、麦冬、生地黄、葛根以生津益肺；小腹下坠者，酌加升麻以益气升阳；若大便不实，加炮姜；瘀久化热，恶露臭秽者，加蚤休、蒲公英、野菊花、贯众以清热解毒。

3.典型案例

刘某，女性，27岁，工人，2005年8月3日就诊。就诊时入住某院妇产科。诉怀孕14周，胎死腹中，3天前在某院住院引产，产后子宫内残留，阴道不规则出血，清宫1次后B超检查仍有少量残留。妇产科医生考虑患者身体差，子宫较软，再次清宫恐不安全，建议服中药治疗，故来我处就诊。现乏力肢软，小腹疼痛，腰酸痛，阴道不规则少量出血，色暗红，有小血块，二便正常。

中医诊断：恶露不绝（气虚血瘀，胞脉瘀阻）。

西医诊断：引产后宫腔残留。

治法：补气，活血化瘀，兼以补肾。

方药：党参30g，黄芪30g，白术15g，益母草30g，桃仁10g，茯苓15g，白及10g，冬葵子15g，怀牛膝15g，续断15g，当归15g。水煎服，日1剂，分3次服用。服药1剂后腹痛加重，阴道出血量增多；服药2剂后阴道有胎膜组织排出，服药5剂后复查B超示宫内无残留。

转气汤

【原方组成】人参三钱，去皮茯苓三钱，土炒白术三钱，酒洗当归五钱，酒炒白芍五钱，九蒸熟地一两，蒸山萸三钱，炒山药五钱，炒芡实三钱，盐水炒故纸一钱，柴胡五分。

【功效】益气养血，滋肝补肾。

【主治】产后四肢浮肿，寒热往来，气喘咳嗽，胸膈不利，口吐酸水，两胁疼痛，舌质淡，苔薄白，脉缓弱。

【原文摘要】

产后四肢浮肿，寒热往来，气喘咳嗽，胸膈不利，口吐酸水，两胁疼痛。人皆曰败血流于经络，渗于四肢，以致气逆也。谁知是肝肾两虚，阴不得出之阳乎！夫产后之妇，气血大亏，自然肾水不足，肾火沸腾。然水不足则不能养肝，而肝木大燥，木中乏津，木燥火发，肾火有党，子母两焚，火焰直冲，而上克肺金，金受火刑，力难制肝，而咳嗽喘满之病生焉。肝火既旺而下克脾土，土受木刑，力难制水，而四肢浮肿之病出焉。然而肝木之火旺，乃假象而非真旺也。假旺之气，若盛而实不足，故时而热时而寒，往来无定，乃随气之盛衰以为寒热，而寒非真寒，热亦非真热，是以气逆于胸膈之间而不舒耳！两胁者，肝之部位也。酸者，肝之气味也。吐酸胁疼痛，皆肝虚而肾不能荣之象也。治法宜补血以养肝，补精以生血，精血足而气自顺，而寒热咳嗽浮肿之病悉退矣。方用转气汤。

此方皆是补血补精之品，何以名为"转气"耶？不知气逆由于气虚，乃是肝肾之气虚也。补肝肾之精血，即所以补肝肾之气也。盖虚则逆，旺则顺，是补即转也，气转而各症尽愈，阴出之阳，则阴阳无扞格之虞矣。

【方证解析】

傅山认为，产后肢体浮肿与肝、肾、脾、肺脏腑功能失调相关。本证实为本虚标实证，肝肾阴虚为本，气逆水泛为标。产后妇女亡血伤津，肾中阴精不足，不能涵养肝木，肝之燥火产生，虚火上炎，灼伤肺金，肺气不宣而致咳嗽、气喘、胸闷，肝火既旺，下克脾土，脾之运化失常，而至水湿泛滥四肢，形成浮肿。临床上产后脏腑功能虚弱，水湿不运，或元气受损，气机不利，津液代谢失常，水湿泛溢四肢而致浮肿；湿浊上犯而致咳喘，胸膈不利。本证以产后四肢浮肿，气喘咳嗽，胸膈不利，舌质淡，苔薄白，脉缓弱为辨证要点。

【方药解析】

本方虽名转气，而实为益气养血、滋肝补肾之剂。方中重用九蒸熟地一两，配伍蒸山萸、炒山药滋肾填精；酒洗当归、酒炒白芍养血柔肝，少佐柴胡疏肝行气，调理气机；人参、土炒白术、去皮茯苓健脾利湿以治其标。方中炒芡实既可助九蒸熟地、蒸山萸益肾固精，又可助人参、土炒白术、去皮茯苓健脾祛湿，为标本同治之药。盐水炒故纸（补骨脂）一味在本方中一则温补命门之火，配伍在滋肾填精药物中使阴得阳助，二则温肾纳气平喘，如《本草新编》云："肾中虚寒，而关元真气上冲于咽喉，用降气之药不效者，投之补骨脂，则气自归原。"诸药合用，肾精得充，肝血得养而气机调顺，寒热、咳嗽、浮肿等诸症自除。

【方歌】转气八珍去芎草，山药萸柴加之好。

　　　　芡实故纸皆可用，产后浮肿证悉消。

【应用及发挥】

1.适应证　本方适用于产后肝肾亏虚，脾失健运，水湿内停而致的四肢浮肿、寒热往来、气喘咳嗽等症。现代医家也拓展本方适应证，用本方治疗内科水肿，疗效满意。

2.随症加减　若肿势明显，酌加猪苓、泽泻、防己以利水消肿；肿甚并伴胸闷而喘者，酌加杏仁、厚朴以宽中行气，降逆平喘；食少便溏严重者，酌加薏苡仁、扁豆以实脾利湿；气短懒言，神疲乏力重者，酌加陈皮、黄芪以理气健脾。

3.典型案例

（1）水肿

杨某，女，49岁，1984年6月13日初诊。患者下肢及面部浮肿已三载，经检查，西医诊为"功能性水肿"，予利水消肿之品，浮肿稍减，但身倦乏力，药停则浮肿益甚，周旋医治，屡无显效。近月症情渐增，求余诊。证见肢体中度浮肿，按之凹陷，腰膝酸软，倦怠乏力，食少纳差。即予五苓、五皮之类，服药10剂，疗效不佳。余究心冥思，忽悟，虽浮肿龈二便如常，面虚浮，色萎黄，舌红质干，脉细弱。

中医诊断：水肿（气血不足，脾肾两虚）。

治法：益气养血，利水消肿。

方药：人参、白术、山药、补骨脂、芡实各10g，茯苓20g，熟地黄24g，当归、白芍、菟丝子、淫羊藿各15g。3剂，水煎服，之后浮肿有减，腰酸乏力明显好转，药即中病，守方再服，连用6剂，诸症均愈。一年后随访再未复发。

（2）产后水肿

陈某，女，26岁，1985年2月5日初诊。患者一年前顺产一男婴，因流血过多，恶露月余，继则全身浮肿，身倦乏力，腰脊酸软。辗转医治，其肿不减。乃求余诊，证见全身中度浮肿，四肢为甚，按之凹陷，面色萎黄，唇甲色淡，且大便干燥，小便正常，舌红无苔，脉沉细无力。

中医诊断：产后水肿（血亏气虚，气化失常）。

治法：益气养血，温肾利水。

方药：转气汤加减。人参、白术、山药、山茱萸、补骨脂、芡实各10g，熟地黄24g，当归、白芍、茯苓各15g，柴胡3g，黄芪30g，阿胶（烊化）10g，3剂，水煎服，身觉舒适有力，浮肿亦减，继进5剂，诸症若失。又用本方加减调理旬日而愈。

此两例患者皆二便如常，证见一派气血亏虚之象，故治疗之关键不在利水消肿，重在益气养血、健脾补肾。例1年至七七，肾气渐衰，天癸已竭，脾气亦虚，肾虚气化不利，脾虚运化失常而致浮肿，故专以水消肿不效，改以转气汤加菟丝子、淫羊藿，使肾实脾健，气化正常而病愈。例2产后失血，精血亏虚，但虚不能敛气，必以大补气血为治，故用转气汤加黄芪益气，阿胶补血，使阴血得补，阳气渐充，气化血常，浮肿自消矣。

两收汤

【**原方组成**】人参一两，土炒白术二两，酒洗川芎三钱，九蒸熟地二两，炒山药一两，蒸山萸四钱，炒芡实五钱，炒扁豆五钱，盐水浸巴戟天三钱，炒黑杜仲五钱，捣碎白果十枚。

【**功效**】补任督，益肾气，升举带脉。

【**主治**】产后肉线出，症见产后尿道有肉线样物脱出，动则疼痛，腰酸膝软，神疲乏力，舌质淡或淡胖，苔薄白，脉细弱或沉细。

【**原文摘要**】

妇人有产后水道中出肉线一条，长二三尺，动之则疼痛欲绝。人以为胞胎之下坠也，谁知是带脉之虚脱乎！夫带脉束于任督之间，任脉前而督脉后，二脉有力，则带脉坚牢；二脉无力，则带脉崩坠。产后亡血过多，无血以养任督，而带脉崩坠，力难升举，故随溺而堕下也。带脉下垂，每每作痛于腰脐之间，况下坠者而出于产门之外，其失于关键也更甚，安得不疼痛欲绝乎？方用两收汤。

此方补任督而仍补腰脐者，盖以任督连于腰脐也。补任督而不补腰脐，则任督无助，而带脉何以升举？惟两补之，则任督得腰脐之助，带脉亦得任督之力而收矣。

【方证解析】

傅山描述的尿道有肉线样物脱出，难以用现代医学解释，也未见现代临床文献报道。依据傅山所论，妇人产后失血过多，任、督二脉虚损，以致带脉失约下陷，难以升举维系，故而随小便排出而下脱出来，并伴腰脐处疼痛难忍。本证以下腹坠胀，尿量减少，腰酸膝软，神疲乏力，舌质淡或淡胖，苔薄白，脉细弱或沉细为辨证要点。

【方药解析】

本病因产后脏腑虚损，带脉失约所致。故方中用盐水浸巴戟天、炒黑杜仲、蒸山萸入肝肾益元阳、壮腰膝、强筋骨而实带脉；九蒸熟地入肝肾滋阴血、填精补髓，与补阳药同用，可使肾阳得助而生化无穷，且可抑制其燥性；肾元得助，则彰显升阳举陷之功。人参、炒山药、炒扁豆、土炒白术益气健脾实后天，以助先天；酒洗川芎具活血通络之功，贯通全身经络，加强十四经脉对带脉的调节和支持作用；炒芡实、捣碎白果性主收敛而固涩，临床功专滑脱难收之证。诸药共用，滋补任、督二脉而强腰脐，益气养血而升陷举脱。

【方歌】两收术地山药参，荑芎芡实扁杜仲。

　　　　白果巴戟十一味，产后肉线出可升。

【应用及发挥】

1.适应证　原文中本方主治产后肉线出之症，但现代临床未见类似病证出现，所指疾病无从确定。仅有少数文献报道临床运用本方治疗女性尿道综合征和胃下垂。

2.随症加减　腰膝酸软，头晕耳鸣者，此乃肝肾不足，酌加菟丝子、枸杞子、金樱子、续断等补肝肾，固冲任；虚火内盛，潮热明显者，加地骨皮、生地黄、玄参以滋阴清热；心烦少寐者，加酸枣仁、柏子仁以滋阴安神，交通心肾；尿中带血者，加白茅根、小蓟等以清热凉血止血。

收膜汤

【原方组成】生黄芪一两，人参五钱，土炒白术五钱，酒炒焦白芍五钱，酒洗当归三钱，升麻一钱。

【**功效**】益气升提固脱。

【**主治**】产后肝痿，临床可见阴道有物脱出，形如手帕，劳则加剧；伴小腹下坠，少气懒言，四肢乏力，面色少华，小便频数；舌淡苔薄，脉虚细。

【**原文摘要**】

妇人产后阴户中垂下一物，其形如帕，或有角，或二岐。人以为产颓也，谁知是肝痿之故乎！夫产后何以成肝痿也？盖因产前劳役过伤，又触动怪怒，以致肝不藏血，血亡过多，故肝之脂膜随血崩坠，其形似子宫，而实非子宫也。若是子宫之下坠，状如茄子，只到产门而不能越出于产门之外。惟肝之脂膜往往出产门外者，至六七寸许，且有粘席干落一片如手掌大者。如是子宫坠落，人立死矣，又安得而复生乎！治法宜大补其气与血，而少加升提之品，则肝气旺而易生，肝血旺而易养，肝得生养之力，而脂膜自收。方用收膜汤。

或疑产后禁用白芍，恐伐生气之源，何以频用之而奏功也？是未读仲景之书者。嗟乎！白芍之在产后不可频用者，恐其收敛乎瘀也；而谓伐生气之源，则误矣。况病之在肝者，尤不可以不用。且用之于大补气血之中，在芍药亦忘其为酸收矣，又何能少有作祟者乎？矧脂膜下坠，正藉酸收之力，助升麻以提升气血，所以奏功之捷也。

【方证解析】

傅山明确提出此处所言"阴户中垂下一物"是"肝之脂膜"，形如手帕，不是子宫，因此一些现代医家认为可能是残留的胎膜脱出。但根据傅山对本病病机的描述："因产前劳役过伤，又触动怪怒，以致肝不藏血，血亡过多。"也有后人认为本病属盆腔脏器脱垂性疾病。结合现代妇产科临床，本书按照子宫脱垂论述本证。

《诸病源候论》云："胞络伤损，子脏虚冷，气下冲则令阴挺出，谓之下脱。亦有因产而用力偃气而阴下脱者。"指出本病的发生与分娩密切相关。临床上，素体虚弱，中气不足，加之分娩损伤，冲任不固；或产后过劳，耗气伤中，中气下陷，固摄无权，故致下脱。子宫下移或脱出于阴道口外，劳则加剧，小腹下坠，少气懒言，四肢乏力，面色少华，小便频数，或带下量多，色白质稀，舌淡苔薄，脉虚细，为该方的辨证要点。

【方药解析】

根据"虚者补之，陷者举之，脱者固之"的治疗原则，治法以益气升提、补气固脱为原则。傅山予以大补气血之药，而少加升提之品。方以生黄芪大补元气为君；人参、土炒白术健运脾胃为臣；酒洗当归、酒炒焦白芍补血养营为佐；尤其重用酒炒焦白芍五钱还可借其酸收之性助升麻升提清气。诸药配伍，使气血充沛，脾胃健运，水谷精微生化有源，内脏升举有力，则子宫下脱之症可愈。

【方歌】收膜汤用生黄芪，人参白术芍当归。

再加升麻提气血，可治产后肝痿垂。

【应用及发挥】

1.适应证 用于治疗因气血亏虚，升举无力所致之子宫脱出。其他内脏下垂辨证属气血不足，中气下陷者，也可用此方进行加减治疗。

2.随症加减 产后血瘀甚者，加用川芎、丹参、蒲黄、桃仁、红花活血化瘀；气阴两虚者，加用五味子、熟地黄、生地、女贞子益气养阴；肾虚者，加用杜仲、巴戟天、鹿茸补肾填精；若兼带下量多，色黄、质黏腻，有臭气，为湿热下注，加黄柏、败酱草、薏苡仁清热利湿；若小便频数或失禁，为膀胱失约，加覆盆子、桑螵蛸固缩小便。

3.典型案例

周某，女，25 岁，1981年11月11日初诊。自产后第二天阴部下坠，日益加剧，以致不能坐立、行走。两腿紧夹裆部，只能在床上爬行。用药熏洗无效。邀余诊治。患者自诉产时失血过多。症见面色㿠白，心慌气短，倦怠乏力，食欲不振，乳汁稀少。舌淡无苔，脉细弱无力。

中医诊断：产后阴坠（气血亏虚）。

治法：补益气血，佐以升提。

方药：生黄芪30g，党参15g，炒白术15g，杭白芍12g，当归15g，升麻6g，柴胡6g。水煎服，服药4剂，患者已能坐立、行走，继以此方调理3日而愈。

第四部分

临证体会及心悟

✦ 一、宣郁通经汤临证新用

宣郁通经汤出自《傅青主女科·调经篇》，原方用治肝郁化火，经行不畅引起的经前腹痛。本方实为傅山在丹栀逍遥散基础上去白术、茯苓，加白芥子、香附、郁金、黄芩变化而成。方中重用白芍、当归补血养血，柔肝止痛为君；柴胡、香附、郁金疏肝解郁，且郁金还有活血止痛之功；栀子、牡丹皮、黄芩以疏泄肝中郁火且凉血；白芥子理气散结、通络止痛，诸药共为臣药；甘草调和诸药，且配白芍可柔肝止痛。傅山在原文中指出本方"补肝之血，而解肝之郁，利肝之气，而降肝之火，所以奏功之速"。

笔者在临床实践中体会到，痛经患者偏寒证者多，偏热证者少，因此本方在痛经方面的应用相对较为有限，但是肝火证所引起的月经前后诸证临床很常见，尤其是痛证，如经行乳房胀痛、经行头痛等，本方因擅清肝疏肝、泻火止痛，应用本方往往能取得较好的疗效。

月经前后诸证是临床常见的妇科疾病，具有周期性发作的特点，且症状纷繁复杂，往往身心同病。其随月经周期性发作的特点主要和月经周期中全身气血及冲任气血的周期性变化密切相关。总体上经前冲任气血偏旺，而其他脏腑气血偏虚，呈现出一种不均衡的趋势。行经后冲任气血通过月经的来潮而外泄，全身的气血则开始缓慢蓄积，因此经前的不均衡在经期和经后逐渐趋于均衡，诸症明显缓解。如果女性体质有所偏颇，尤其是偏于肝肾阴虚或肝气郁结，则容易因为经前机体气血功能的紊乱而出现经行前后诸证。

在脏腑中，肝与本病的发生关系最为密切。经前肝血下注冲任，肝之阴血偏虚，且肝体阴而用阳，故肝的疏泄功能易于不及或太过，且肝的阳气易于偏旺而呈上炎之势；另一方面，冲任气血满盈，冲气偏旺，于经前也易于上冲，或循阳明经上逆，或夹肝火上逆，引发一系列肝经循行部位或头面部的症状，如乳房胀痛、头痛、眩晕、口舌生疮、痤疮、吐衄等。这一系列症状正是临床上本病最常见的症状。而女性体质本就"阳常有余，而阴常不足"，再加上现代社会中年女性在职场和家庭承受的诸多压力，因此经前肝血不足，肝气不畅，郁而化火，肝火上炎就成为本病临床上常见的病因病机之一。

基于此，笔者认为宣郁通经汤的组方与月经前后诸证的核心病机恰好吻合。根据患者主症及次症的不同，笔者常以本方为基础方进行灵活加减。以经行乳房胀痛为主症者，加青皮、枳壳加强行气止痛之功；兼见乳房肿块者，加夏枯草、生牡蛎、橘核以软坚散结；以经行头痛为主症者，加蔓荆子清利头目而止痛；头痛剧烈者，加龙胆草、石决明清泄肝火；以经行吐衄为主症者，加牛膝引血下行，黑芥穗、白茅根凉血止血；以经行痤疮为主症者，加皂角刺、枇杷叶消肿排脓；以经行口糜为主症者，加黄连、生石膏加强清肺胃之火之力。

鉴于本病周期性发作的特点，在临床运用本方时，也应根据不同阶段冲任气血的变化调整用药。经后期为治疗本病的重要阶段，笔者临床在经后期多以原方重用白芍，或加枸杞子、女贞子等柔肝养血之品，以充养血海之阴，涵养肝阳肝火，遵循缓则治本的原则；经间期稍加活血之品如红花、丹参等促进重阴转阳，防止转化不顺利导致经前期阳气过旺；经前期症状发生前3～5天开始则以急则治标为原则，根据主症的不同而灵活加减，但总以清肝疏肝、行气止痛为主要治法，力求缓解患者症状。

二、引精止血汤治疗抗精子抗体阳性所致不孕症体会

引精止血汤被傅氏用于治疗交感出血，也就是同房后

出血，后世医家多有发挥，将其用于多种疾病的治疗。笔者受傅氏交感血出篇"精冲血管"学说的启发，将引精止血汤用于抗精子抗体所致不孕症的治疗，临床疗效可靠。

在中医辨治体系中，有辨证论治，也有辨病论治，目前运用比较多且较受推崇的是辨证论治，而辨病论治虽时有提及，但实际运用比较少，甚至有不少医家认为辨证论治才是真正的中医，辨病论治近乎离经叛道，是西医的思维。其实，不管是辨病论治还是辨证论治，只是一种手段，没有孰优孰劣，两者有机结合，会更有利于疾病的诊断和治疗。比如，抗精子抗体阳性可引起免疫性不孕，一些医家将其辨证为阴虚火旺证，或湿热蕴结证，抑或瘀血阻滞证，治以滋阴降火、清热除湿或活血化瘀。但笔者运用这种思路治疗本病，疗效差强人意。究其原因，部分患者在结婚之前或者在抗精子抗体阳性之前，就是这种证型，是否和抗精子抗体直接相关无从判断。而且很多抗精子抗体阳性的患者，平素并无不适，无证可辨，此时便可从辨病论治入手。而傅氏之引精止血汤，依据抗精子抗体的形成机理，辨病论治，效如桴鼓。

所谓辨病论治，其核心并非简单的辨具体的病名，而是辨病机，辨疾病发生的机理。抗精子抗体阳性会引起免疫性不孕症，中医没有相关病名，西医对其发生机理的研究比较完善。精子对于女性来说是一种异物，正常情况下妇女生殖道的黏膜屏障会阻止精液进入血液，所以不会产生抗精子抗体，但是人工流产等宫腔操作术以及各种妇科炎症均可引起生殖道的破损，或于经期同房，精液便可趁机进入血液，人体的免疫系统就会启动，从而产生抗精子抗体。抗精子抗体是精子、精浆进入血液后产生的一种复杂病理产物，它把精子当作"异物"识别并大肆进行吞噬，阻碍精子与卵子结合，而致不孕。

西医虽然对抗精子抗体阳性引起的免疫性不孕症的发病机理研究比较成熟和深入，但目前没什么特效疗法和药物。作为一名中医工作者，我们一直期待探索一种疗效可靠、治疗周期短、积极主动的中医治疗方法。但正如前述，大多数抗精子抗体阳性患者平素并无不适，无证可辨，无证可辨则无从遣方用药，对待此类疾病只能辨病论治。《傅青主女科》之血崩交感血出篇中云："此等之病，成于经水正来之时，贪欢交合，精冲血管也……不知血管最娇嫩，断不可以精伤。凡妇人受孕，必于血管已净之时……彼欲涌出而精射之，则欲出之血反退而缩入，既不能受精而成胎……方用引精止血汤。"傅氏的"精冲血管"说和现代医学抗精子抗体的形成机理如出一辙，都是抗原突破血管屏障。受傅氏启发，遂将引精止血汤运用于抗精子抗体阳性患者的治疗，竟然取得意想不到的效果，大多数患者用药1个月便可转阴。

傅氏不但对于交感出血机理的阐述暗合了抗精子抗体的形成机制，其引精止血汤之组方用药更加符合抗精子抗体阳性之病理特点。方中人参、土炒白术以补气，提高免疫力，正所谓正气存内，邪不可干；《黄帝内经》中言"阳化气，阴成形"，方中用九蒸熟地、蒸山萸肉可滋阴修复生殖道之破损；黑姜则止血，协同九蒸熟地、蒸山萸肉修复血管之破损；傅氏言黄柏可直入血管之中，引夙精出于血管，芥穗祛风力胜，偏入血分，其辛散之性可引败血出于血管，二者可消除抗原之持续刺激；酒炒车前子、茯苓可利窍祛湿，加快夙精败血之排出。诸药合用，可标本兼治。

在运用引精止血汤的过程中，并非所有患者都用原方原剂量一成不变，要注意辨病论治与辨证论治的结合，治疗以引精止血汤为基础，根据每个人的个体化差异，加减变化，会提高疗效。现代女性生活节奏快，工作及家庭生活等压力大，心肝火旺的人比较多见，平素容易烦躁失眠，舌尖红，对这类患者，在运用引精止血汤时需易熟地黄为生地黄，减少党参用量，可加入牡丹皮和栀子清心肝火，效果会更好。对于有湿热的患者，当易熟地黄为生地黄，并且将剂量减半；可将党参换成太子参或者西洋参，同时减少补气药的剂量；炒白术换成生白术；加大黄柏剂量，同时可加入知母、龙胆草等清利湿热的药物。还有其他证型在此就不一一列举，临证根据个人用药习惯灵活加减即可。

三、浅析傅青主产后名方生化汤

生化汤作为其产后病应用的代表方，在产后病中提及最多，加减较为灵活，临床应用也较为广泛，对后世影响颇大。

1. 产后诸病以多虚多瘀为病机特点

妇女以血为本，妇人一生经、孕、产、乳的生理活动，均以血为用，月经为血所化，妊娠须精血养胎，分娩要气血推动，产后须气血化生乳汁，而这些功能又是对气血的消耗，易致妇女气血亏虚，正如《灵枢·五音五味》篇中云："妇人之生，有余于气，不足于血，以其数脱血也。"傅山在"产后总论"中亦云："凡病起于血气之衰，脾胃之虚，而产后尤甚。"他认为产后妇女气血不足是造成产后诸证最主要的内在基础。

产妇分娩过程中用力、汗出、产伤和出血，以致产后气血俱伤，元气受损，腠理疏松，脏腑功能低下，抵抗力减弱，所谓"产后百节空虚"，稍有感触，或生活不慎，均可导致气血失调，营卫不和，脏腑功能失常，而出现产后诸证。现代医家多将产后病的病因病机概括为以下四个方面：一是亡血伤津，二是瘀血内阻，三是外感六淫，四是饮食房劳。在临床上常见的产后病主要有产后血晕、产后痉证、产后恶露不绝、产后腹痛、产后发热、产后缺乳、产后大便难等，它们的主要临床表现虽有不同，但发病多以"虚""瘀"为主要特点，·这也是多数产后病发生的基础和内因。

2. 生化汤组方严谨，恰合病机

生化汤原方组成：当归八钱、川芎三钱、桃仁（去皮、尖，研）十四枚、黑姜五分、炙草五分，用黄酒和童便各半煎煮后服用。全方共五味药，配伍精当，组方详至，君臣佐使一应俱有。方中重用当归补血化瘀生新为君药，川芎理气止痛、桃仁行血中之瘀滞共为臣药，黑姜色黑温经散寒止血为佐药，使以炙草和中缓急、调和诸药，黄酒煎药助以温通血脉，童便为引经药，可化瘀、引败血下行。全方具有补血活血、祛瘀生新、温经止痛之功效，且兼有祛邪而不伤正、补血而不留瘀，行中有补，补中有化的特点，故名曰"生化"。主治妇女新产后气血虚弱、瘀血留于胞中等虚实夹杂之证。

方中当归、川芎药对是生化汤组方的核心。当归长于补血活血、调经止痛，川芎善于活血行气。两药配伍，当归得川芎则祛瘀生新，补而不滞，川芎得当归则行血而不伤血，共奏补血活血之功，为补血调经之要药，两者相伍也与产后多虚多瘀的病机完美切合。

傅山善用生化汤，临证将其运用得出神入化。《傅青主女科》一书中，由生化汤加减变化的方剂达30余首。生化汤加人参、柏子仁、茯神、益智仁、陈皮，成了安神生化汤；生化汤中去桃仁、黑姜，加人参、白术，成了健脾消食生化汤；生化汤中去桃仁，加用木香、陈皮，成了木香生化汤；生化汤中去桃仁，加茯苓、陈皮、人参、肉果、白术、泽泻，成了健脾利水生化汤；方中去桃仁，加砂仁、藿香、茯苓、陈皮、生姜，成了生化六和汤等。傅山通过药物的加减化裁，形成了很多"生化"类方剂。产后还有很多方，虽未以生化命名，但皆是以当归、川芎为主药，取其化瘀生新之效，也可以视为生化汤的变方，如生血止崩汤、补血养荣汤、正通幽汤、滋荣活络汤等。此外，书中同名的生化汤——加味生化汤、加参生化汤和加减生化汤，傅山也会因病证不同，而使药味、药量有异。可见其临证用药之细腻和精准。

3. 生化汤应用广泛，不拘于产后

新产治法中，傅山提出："生化汤，先连进二服。若胎前素弱妇人，见危症、热症、堕胎，不可拘帖数，服至病退乃止。"产后寒热中，傅山云："凡新产后，荣卫俱虚，易发寒热，身痛腹痛，决不可妄投发散之剂，当用生化汤为主，稍佐发散之药。"其在胎前患伤寒疫症疟疾堕胎等症中云："只重产轻邪，大补气血，频服生化汤。"不管是产后病，还是有产前合并症，傅山主张均可选用生化汤进行调治。傅山曰："产后危疾诸症，当频服生化汤，随症加减，照依方论。"可见他对生化汤的推崇，他认为生化汤是产后主剂、血块圣药，凡产后瘀血未消，变生诸疾者，皆可以生化汤为基本方增减进行治疗。

傅山认为妇人产后病机，一是营血亏损，二是瘀血内阻，故可用生化汤加减治疗产后诸证。如产后血崩、血晕、汗多、气短似喘等，可辨证选用加参生化汤；产后妄言妄见者，用安神生化汤；产后伤食者，则用健脾消食生化汤；产后忿怒者，用木香生化汤；产后泄泻者，用健脾利水生化汤；产后飧泄者，用参苓生化汤；产后霍乱者，用生化六和汤；产后咳嗽者，用加参安肺生化汤等。即有兼证，则随症加减，灵活多变，变而不离其宗。

当今生化汤已经成为妇产科医师治疗产后、引产后、

流产后的必备方剂，应用生化汤可以帮助产后、流产后女性子宫复旧，促进机体恢复，预防、减少产后病证的发生。除产后病以外，生化汤在妇科领域的应用也很广泛。有很多临床报道称表明其在治疗痛经、闭经、月经失调、不孕，以及一些妊娠病中有较好的疗效。还有医家用生化汤加减治疗不稳定型心绞痛、血小板减少性紫癜、慢性胃炎、血管神经性头痛、神经官能症、溃疡性结肠炎等，临床收效甚佳。另外，亦有报道应用生化汤加减治疗男科阴冷、射精疼痛、阳痿，以及脱发、失眠、腰痛、肝硬化等病证，也有较好的临床疗效。

综上，傅山在临证中，能精准把握产后妇女多虚、多瘀、多寒的生理特点，组方用药灵活而有法度，正如祁尔诚对他的评价："谈证不落古人窠臼，制方不失古人准绳。"他创立的生化汤，加减灵活，可用于产后一切病证，并被后世医家不断地拓展临床应用范围，他的理论和用药经验对后世临床医学起着重要的指导作用，值得我们进一步学习和研究。

四、傅山巧用逍遥化新方

傅山先生在《傅青主女科》一书中创制了很多方剂，但他也非常善于运用经典古方，如四物汤、逍遥散、补中益气汤等。傅山先生在逍遥散基础上加以变化，创制了宣郁通经汤、定经汤、开郁种玉汤等调经、治带、助孕名方，被现代医家广泛应用。

逍遥散出自《太平惠民和剂局方》，主治肝郁血虚脾弱证，症见两胁作痛，头痛目眩，口燥咽干，神疲食少，或往来寒热，或月经不调，乳房胀痛，脉弦而虚。因为本方组方严谨，肝脾兼顾，气血同调，用药平和，在临床上被内外妇儿各科广泛应用。又因为女性特殊的生理特点和体质类型，肝郁及血虚病机临床尤为常见，因此本方在妇科的应用尤为广泛。

《傅青主女科》一书中由逍遥散变化而来的方剂有六首，分别是加减逍遥散、平肝开郁止血汤、定经汤、宣郁通经汤、开郁种玉汤及解郁汤（见表1），可见傅山先生对逍遥散的推崇。其中除定经汤之外，方中都有牡丹皮或栀子，因此也可以说是对丹栀逍遥散的加减化裁。

表1　六首逍遥散化裁的方剂主治及组成

方名	主治病证	组成
加减逍遥散	青带	茯苓五钱，酒炒白芍五钱，生甘草五钱，柴胡一钱，茵陈三钱，陈皮一钱，炒栀子三钱

续表

方名	主治病证	组成
平肝开郁止血汤	郁结血崩	醋炒白芍一两，土炒白术一两，酒洗当归一两，丹皮三钱，三七根三钱，酒炒生地三钱，甘草二钱，黑芥穗二钱，柴胡一钱
定经汤	经水先后无定期	酒炒菟丝子一两，酒炒白芍一两，当归一两，九蒸大熟地五钱，炒山药五钱，白茯苓三钱，炒黑芥穗二钱，柴胡五分
宣郁通经汤	经水未来腹先痛	酒炒白芍五钱，酒洗当归五钱，丹皮五钱，炒山栀子三钱，炒白芥子二钱，柴胡一钱，香附一钱，醋炒郁金一钱，酒炒黄芩一钱，生甘草一钱
开郁种玉汤	嫉妒不孕	酒炒白芍一两，酒炒香附三钱，酒洗当归五钱，土炒白术五钱，酒洗丹皮三钱，茯苓三钱，花粉二钱
解郁汤	妊娠子悬胁疼	人参一钱，土炒白术五钱，白茯苓三钱，酒洗当归一两，酒炒白芍一两，炒枳壳五分，炒砂仁三粒，炒山栀子三钱，薄荷二钱

这六首方剂分别治疗带下、崩漏、经水先后不定期、痛经、不孕及胎动不安。加减逍遥散主治"青带"，傅山先生明确指出"青带乃肝经之湿热"；平肝开郁止血汤主治

"郁结血崩"，病机是肝气逆而肝不藏血，而致血海蓄溢失常；定经汤主治"经水先后无定期"，其病机为肝郁肾虚，即肝失疏泄而肾失开阖，而致月经周期长短不一；宣郁通经汤主治"经水未来腹先痛"，病机为"肝中郁火焚烧"；开郁种玉汤主治"嫉妒不孕"，因肝气郁滞，克犯脾土，腰脐之气不利而致不孕；解郁汤则用于治疗肝气不疏所致的妊娠胁肋疼痛。这些疾病虽然分属于带下病、月经病、妊娠病和杂病的范畴，但其病机都是以肝气郁或肝气逆为核心，兼有脾虚或肾虚等证候。可以看出，傅山先生非常重视肝的病机，肝气郁或肝气逆是很多妇科常见病的重要病机，并且常常由肝而及脾或肾，这也是傅山先生对逍遥散进行加减化裁的出发点。

从六首方剂对逍遥散或丹栀逍遥散的加减化裁中可以看出傅山先生用逍遥散重在抓肝气郁或肝气逆的核心病机，正如"青带下"一条中说："郁则必逆，逍遥散最能解肝之郁与逆。"因此用药方面柴胡、白芍这一药对是保留最多的。柴胡、白芍二药相伍，刚柔相济，动静结合，升阳敛阴，体用兼顾，调和表里，凡肝郁气滞，表里不和诸证均可应用。当归也是被傅山先生保留最多的一味药，除加减逍遥散外都有保留，当归和白芍共同补肝体，与柴胡相伍而养肝疏肝。可见傅山先生治疗肝郁之证遵从逍遥散原意，多以疏肝柔肝入手。

但傅山先生用药并不完全因袭前人，方中柴胡用量仅五分或一钱，白芍用量则为五钱或一两，二药用量差别数倍，与原方柴胡与归、芍、术、苓等量完全不同。傅山先生所创方剂中除产后篇中因散热用柴胡量较大外，在治带、调经、助孕方剂中柴胡用量均较小，而同用的白芍和当归则用量多为五钱或一两，甚至更多。这种用药思路体现了傅山先生重视补益气血的学术思想，即使疏肝，也以归、芍养肝体为主，柴胡疏肝气为辅。傅山先生在"经水忽来忽断时疼时止"一条中就曾说"治法宜补肝中之血，通其郁而散其风"，指出疏肝郁和散风寒都要先补肝血，突出了补肝体对于疏肝气的重要性，肝血充足是肝气条达的重要条件，这也是傅山先生遵从"女子以肝为先天"思想的临证应用体现。我们甚至可以说：在傅山先生的方剂中，柴胡并不是君药，而是与白芍、当归配伍的臣药。这样的用药思想贯穿了《傅青主女科》全书，在逍遥散的化裁中表现得尤为突出。

白术、茯苓在原方中以扶助脾土为目的，傅山先生在应用时则从具体病证出发进行取舍，并且有其特别的用意。加减逍遥散重用茯苓利湿以治带，定经汤中用茯苓三钱与山药相配伍健脾，防木郁克土。平肝开郁止血汤和开郁种玉汤分别用白术一两及五钱，并且都提到了白术"利腰脐"的功效，这是傅山应用白术的特色。《本草新编》中说白术"除湿消食，益气强阴，尤利腰脐之气"，"郁结血崩"一条中云"白术利腰脐，则血无积住之虞"，"嫉妒不孕"一条中则云"解肝气之郁，宣脾气之困，而心肾之气亦因之俱舒，所以腰脐利而任带通达"，可见白术不仅可健脾益气，还可通达任带，使血脉通畅，和柴胡开郁之功相合，则可使血归经而胞门启。这是傅山先生将其运用白术的经验与逍遥散原方意相结合，对逍遥散的应用进行的发挥。

傅山先生师古而不泥古，运用逍遥散既宗原方解肝郁、养肝血之本，又突出了养肝体重于疏肝气的治法思想，同时对白术的应用也多有发挥。从傅山先生对逍遥散的灵活化裁可以窥见傅山先生女科思想之一斑，也为我们临床应用这些方剂提供了有益的借鉴。

五、傅山巧用任脉引经药白果

《傅青主女科》是傅山经典著作，对后世影响至深，载方百余首，组方用药自成体系，每病每证之后均有方剂及方义，为后世遣方用药提供了思路，其中引经用药颇具特色，具有较高的临床价值。傅山在白果的运用上，开创了白果引药入任脉的先河，对后世治疗任脉亏虚的妇科疾病，颇有启迪。

1. 黄带下篇

黄带下篇中用易黄汤治疗任脉虚而肾中火热之黄带。傅山认为，带下色黄是由于任脉受湿热之困。任脉为津液化精、下注于肾的通道，若下焦有热，则津液不能化精，反生湿邪，湿与热相煎灼而成黄色之带下。易黄汤全方五味药，"盖山药、芡实专补任脉之虚……加白果引入任脉之中"。山药、芡实有止带之功；黄柏清下焦湿热；车前子利尿祛湿，使湿邪从小便而解；白果10枚在此即为引方中山药、芡实入任脉的引经药。

2. 经水将来脐下先疼痛篇

在经水将来脐下先疼痛篇中，傅山认为经前腹痛，经水色黑，是冲任寒湿之邪作祟，"治法利其湿而温其寒……方用温脐化湿汤" "此方君白术，以利腰脐之气；用巴戟、白果以通任脉；扁豆、山药、莲子以卫冲脉，所以寒湿扫除而经水自调"。本篇虽未似黄带下篇中，明确提出白果引药入任脉，但结合黄带下篇中方义，白果也用10枚，且巴戟、白果都用于任脉，白果苦平，本身无温阳作用，用巴戟、白果通任脉，是借白果将巴戟天之甘温引入任脉中，以温化寒湿，在此也可视作引经药。

3．产后肉线出篇

产后肉线出篇中的两收汤也用到了白果10枚。条文中论述病情及分析病机时所述"产后亡血过多，无血以养任督而带脉崩坠，力难升举，故随溺而堕下也"，可知此病和任督空虚关系密切，是由产后血虚，以至于任督失养所致。"夫带脉束于任督之间，任脉前而督脉后"，任督两虚，带脉无以维系，故坠脱于下，而成肉线出于产后水道。故用两收汤，方中一派补益药，虽无具体药物详解，但根据傅氏组方规律，方中诸药或补任督，或补腰肾，或益气血，唯白果无补益之功。其方义中释"此方补任督而仍补腰脐者，盖以任督连于腰脐也"，可见两收汤名"两收"，实乃"两补"之意，同时补益任、督二脉和腰脐。方中白果为最后一味药，结合前两篇的内容，可推测其为使药，做引诸药入任脉之用，加强诸药补益任督之功。

《傅青主女科》全书仅上述3处用到白果，且用量都为10枚，均起将方中各补益药引入任脉的作用。在《傅青主男科》一书中，也用到了白果与山药，治疗膀胱气化不利之小便不通，"尤妙在用白果，人多不识此意，白果通任督之脉，走膀胱而引群药"，亦是做引经药之用。

傅青主认为，女子经、带、孕、产等生理活动，皆受带脉直接影响，而"带脉束于任督之间""任脉行于前，督脉行于后……任脉虚则带脉坠于前，督脉虚则带脉坠于后"，又"冲为血海，任主胞胎，为血室"，故任脉或直接或通过带脉间接决定着女性的各项生理功能。综合全书，任脉亏虚可能出现带下过多、经前腹痛、不孕、产后诸证等病，在治疗这些疾病的时候，傅氏善用白果，每与山药配伍，益任脉，补腰脐。

白果味甘苦涩，性平，功效敛肺化痰定喘、止带缩尿，主治哮喘、痰嗽、带下、白浊、尿频、遗尿等，临床最常用来治疗肺部疾病所致的咳嗽，而傅山独用其入任脉之功。在妇科临床治疗中，对于带下白浊、女子腹痛、月经不调、不孕症或产后虚弱各病属冲任督带亏虚者，均可加入适量白果，以增强疗效。但在临床应用中须注意，白果有小毒（含银杏毒），能溶于水，加热可被破坏，入药捣碎煎服，用量3~9g，不可过量、生食，炒、煮后毒性降低。中毒者可出现发热、腹痛、腹泻、呕吐、惊厥、呼吸困难等症。

参考文献

［1］韩延华.《傅青主女科》临证解析［M］. 北京：中国医药科技出版社，2016.

［2］钟相根，畅洪昇. 傅青主传世名方［M］. 北京：中国医药科技出版社，2013.

［3］王金权.平遥道虎璧王氏中医妇科流派传承渊源探究［J］. 山西中医，2012，28（2）：49-50.

［4］王金亮.王氏妇科应用《傅青主女科》临证经验探讨［J］. 山西中医，2009，25（9）：41-43.

［5］高建.《傅青主女科》安胎学术思想探析及其临床运用的文献研究［D］. 山西中医药大学，2020.

［6］王彩青.《傅青主女科》关于痛经的学术思想探析及临

床运用的现代文献研究［D］. 太原：山西中医药大学，2020.

［7］孙薇丽.《傅青主女科》带下篇学术思想探析及其临床运用的文献研究［D］. 太原：山西中医药大学，2021.

［8］张滢丹.《傅青主女科·血崩篇》方剂现代临床运用的文献研究［D］. 太原：山西中医药大学，2019.

［9］王金亮，侯红霞.应用《傅青主女科》验方治崩漏举隅［J］. 中医药临床杂志，2009，21（5）：458.

［10］陈晓霞.两地汤妇科临床应用举例［J］. 浙江中医杂志，2009，44（10）：759.

［11］杨彬，杨颖.哈孝廉应用定经汤治疗妇科病验案3则［J］. 江苏中医药，2018，50（3）：57-59.

［12］邓颖，王雪莲，韩延华.调肝汤—古方今用［J］. 上海中医药杂志，2014，48（11）：67-68.

［13］颜建敏，徐慧军，付曙光.益经汤加减治疗妇科杂病验案4则［J］. 新中医，2007（2）：63-64.

［14］姜萍，傅萍.傅萍运用养精种玉汤治疗试管婴儿术前后临床经验［J］. 浙江中医杂志，2009，44（3）：170-171.

［15］刘双萍，安蓉芳，张小花，等.武权生教授运用温

胞饮治疗月经病验案3则［J］．新中医，2015，47（11）：253-254.

［16］傅山．傅青主女科［M］．北京：中国中医药出版社，2019.